全国高等学校教学研究课题成果

医用高等数学

主　编　王培承　祁爱琴　潘庆忠

北京理工大学出版社
BEIJING INSTITUTE OF TECHNOLOGY PRESS

图书在版编目（CIP）数据

医用高等数学：全国高等学校教学研究课题成果/王培承，祁爱琴，潘庆忠主编. —北京：北京理工大学出版社，2008.8（2009.8重印）

ISBN 978 - 7 - 5640 - 1578 - 7

Ⅰ. 医⋯　Ⅱ. ①王⋯②祁⋯③潘⋯　Ⅲ. 医用数学-教学研究-医学院校　Ⅳ. R311

中国版本图书馆 CIP 数据核字（2008）第 119790 号

出版发行／北京理工大学出版社

社　　址／北京市海淀区中关村南大街 5 号

邮　　编／100081

电　　话／(010)68914775(办公室)　68944990(批销中心)　68911084(读者服务部)

网　　址／http：// www. bitpress. com. cn

经　　销／全国各地新华书店

印　　刷／北京圣瑞伦印刷厂

开　　本／787 毫米×1092 毫米　1/16

印　　张／18.25

字　　数／438 千字

版　　次／2008 年 8 月第 1 版　　2009 年 8 月第 2 次印刷

印　　数／6001～12000 册　　　　　　　　　　　　　　　责任校对／陈玉梅

定　　价／27.80 元　　　　　　　　　　　　　　　　　　责任印制／周瑞红

图书出现印装质量问题，本社负责调换

医用高等数学
编 委 会

前　言

本书是全国教育科学"十五"国家规划课题"21世纪中国高等教育人才培养体系的创新与实践"数学类子课题"五年制医药类专业数学课程体系与教学模式研究"的研究成果之一。

该书按照现行《医科（五年制）高等数学基本要求》，结合医学院校数学教学的实际情况，由首都医科大学、青岛大学、滨州医学院和潍坊医学院等课题组成员学校联合编写。课题组成员多年来从事高等数学的教学工作，积累了丰富的教学经验，对高等数学的教育体系和内容有着全面的了解，本书充分吸收了课题组成员学校的教学经验和改革成果。

全书力求深入浅出，紧密联系医学实际，注重科学抽象能力、逻辑推理能力以及数值计算能力的培养。教材内容的选取充分考虑到21世纪医科人才所需要的数学素质，也充分考虑到医科学生学习数学的实际条件，使本书基本概念、基本理论描述通俗易懂，例题、习题配置适当。全书分为微积分、微分方程、线性代数、概率统计四个板块，共十章。

本书包含了高等医学院校各专业学生必须学习的数学内容，教学中可根据各专业的需要，对内容作适当的取舍。本书也可作为医学硕士研究生高等数学教材和医药工作者的参考书。

由于编者水平有限，书中难免有不妥之处，恳切希望广大读者给予批评指正。

编　者

目　录

第一章　函数与极限……………………………………………………（1）

　第一节　函数……………………………………………………………（1）

　第二节　极限……………………………………………………………（7）

　第三节　函数的连续性………………………………………………（13）

　习题一……………………………………………………………………（17）

第二章　导数与微分……………………………………………………（19）

　第一节　导数……………………………………………………………（19）

　第二节　微分及其应用………………………………………………（25）

　习题二……………………………………………………………………（28）

第三章　微分中值定理及导数应用…………………………………（30）

　第一节　中值定理……………………………………………………（30）

　第二节　洛比达法则…………………………………………………（32）

　第三节　函数的单调性与极值………………………………………（36）

　第四节　曲线的凹凸性与拐点………………………………………（41）

　第五节　函数的渐近线………………………………………………（43）

　第六节　函数图形的绘制……………………………………………（45）

　习题三……………………………………………………………………（46）

第四章　不定积分………………………………………………………（48）

　第一节　不定积分的概念和性质……………………………………（48）

　第二节　换元积分法…………………………………………………（52）

　第三节　分部积分法…………………………………………………（57）

　第四节　几种特殊类型函数的积分…………………………………（59）

　第五节　积分表的使用………………………………………………（63）

　习题四……………………………………………………………………（64）

第五章　定积分及其应用………………………………………………（67）

　第一节　定积分的概念和性质………………………………………（67）

　第二节　定积分的计算………………………………………………（72）

　第三节　定积分的近似计算…………………………………………（77）

　第四节　广义积分……………………………………………………（80）

　第五节　定积分的应用………………………………………………（83）

　习题五……………………………………………………………………（88）

第六章　多元函数微积分………………………………………………（91）

　第一节　空间解析几何简介…………………………………………（91）

　第二节　多元函数的概念……………………………………………（93）

　第三节　偏导数和全微分……………………………………………（97）

第四节　二元复合函数的微分法 ………………………………………………（100）

第五节　二元函数的极值 …………………………………………………………（104）

第六节　二重积分 …………………………………………………………………（106）

习题六 ………………………………………………………………………………（111）

第七章　微分方程 ……………………………………………………………………（114）

第一节　微分方程的一般概念 ……………………………………………………（114）

第二节　可分离变量的微分方程 …………………………………………………（116）

第三节　一阶线性微分方程 ………………………………………………………（119）

第四节　几种可降阶的微分方程 …………………………………………………（123）

第五节　二阶常系数线性齐次微分方程 …………………………………………（127）

第六节　微分方程模型应用简介 …………………………………………………（131）

习题七 ………………………………………………………………………………（136）

第八章　线性代数基础 ………………………………………………………………（138）

第一节　行列式 ……………………………………………………………………（138）

第二节　矩阵及其运算 ……………………………………………………………（146）

第三节　矩阵的逆 …………………………………………………………………（153）

第四节　线性方程组 ………………………………………………………………（156）

第五节　方阵的特征值与特征向量 ………………………………………………（165）

习题八 ………………………………………………………………………………（169）

第九章　概率论 ………………………………………………………………………（173）

第一节　随机事件及其运算 ………………………………………………………（173）

第二节　随机事件的概率 …………………………………………………………（176）

第三节　概率的基本运算法则 ……………………………………………………（178）

第四节　全概率公式和贝叶斯公式 ………………………………………………（182）

第五节　贝努利概型 ………………………………………………………………（184）

第六节　随机变量及其概率分布 …………………………………………………（185）

第七节　随机变量的数字特征 ……………………………………………………（194）

第八节　大数定律与中心极限定理 ………………………………………………（199）

习题九 ………………………………………………………………………………（202）

第十章　数理统计初步 ………………………………………………………………（205）

第一节　抽样分布 …………………………………………………………………（205）

第二节　参数估计 …………………………………………………………………（213）

第三节　假设检验 …………………………………………………………………（223）

第四节　方差分析 …………………………………………………………………（230）

第五节　回归分析 …………………………………………………………………（238）

习题十 ………………………………………………………………………………（242）

附表 ……………………………………………………………………………………（245）

习题答案 ………………………………………………………………………………（270）

参考文献 ………………………………………………………………………………（284）

第一章

函数与极限

函数是事物间质与量相互联系、相互制约规律的数学抽象，是表达变量间复杂关系的基本数学形式. 极限则动态的刻画了变量的运动和演进的变化趋势，是深入研究函数的重要方法. 本章在初等数学的基础上进一步介绍函数、极限、连续等知识，为以后内容的学习奠定必要的基础.

第一节 函 数

一、函数的概念

事物的发展和变化，本质上是量的演变. 如果在所考虑的问题或过程中，一个量始终保持同一数值，例如圆周率 π，这样的量称为**常量**（constant）. 如果在研究范围内，一个量可以有不同的数值，这样的量称为**变量**（variable）. 儿童服药的剂量可能取决于儿童的体重，如果治疗时间较短，该儿童体重可视为常量；若此疗程长达数年，其体重就是一个变量，因此，一般可以把常量看成特殊的变量.

定义 1.1 设 x 和 y 是同一过程中的两个变量，如果对于变量 x 的每一个允许的取值，按照一定的对应法则 f，变量 y 总有一个确定的值与之对应，则称变量 y 是变量 x 的**函数**（function），变量 x 称为**自变量**（independent variable），变量 y 称为**因变量**（dependent variable），f 称为**对应规律**，记为

$$y = f(x), \qquad x \in D$$

D 是自变量 x 的所有允许值的集合，称为函数的**定义域**（domain of definition）. 而因变量 y 的所有对应值的集合称为函数的**值域**（range），记为 R.

从函数的定义可知，函数的定义域和对应法则是决定函数的主要因素，当它们确定以后，函数的值域也就相应的确定了.

在数学中，通常不考虑函数的实际意义，而抽象地用算式表达函数，我们约定函数的定义域就是使函数有意义的自变量取值的全体构成的集合.

例 1.1 确定下列函数的定义域.

（1） $y = \sqrt{x^2 - 1} + \dfrac{2}{x-1}$；

(2) $y = \ln(\dfrac{1-x}{3})$.

解 显然要求函数的定义域，只需求出使函数有意义的 x 的取值范围即可.

（1）要使函数有意义，必有

$$\begin{cases} x^2 - 1 \geqslant 0 \\ x - 1 \neq 0 \end{cases}$$

解此不等式得 $x > 1$ 或 $x \leqslant -1$，所以该函数的定义域可表示为

$$(-\infty, -1] \cup (1, +\infty)$$

（2）要使函数有意义，必有 $\dfrac{1-x}{3} > 0$，所以该函数的定义域可表示为 $(-\infty, 1)$.

在实际问题中，求函数的定义域要注意其实际意义.

例 1.2 在自由落体运动中，设物体下落的时间为 t，下落的高度为 h，运动规律为 $s = 0.5gt^2$，其中 g 为重力加速度，求函数 s 的定义域.

解 从抽象的算式看，t 可以取一切实数值，但考虑到实际意义，显然应有

$$t \geqslant 0 \text{ 且 } 0 \leqslant s \leqslant h，\text{ 而 } t = \sqrt{\dfrac{2s}{g}}$$

故定义域为 $\left[0, \sqrt{\dfrac{2h}{g}}\right]$.

函数的表达方式通常有公式法、图像法和表格法，甚至可以用一段文字来表述.

例 1.3 2003 年中国非典型肺炎（SARS）流行时，感染人数随时间变化的规律通过实际观测的数据表示，我们用最引人关注的时间段里公布的全国疫情报告中的 8 组数据来反映新增病例数 N 与时间 t 的关系，表格表示法见表 1–1.

表 1–1　2003 年全国 SARS 流行高峰期新增病例报告

报告日期（月／日）	4/28	5/1	5/4	5/7	5/9	5/12	5/15	5/17
标示时间 (t_i)	1	4	7	10	12	15	18	20
新增例数 (N_i)	206	187	163	159	118	75	52	28

将表 1–1 中的数据 (t_i, N_i) 以描点的形式标记在坐标平面上，然后用光滑的曲线连接这些点. 则此曲线 $N = N(t)$ 也表示这个时间段全国新增病例数 N 与时间 t 的关系，此为图像表示法，如图 1–1 所示.

当然，还可以用解析式法表示 N 与时间 t 的关系. 由于影响新增病例数 N 的因素很多，绝非一个时间变量 t 所能完全确定的，故 $N = N(t)$ 这类解析式只能近似模拟这种关系，例如用 $N(t) = \alpha + \beta t^\gamma$ 来拟合这一关系，这里 α、β、γ 均为常数，在流行病学中有具体含义.

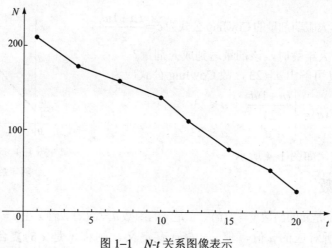

图 1-1 N-t 关系图像表示

二、分段函数

在生物、医学和工程技术等应用中，经常遇到一类函数，当自变量在不同范围内取值时，其表达式也不同，这类函数就是**分段函数**（piecewise function）. 历史上最著名的 Dirichlet 函数就是一个分段函数：

$$f(x) = \begin{cases} 0 & x\text{是无理数} \\ 1 & x\text{是有理数} \end{cases}$$

例 1.4 设 x 为任意实数，不超过 x 的最大整数简称为**取整函数**，记为 $f(x)=[x]$. 例如 $[\pi]=3$，$[\sqrt{3}]=1$，$\left[\dfrac{2}{5}\right]=0$，$\left[-\dfrac{2}{5}\right]=-1$，取整函数的定义域是 $(-\infty, +\infty)$，值域是整数集 $\mathbf{Z}$，这是一个分段函数，它的图形是阶梯状的，如图 1-2 所示.

例 1.5 在生理学研究中，血液中胰岛素浓度 $c(t)$（单位：mL）随时间 t（min）变化的经验公式为

$$c(t) = \begin{cases} t(10-t) & 0 \leqslant t \leqslant 5 \\ 25e^{-k(t-5)} & t > 5 \end{cases}$$

式中 k 为常数，这是一个分段函数，如图 1-3 所示.

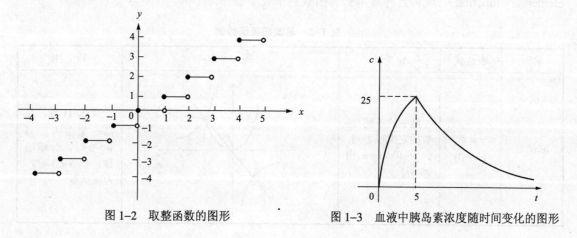

图 1-2 取整函数的图形　　　　　图 1-3 血液中胰岛素浓度随时间变化的图形

例1.6 未成年人服药剂量的 Cowling 公式为 $c = \dfrac{(a+1)d}{24}$，

根据此公式，到多大年龄时，该剂量达到成人剂量？

显然，令 $c = d$ 可解出 $a = 23$，故 Cowling 公式应为

$$f(a) = \begin{cases} \dfrac{(a+1)d}{24} & a < 23 \\ d & a \geqslant 23 \end{cases}$$

这是一个分段函数，如图 1-4 所示.

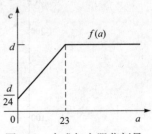

图 1-4　未成年人服药剂量
随年龄变化的图形

三、复合函数

定义 1.2　设 y 是 u 的函数 $y = f(u)$，u 是 x 的函数 $u = \varphi(x)$，若 x 在 $u = \varphi(x)$ 的定义域或其子域上取值时，所对应的 u 值，使 $y = f(u)$ 有定义，则称 y 是 x 的**复合函数**（compound function），记为 $y = f[\varphi(x)]$，其中 u 称为**中间变量**（intermediate variable）.

例1.7　求由 $y = e^u$，$u = v + \sin v$，$v = 1 - 2x$ 构成的复合函数.

解　u 是 y 的中间变量，v 是 u 的中间变量，依次代入可得 $y = e^{1-2x+\sin(1-2x)}$.

例1.8　求由函数 $y = u^3$ 和 $u = \sin x$ 构成的复合函数和由函数 $y = \sin u$ 和 $u = x^3$ 构成的复合函数.

解　① 由函数 $y = u^3$ 和 $u = \sin x$ 构成的复合函数是

$$y = (\sin x)^3$$

② 由函数 $y = \sin u$ 和 $u = x^3$ 构成的复合函数是

$$y = \sin x^3$$

例1.9　试分解复合函数 $y = e^{\arcsin 3x}$.

解　该复合函数显然是由 $y = e^u$，$u = \arcsin v$ 和 $v = 3x$ 复合而成.

例1.10　试分解复合函数 $y = \lg[\tan(x^2 + \arcsin x)]$.

解　该复合函数做如下分解：$y = \lg u$，$u = \tan v$，$v = x^2 + \arcsin x$.

四、初等函数

1. 基本初等函数

通常把幂函数、指数函数、对数函数、三角函数、反三角函数统称为**基本初等函数**（basic elementary function）. 现将五种基本初等函数列于表 1-2 中.

表 1-2　基本初等函数表

名称	表达式	定义域	图　形	特　性
幂函数	$y = x^a$ $(a \neq 0)$	随 a 的不同，函数的定义域不同，但在 $(0, +\infty)$ 内都有定义		过 $(1, 1)$ 点，在第一象限内，当 $a > 0$ 时，为增函数；当 $a < 0$ 时，为减函数

名称		表达式	定义域	图 形	特 性
指数函数		$y = a^x$ $(a > 0$ 且 $a \neq 1)$	$(-\infty, +\infty)$		图像在 x 轴上方，且过点 $(0, 1)$，当 $0 < a < 1$ 时为减函数；当 $a > 1$ 时为增函数
对数函数		$y = \log_a x$ $(a > 0$ 且 $a \neq 1)$	$(0, +\infty)$		图像在 y 轴右侧，且过点 $(1, 0)$，当 $0 < a < 1$ 时，为减函数；当 $a > 1$ 时，为增函数
三角函数	正弦函数	$y = \sin x$	$(-\infty, +\infty)$		以 2π 为周期，为奇函数，$|\sin x| \leqslant 1$
	余弦函数	$y = \cos x$	$(-\infty, +\infty)$		以 2π 为周期，为偶函数，$|\cos x| \leqslant 1$
	正切函数	$y = \tan x$	$x \neq (2k+1)\dfrac{\pi}{2}$ $(k = 0, \pm 1, \pm 2, \cdots)$		以 π 为周期，为奇函数，$\left(-\dfrac{\pi}{2}, \dfrac{\pi}{2}\right)$ 内为增函数
	余切函数	$y = \cot x$	$x \neq k\pi$ $(k = 0, \pm 1, \pm 2, \cdots)$		以 π 为周期，为奇函数，$(0, \pi)$ 内为减函数

名称		表达式	定义域	图 形	特 性
反三角函数	反正弦函数	$y = \arcsin x$	$[-1, 1]$		单调增加,奇函数,值域为 $\left[-\dfrac{\pi}{2}, \dfrac{\pi}{2}\right]$
	反余弦函数	$y = \arccos x$	$[-1, 1]$		单调减少,值域为 $[0, \pi]$
	反正切函数	$y = \arctan x$	$(-\infty, +\infty)$		单调增加,奇函数,值域为 $\left(-\dfrac{\pi}{2}, \dfrac{\pi}{2}\right)$
	反余切函数	$y = \text{arc} \cot x$	$(-\infty, +\infty)$		单调减少,值域为 $(0, \pi)$

从表 1–2 中,我们可以清楚地看到基本初等函数的定义域、值域、有界性、奇偶性、单调性、周期性及其函数图形等.

2. 初等函数

定义 1.3 由常数和基本初等函数经过有限次的四则运算和有限次的函数复合运算所构成的仅用一个解析式表达的函数,称为**初等函数**(elementary function). 如

$$y = \sqrt{\text{e}^x + \sin x}, \quad y = \frac{a^x + 1}{a^x - 1}$$

都是初等函数;分段函数虽不是初等函数,但在不同段内的表达式,通常用初等函数表示.

第二节　极　限

一、极限的概念

对于函数 $y = f(x)$，在自变量的某个变化过程中（如 $|x|$ 无限增大即 $x \to \infty$ 的过程或 x 无限接近于某一个常数即 $x \to x_0$ 的过程），如果对应的函数值无限的接近于某一个常数，那么这个常数叫做在自变量的这一变化过程中函数的极限，这个极限是由自变量的变化过程所决定的. 函数的极限主要研究以下两种情形：

1. $x \to \infty$ 时函数的极限

当自变量 x 的绝对值无限增大时，若函数 $f(x)$ 无限的趋近于一个常数 A，则称 A 为 $f(x)$ 在 x 趋向于无穷大时的极限.

定义 1.4　若自变量 x 的绝对值无限增大时，函数 $f(x)$ 都趋近于常数 A，则称常数 A 为函数 $f(x)$ 当 $x \to \infty$ 时的**极限**（limit），记为

$$\lim_{x \to \infty} f(x) = A \quad 或 \quad f(x) \to A(x \to \infty)$$

从几何意义上看，表示随着 x 的绝对值的增大，曲线 $f(x)$ 与直线 $y = A$ 越来越接近，即对于任意的 $\varepsilon > 0$，无论直线 $y = A + \varepsilon$ 和 $y = A - \varepsilon$ 所夹的条形区域多么窄，只要 x 离原点足够远，即 $|x| > M$，函数 $f(x)$ 的图形都在这个条形区域内，如图 1–5 所示.

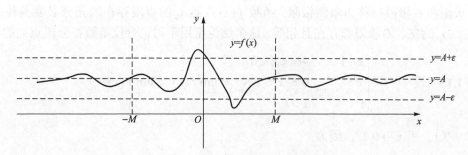

图 1–5　$x \to \infty$ 时函数极限的几何意义

如果仅考虑 $x \to +\infty$ 或 $x \to -\infty$，那么可以类似地定义 $\lim\limits_{x \to +\infty} f(x) = A$，$\lim\limits_{x \to -\infty} f(x) = A$.

例 1.11　从几何意义上可知下列等式成立.

$$\lim_{x \to \infty} \frac{1}{x} = 0 , \quad \lim_{x \to \infty} e^{-x^2} = 0 , \quad \lim_{x \to -\infty} 3^x = 0 , \quad \lim_{x \to +\infty} \arctan x = \frac{\pi}{2}$$

2. $x \to x_0$ 时函数的极限

定义 1.5　设函数 $f(x)$ 在 x_0 的某邻域内有定义（在 x_0 点可以没有定义），若当 x 无论以怎样的方式趋近于 x_0 时，函数 $f(x)$ 都趋近于常数 A，则称 A 为函数 $f(x)$ 当 $x \to x_0$ 时的极限，记为

$$\lim_{x \to x_0} f(x) = A \quad 或 \quad f(x) \to A(x \to x_0)$$

注　（1）这里 $x \to x_0$ 的方式是任意的；

（2）函数 $f(x)$ 当 $x \to x_0$ 时的极限是否存在与函数在 x_0 点是否有定义无关.

反映在几何上，这个定义对于任意给定的 $\varepsilon > 0$，无论直线 $y = A + \varepsilon$ 和 $y = A - \varepsilon$ 所夹的条形区域多么窄，总能找到 x 的一个区域 $(x_0 - \delta, x_0) \bigcup (x_0, x_0 + \delta)$，当 x 在这个区域内取值时，$f(x)$ 满足不等式

$$|f(x) - A| < \varepsilon \quad 即 \quad A - \varepsilon < f(x) < A + \varepsilon$$

即在 x_0 的空心邻域 $U(x_0, \delta)$ 内 $f(x)$ 的值全部落在如图 1-6 所示横条形区域内.

例 1.12 由定义及几何意义知，$\lim\limits_{x \to 1}(2x - 1) = 1$.

可以看出，上述 x 以任意方式趋近于 x_0 的过程包括 x 从 x_0 的左侧趋向于 x_0 和从 x_0 的右侧趋向于 x_0 这两种情况. 当 x 从 x_0 的左侧趋向于 x_0 时，函数 $f(x)$ 趋近于常数 A，则称 A 为函数 $f(x)$ 当 $x \to x_0$ 时的**左极限**

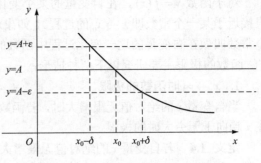

图 1-6 $x \to x_0$ 时函数极限的几何意义

（left-hand limit），记为 $\lim\limits_{x \to x_0^-} f(x) = A$ 或 $f(x) \to A(x \to x_0^-)$ 或 $f(x_0 - 0) = A$；同样当 x 从 x_0 的右侧趋向于 x_0 时，函数 $f(x)$ 趋近于常数 A，则称 A 为函数 $f(x)$ 当 $x \to x_0$ 时的**右极限**（right-hand limit），记为 $\lim\limits_{x \to x_0^+} f(x) = A$ 或 $f(x) \to A(x \to x_0^+)$ 或 $f(x_0 + 0) = A$.

左极限和右极限统称为**单侧极限**. 函数 $f(x)$ 在点 x_0 的极限存在的充分必要条件为函数 $f(x)$ 在点 x_0 的左、右极限都存在且相等. 这个结论常用于讨论分段函数在分段点处的极限.

例 1.13 设 $f(x) = \begin{cases} x+1 & -\infty < x < 0 \\ x^2 & 0 \leqslant x \leqslant 1 \\ 1 & x > 1 \end{cases}$，求 $\lim\limits_{x \to 0} f(x)$ 及 $\lim\limits_{x \to 1} f(x)$.

解 （1）当 $x \to 0$ 时，因为

$$\lim_{x \to 0^-} f(x) = \lim_{x \to 0^-}(x+1) = 1 \text{ 且 } \lim_{x \to 0^+} f(x) = \lim_{x \to 0^+} x^2 = 0$$

即

$$\lim_{x \to 0^-} f(x) = 1 \neq 0 = \lim_{x \to 0^+} f(x)$$

所以 $\lim\limits_{x \to 0} f(x)$ 不存在.

（2）当 $x \to 1$ 时，因为

$$\lim_{x \to 1^-} f(x) = \lim_{x \to 1^-} x^2 = 1 \text{ 且 } \lim_{x \to 1^+} f(x) = \lim_{x \to 1^+} 1 = 1$$

即

$$\lim_{x \to 1^-} f(x) = 1 = \lim_{x \to 1^+} f(x)$$

所以 $\lim\limits_{x \to 1} f(x) = 1$.

3. 极限存在的判别准则

不加证明的给出下列定理.

定理 1.1 （夹逼定理）在同一极限过程中，若三个函数 $f(x)$、$g(x)$ 和 $h(x)$ 之间满足 $g(x) \leqslant f(x) \leqslant h(x)$ 且 $\lim g(x) = \lim h(x) = A$，则

$$\lim f(x) = A.$$

定理1.2　（单调有界数列必有极限）若数列 $\{x_n\}$ 单调并且有界，则 $\{x_n\}$ 一定有极限，即 $\lim\limits_{n\to\infty} x_n$ 存在.

二、极限的四则运算

定理 1.3　若 $\lim f(x) = A$，$\lim g(x) = B$，则有

（1）$\lim[f(x) \pm g(x)] = \lim f(x) \pm \lim g(x) = A \pm B$；

（2）$\lim[f(x) \cdot g(x)] = \lim f(x) \cdot \lim g(x) = A \cdot B$；

特别地，当 c、k 为常数时，有 $\lim[cf(x)] = c\lim f(x)$，$\lim[f(x)]^k = [\lim f(x)]^k$；

（3）$\lim\dfrac{f(x)}{g(x)} = \dfrac{\lim f(x)}{\lim g(x)} = \dfrac{A}{B}\ (B \neq 0)$；

该定理对数列的极限也是成立的，该定理中 x 的变化趋势应为同一个变化趋势.

例 1.14　求 $\lim\limits_{x\to\infty}\dfrac{2x^2 + x - 1}{x^2 - 2}$.

解　$\lim\limits_{x\to\infty}\dfrac{2x^2 + x - 1}{x^2 - 2} = \lim\limits_{x\to\infty}\dfrac{2 + \dfrac{1}{x} - \dfrac{1}{x^2}}{1 - \dfrac{2}{x^2}} = \dfrac{2 + \lim\limits_{x\to\infty}\dfrac{1}{x} - \lim\limits_{x\to\infty}\dfrac{1}{x^2}}{1 - 2\lim\limits_{x\to\infty}\dfrac{1}{x^2}} = \dfrac{2 + 0 - 0}{1 - 0} = 2$.

例 1.15　求 $\lim\limits_{x\to -1}\dfrac{x^2 - 1}{x + 1}$.

解　$\lim\limits_{x\to -1}\dfrac{x^2 - 1}{x + 1} = \lim\limits_{x\to -1}\dfrac{(x+1)(x-1)}{x + 1} = \lim\limits_{x\to -1}(x - 1) = \lim\limits_{x\to -1} x - 1 = -2$.

例 1.16　求 $\lim\limits_{x\to\infty}\dfrac{x^2 - 1}{x^3 + x + 2}$.

解　$\lim\limits_{x\to\infty}\dfrac{x^2 - 1}{x^3 + x + 2} = \lim\limits_{x\to\infty}\dfrac{\dfrac{1}{x} - \dfrac{1}{x^3}}{1 + \dfrac{1}{x^2} + \dfrac{2}{x^3}} = \dfrac{0}{1} = 0$.

三、两个重要极限

1.　$\lim\limits_{x\to 0}\dfrac{\sin x}{x} = 1$.

例 1.17　求极限 $\lim\limits_{x\to 0}\dfrac{\sin 5x}{x}$.

解　$\lim\limits_{x\to 0}\dfrac{\sin 5x}{x} = \lim\limits_{x\to 0}\dfrac{5\sin 5x}{5x} = 5\lim\limits_{x\to 0}\dfrac{\sin 5x}{5x} = 5 \times 1 = 5$.

例 1.18　求 $\lim\limits_{x\to 0}\dfrac{\tan x}{x}$.

解　$\lim\limits_{x\to 0}\dfrac{\tan x}{x} = \lim\limits_{x\to 0}\left(\dfrac{\sin x}{x} \cdot \dfrac{1}{\cos x}\right) = \lim\limits_{x\to 0}\dfrac{\sin x}{x} \cdot \lim\limits_{x\to 0}\dfrac{1}{\cos x} = \lim\limits_{x\to 0}\dfrac{\sin x}{x} \cdot \dfrac{1}{\lim\limits_{x\to 0}\cos x} = 1 \times \dfrac{1}{1} = 1$.

例 1.19　求 $\lim\limits_{x\to 0}\dfrac{1 - \cos x}{x^2}$.

解 $\lim\limits_{x\to 0}\dfrac{1-\cos x}{x^2}=\lim\limits_{x\to 0}\dfrac{2\sin^2\frac{x}{2}}{x^2}=\lim\limits_{x\to 0}\dfrac{2\sin^2\frac{x}{2}}{4(\frac{x}{2})^2}=\dfrac{1}{2}\lim\limits_{x\to 0}(\dfrac{\sin\frac{x}{2}}{\frac{x}{2}})^2=\dfrac{1}{2}(\lim\limits_{x\to 0}\dfrac{\sin\frac{x}{2}}{\frac{x}{2}})^2=\dfrac{1}{2}\times 1^2=\dfrac{1}{2}$.

2. $\lim\limits_{x\to\infty}(1+\dfrac{1}{x})^x=e$ 或 $\lim\limits_{x\to 0}(1+x)^{\frac{1}{x}}=e$.

用这个重要极限求极限实际是求在某个极限过程中 $(1+\text{无穷小})^{\text{无穷大}}$ 的极限，但无穷大与无穷小的表达式应互为倒数.

例 1.20 求 $\lim\limits_{x\to\infty}(1-\dfrac{2}{x})^{3x}$.

解 $\lim\limits_{x\to\infty}(1-\dfrac{2}{x})^{3x}=\lim\limits_{x\to\infty}(1+\dfrac{2}{-x})^{3x}=\lim\limits_{x\to\infty}(1+\dfrac{1}{\frac{-x}{2}})^{\frac{-x}{2}\cdot(-6)}=\lim\limits_{x\to\infty}\left[(1+\dfrac{1}{\frac{-x}{2}})^{\frac{-x}{2}}\right]^{-6}$

$=\left[\lim\limits_{x\to\infty}(1+\dfrac{1}{\frac{-x}{2}})^{\frac{-x}{2}}\right]^{-6}=e^{-6}$.

例 1.21 求 $\lim\limits_{x\to 3}\dfrac{\ln(x-2)}{x^2-9}$.

解 $\lim\limits_{x\to 3}\dfrac{\ln(x-2)}{x^2-9}=\lim\limits_{x\to 3}\dfrac{\ln(x-2)}{x-3}\cdot\lim\limits_{x\to 3}\dfrac{1}{x+3}=\lim\limits_{x\to 3}\dfrac{\ln(x-2)}{x-3}\cdot\dfrac{1}{\lim\limits_{x\to 3}(x+3)}$

$=\dfrac{1}{6}\lim\limits_{x\to 3}\dfrac{\ln(x-2)}{x-3}=\dfrac{1}{6}\lim\limits_{x\to 3}\dfrac{1}{x-3}\ln(x-2)=\dfrac{1}{6}\lim\limits_{x\to 3}\ln(x-2)^{\frac{1}{x-3}}$

$=\dfrac{1}{6}\lim\limits_{x\to 3}\ln[1+(x-3)]^{\frac{1}{x-3}}=\dfrac{1}{6}\ln\left\{\lim\limits_{x\to 3}[1+(x-3)]^{\frac{1}{x-3}}\right\}=\dfrac{1}{6}\ln e=\dfrac{1}{6}$.

例 1.22 当 Apollo 13 登月失败返回地球时，空气净化器出现故障，三名宇航员利用身上的衣袜等纤维制品填充了一个长 30 cm 的圆柱形容器，抽动空气来吸收 CO_2，空气中的 CO_2 浓度为 8% 时，在容器内通过 10 cm 厚度后浓度可降至 2%. 要求出口处的 CO_2 浓度为 1%，吸收层厚度至少为多少？

解 假设气流每通过相同厚度的 Δx 便有相等比例的 CO_2 被吸收. 将厚度 x 分成 n 等份，每一份上 CO_2 的吸收量与 $\dfrac{x}{n}$ 成正比，比例系数为 k. 在 $x=0$ 处 CO_2 的量为 M_0，则经过 n 层后为 $M_0(1-\dfrac{kx}{n})^n$，要让每层的厚度尽可能的小并趋于零，只要 $n\to\infty$，则经过 x 层后 CO_2 的量为

$$M(x)=\lim\limits_{n\to\infty}M_0(1-\dfrac{kx}{n})^n=M_0\left[\lim\limits_{n\to\infty}(1-\dfrac{kx}{n})^{-\frac{n}{kx}}\right]^{-kx}=M_0 e^{-kx}$$

当 $x=10$ 时，CO_2 浓度从 8% 降至 2%，即初始浓度的 $\dfrac{1}{4}$，这就是

$$M(10) = M_0 e^{-10k} = \frac{M_0}{4}$$

求得 $k = \dfrac{\ln 2}{5}$.

所以 CO_2 量与厚度 x 的关系式为 $M(x) = M_0 e^{-\frac{\ln 2}{5}x}$.

令 $M(x) = \dfrac{M_0}{8}$ 可解出 $x = 15$，即经过 $15\,\text{cm}$ 厚度 CO_2 浓度为 1%. 同样可以验证，当 $x = 30$，即容器被纤维制品填满时，舱内空气通过容器后 CO_2 的输出浓度为 $M(30) = 0.001\,25$，已降至安全水平.

四、无穷小量与无穷大量

1. 无穷小量

定义1.6 若 $\lim\limits_{x \to x_0} f(x) = 0$，则称函数 $f(x)$ 在 $x \to x_0$ 时为**无穷小量**（infinitesimal），简称为无穷小.

定义中的 $x \to x_0$，可换成 $x \to x_0^+$，$x \to x_0^-$，$x \to \infty$，$x \to -\infty$，$x \to +\infty$ 等，当然函数 $f(x)$ 也可换成数列 x_n，此时 $x \to x_0$ 换成 $n \to \infty$.

无穷小量是以零为极限的变量，提到无穷小量时要指明自变量的变化过程，比如 $\sin x$ 在 $x \to 0$ 时是无穷小量.

任意很小的数都不是无穷小量，但**零是可以看作无穷小的常数**（也是唯一可看成无穷小的常数），因为常数的极限总是等于常数本身.

根据无穷小量的定义及极限的定义与运算法则，可知无穷小量有如下性质：

性质 1 有限个无穷小量的代数和仍为无穷小量；

性质 2 有限个无穷小量之积为无穷小量；

性质 3 有界变量与无穷小量的乘积仍为无穷小量.

例如，因为 $\lim\limits_{x \to 0} x = 0$，即 x 是 $x \to 0$ 时的无穷小量，而 $\left| \sin \dfrac{1}{x} \right| \leqslant 1$，即 $\sin \dfrac{1}{x}$ 为有界变量，所以当 $x \to 0$ 时，$x \sin \dfrac{1}{x}$ 是无穷小量，即 $\lim\limits_{x \to 0} x \sin \dfrac{1}{x} = 0$，这也提供了一种求极限的方法.

当然常量也是有界的，所以常量与无穷小量之积为无穷小量.

定理 1.4 $\lim\limits_{x \to x_0} f(x) = A \Leftrightarrow f(x) = A + \alpha(x)$，其中 $\alpha(x)$ 在 $x \to x_0$ 时为无穷小量.

这里 $x \to x_0$ 也可换成其他变化过程，但应注意不管是什么样的变化过程，必须保证总是同一个变化过程.

2. 无穷小量的比较

两个无穷小量的和、差、积都是无穷小量，那么，两个无穷小量的商是否仍是无穷小量呢？例如当 $x \to 0$ 时，x，x^2，$2x$，x^3 都是无穷小量，不同的是 $\lim\limits_{x \to 0} \dfrac{x^2}{x} = 0$，$\lim\limits_{x \to 0} \dfrac{2x}{x} = 2$，$\lim\limits_{x \to 0} \dfrac{x^2}{x^3}$ 不存在，也就是说当 $x \to 0$ 时，$\dfrac{x^2}{x}$ 是无穷小量，但 $\dfrac{2x}{x}$，$\dfrac{x^2}{x^3}$ 不是无穷小量. 这些情形表明，同为无穷小量，但它们趋于 0 的速度有快有慢，为了比较不同的无穷小量趋于 0 的速度，引入

无穷小量阶的概念.

定义 1.7 设 $\alpha = \alpha(x)$，$\beta = \beta(x)$ 在自变量的某个变化过程中（$x \to x_0$ 或 $x \to \infty$ 等）是无穷小（且 $\alpha \neq 0$），则

（1）若 $\lim \dfrac{\beta}{\alpha} = c$（$c \neq 0$ 是常数），则称 β 与 α 是**同阶无穷小**；当 $c = 1$ 称 β 与 α 是**等价无穷小**，记作 $\beta \sim \alpha$；

（2）若 $\lim \dfrac{\beta}{\alpha} = 0$，则称 β 是 α 的**高阶无穷小**，记作 $\beta = o(\alpha)$；

（3）若 $\lim \dfrac{\beta}{\alpha} = \infty$，则称 β 是 α 的**低阶无穷小**，或 α 是 β 的高阶无穷小.

例如，$\lim\limits_{x \to 0} \dfrac{2x}{x} = 2$，故当 $x \to 0$ 时，$2x$ 与 x 为同阶无穷小；$\lim\limits_{x \to 0^+} \dfrac{x^2}{\sqrt{x}} = \lim\limits_{x \to 0^+} x^{\frac{3}{2}} = 0$，故当 $x \to 0^+$ 时，x^2 是 $\sqrt{x}$ 的高阶无穷小；而由第一个重要极限知，当 $x \to 0$ 时，$\sin x \sim x$.

求两个无穷小之比的极限时，分子及分母都可以用等价无穷小来代替，设 $\alpha \sim \alpha'$，$\beta \sim \beta'$，且 $\lim \dfrac{\beta'}{\alpha'}$ 存在，则

$$\lim \frac{\beta}{\alpha} = \lim \left(\frac{\beta}{\beta'} \cdot \frac{\beta'}{\alpha'} \cdot \frac{\alpha'}{\alpha} \right) = \lim \frac{\beta}{\beta'} \cdot \lim \frac{\beta'}{\alpha'} \cdot \lim \frac{\alpha'}{\alpha} = \lim \frac{\beta'}{\alpha'}$$

即选择适当的无穷小可以简化计算.

例 1.23 求 $\lim\limits_{x \to 0} \dfrac{\tan 2x}{\sin 5x}$.

解 当 $x \to 0$ 时 $\tan 2x \sim 2x$，$\sin 5x \sim 5x$，所以

$$\lim_{x \to 0} \frac{\tan 2x}{\sin 5x} = \lim_{x \to 0} \frac{2x}{5x} = \frac{2}{5}$$

可以证明，当 $x \to 0$ 时

$$x \sim \sin x \sim \tan x \sim \arcsin x \sim \arctan x \sim \ln(1+x) \sim (e^x - 1).$$

3. 无穷大量

定义 1.8 当 $x \to x_0$（或 $x \to \infty$）时，若函数 $f(x)$ 的绝对值无限地增大，则称函数 $f(x)$ 当 $x \to x_0$ 时为无穷大量，简称无穷大，并且记为 $\lim\limits_{x \to x_0} f(x) = \infty$ 或 $f(x) \to \infty$（$x \to x_0$）.

当 $x \to x_0$ 时 $f(x)$ 为无穷大是极限不存在的一种特殊情况，但这个记号还是明确了变化规律.

无穷大量都是变量，任何常数都不可能是无穷大.

4. 无穷小与无穷大的关系

在自变量的同一趋向下，无穷大的倒数是无穷小，无穷小（不等于 0）的倒数是无穷大. 例如，因 $\lim\limits_{x \to 1}(x-1) = 0$，即 $x-1$ 是 $x \to 1$ 时的无穷小，且 $x \to 1$ 时 $x-1 \neq 0$，所以其倒数是同一过程中的无穷大，即 $\lim\limits_{x \to 1} \dfrac{1}{x-1} = \infty$，这也提供了一种求极限的方法.

第三节 函数的连续性

一、函数连续性的概念

自然界中很多量的变化都是连续不断的,如体温的升降,有机体的成长,血液的流动等等,就体温的变化来看,当时间的变动很微小时,温度的变化也很微小,这也是这些现象共同的特点即连续性,为了说明连续性,先给出增量的定义.

1. 函数的增量

定义 1.9 设函数 $y = f(x)$ 在 x_0 的某邻域内有定义,当自变量 x 从 x_0 变到 $x_0 + \Delta x$,即 x 在 x_0 处取得增量 Δx 时,函数 y 相应地从 $f(x_0)$ 变到 $f(x_0 + \Delta x)$,称 $\Delta y = f(x_0 + \Delta x) - f(x_0)$ 为函数 $y = f(x)$ 相应于 Δx 的**增量**(increment).

一般来说,Δy 既与 x_0 有关也与 Δx 有关,Δx 和 Δy 反映了自变量和因变量之间的变化关系,如果当 $\Delta x \to 0$ 时,有 $\Delta y \to 0$,就称函数 $y = f(x)$ 在点 x_0 处是连续的,如图 1-7 所示.

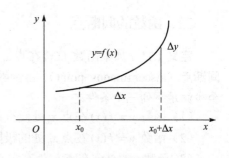

图 1-7 函数的连续性

2. 函数连续的定义

定义 1.10 设函数 $y = f(x)$ 在点 x_0 的某邻域内有定义,若

$$\lim_{x \to x_0} f(x) = f(x_0)$$

则称函数 $y = f(x)$ 在点 x_0 处**连续**,点 x_0 称为函数 $y = f(x)$ 的**连续点**(continuous point).

由函数在某点处连续的定义可知,函数 $y = f(x)$ 在点 x_0 处连续的充分必要条件是同时满足以下三个条件:

(1)函数 $y = f(x)$ 在点 x_0 处有定义,即 $f(x_0)$ 存在;

(2)函数 $y = f(x)$ 在点 x_0 处的极限存在,即 $\lim_{x \to x_0} f(x) = A$;

(3)函数 $y = f(x)$ 在点 x_0 处的极限值等于函数 $y = f(x)$ 在点 x_0 处的函数值,即 $f(x_0) = A$.

例 1.24 讨论函数 $f(x) = \begin{cases} x\sin\dfrac{1}{x} & x \neq 0 \\ 0 & x = 0 \end{cases}$ 在 $x = 0$ 处的连续性.

解 因 $\lim\limits_{x \to 0} x\sin\dfrac{1}{x} = 0$,又 $f(0) = 0$,得 $\lim\limits_{x \to 0} f(x) = f(0)$,所以函数 $f(x)$ 在 $x = 0$ 处连续.

由 $x \to x_0$ 的含义决定,函数 $f(x)$ 在点 x_0 处连续也可分为左连续和右连续:

若函数 $f(x)$ 在 $(a, x_0]$ 内有定义且 $\lim\limits_{x \to x_0^-} f(x) = f(x_0)$,则称函数 $f(x)$ 在点 x_0 处左连续;若函数 $f(x)$ 在 $[x_0, b)$ 内有定义且 $\lim\limits_{x \to x_0^+} f(x) = f(x_0)$,则称函数 $f(x)$ 在点 x_0 处右连续. 函数 $f(x)$ 在点 x_0 处连续的充分必要条件是 $f(x)$ 在点 x_0 处既左连续又右连续.

如果函数 $f(x)$ 在开区间 (a, b) 内的每一点都连续,则称 $f(x)$ 在开区间 (a, b) 内连续;如

果函数 $f(x)$ 在开区间 (a, b) 内连续，且在左端点 a 处右连续，右端点 b 处左连续，则称 $f(x)$ 在闭区间 $[a, b]$ 上连续；函数在某区间 I 上连续，则称它是 I 上的**连续函数**（continuous function）．连续函数的图像是一条连绵不断的曲线，称为**连续曲线**（continuous curve）．

例 1.25　讨论函数 $f(x) = \begin{cases} x+2 & x>0 \\ x-2 & x \leqslant 0 \end{cases}$ 在 $x=0$ 处的连续性.

解　$\lim\limits_{x \to 0^+} f(x) = \lim\limits_{x \to 0^+}(x+2) = 2 \neq f(0)$ ，

$\qquad\lim\limits_{x \to 0^-} f(x) = \lim\limits_{x \to 0^-}(x-2) = -2 = f(0)$ ，

函数 $f(x)$ 在 $x=0$ 处左连续但不右连续，所以函数 $f(x)$ 在 $x=0$ 处不连续.

二、函数的间断点

定义 1.11　如果函数 $f(x)$ 在点 x_0 处不连续，则称 $f(x)$ 在点 x_0 处间断，点 x_0 称为 $f(x)$ 的**间断点**（discontinuous point）．由函数连续性的充分必要条件知，函数 $f(x)$ 在点 x_0 处间断，至少满足下列三个条件之一：

（1）函数 $y = f(x)$ 在点 x_0 处没有定义；

（2）函数 $y = f(x)$ 在点 x_0 处的极限不存在；

（3）函数 $y = f(x)$ 在点 x_0 处有定义，且 $\lim\limits_{x \to x_0} f(x)$ 存在，

但 $\lim\limits_{x \to x_0} f(x) \neq f(x_0)$ ．

例如，函数 $y = \dfrac{x^2+x-2}{x-1}$ 在 $x=1$ 处没有定义，故 $x=1$

是该函数的间断点；函数 $f(x) = \begin{cases} \sin\dfrac{1}{x} & x \neq 0 \\ 0 & x=0 \end{cases}$ 在 $x=0$ 处

有定义，但 $\lim\limits_{x \to 0} \sin\dfrac{1}{x}$ 不存在，故 $x=0$ 是该函数的间断点.

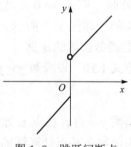

图 1-8　跳跃间断点

在例 1.25 中，$x=0$ 是间断点是因为 $\lim\limits_{x \to 0^+} f(x) = 2 \neq \lim\limits_{x \to 0^-} f(x) = -2$ ，当 x 由左到右经过零点时，函数值突然由 -2 跳到 2（如图 1-8）．如果函数在某点处的左右极限都存在，但不相等，称该点为函数的**跳跃间断点**．

例 1.26　讨论 $f(x) = \begin{cases} 2\sqrt{x} & 0 \leqslant x<1 \\ 1 & x=1 \\ 1+x & x>1 \end{cases}$ 在 $x=1$ 处的连续性.

解　因 $f(1)=1$ ，且 $\lim\limits_{x \to 1^+} f(x) = \lim\limits_{x \to 1^-} f(x) = 2$ ，

故 $\lim\limits_{x \to 1} f(x) = 2 \neq f(1)$ ，所以 $x=1$ 是该函数的间断点（图 1-9）．

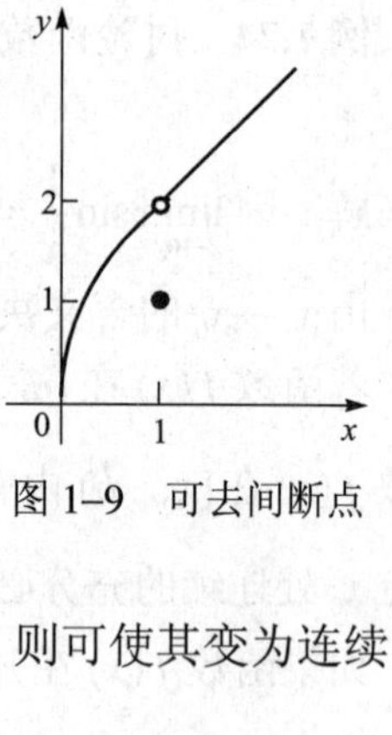

图 1-9　可去间断点

若修改函数定义，令 $f(1)=2$ ，则 $f(x) = \begin{cases} 2\sqrt{x} & 0 \leqslant x<1 \\ 1+x & x \geqslant 1 \end{cases}$

在 $x=1$ 处连续. 如例 1.26 中只要改变或者补充间断点处函数的定义，则可使其变为连续点的

间断点称为**可去间断点**.

跳跃间断点与可去间断点的共同点为在间断点 x_0 处的左、右极限都存在,这两类间断点统称**第一类间断点**. 若 $f(x)$ 在点 x_0 处的左、右极限至少有一个不存在,则称 x_0 为函数 $f(x)$ **第二类间断点**.

例如,函数 $f(x)=\begin{cases}\dfrac{1}{x} & x>0 \\ x & x\leqslant 0\end{cases}$,$\lim\limits_{x\to 0^-}f(x)=0$ 而 $\lim\limits_{x\to 0^+}f(x)=\infty$,故 $x=0$ 是函数的第二类间断点,这种情况称为**无穷间断点**,如图 1-10 所示.

函数 $f(x)=\sin\dfrac{1}{x}$ 在 $x=0$ 处没有定义,而当 $x\to 0$ 时 $\sin\dfrac{1}{x}$ 在 -1 与 1 之间无限振荡,如图 1-11 所示,故 $x=0$ 属于第二类间断点,称为振荡间断点.

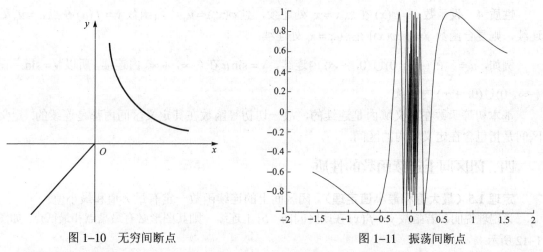

图 1-10 无穷间断点   图 1-11 振荡间断点

三、连续的性质

性质 1 若函数 $f(x)$,$g(x)$ 在点 x_0 处连续,则 $f(x)\pm g(x)$,$f(x)\cdot g(x)$,$\dfrac{f(x)}{g(x)}$ $(g(x_0)\neq 0)$ 在点 x_0 处也连续.

例如,$\sin x$,$\cos x$ 在 $(-\infty,+\infty)$ 内连续,故 $\tan x$,$\cot x$,$\sec x$,$\csc x$ 在其定义区间内是连续的.

性质 2 严格单调的连续函数必有严格单调的连续反函数.

例如,$y=\sin x$ 在 $\left[-\dfrac{\pi}{2},\dfrac{\pi}{2}\right]$ 上单调增加且连续,故 $y=\arcsin x$ 在 $[-1,1]$ 上也单调增加且连续;同理 $y=\arccos x$ 在 $[-1,1]$ 上单调减少且连续;$y=\arctan x$、$y=\text{arc}\cot x$ 在 $[-\infty,+\infty]$ 上单调且连续,反三角函数在其定义域内皆连续.

性质 3 若 $\lim\limits_{x\to x_0}\varphi(x)=a$,函数 $f(u)$ 在点 a 连续,则有

$$\lim_{x\to x_0}f[\varphi(x)]=f(a)=f[\lim_{x\to x_0}\varphi(x)]$$

这个结论给出了求复合函数极限运算的一种操作方式:求复合函数 $f[\varphi(x)]$ 的极限时,函

数符号 f 与极限符号 $\lim$ 可以交换顺序.

例 1.27 求极限 $\lim\limits_{x \to 0} \sin(1+x)^{\frac{1}{x}}$.

解 $\lim\limits_{x \to 0} \sin(1+x)^{\frac{1}{x}} = \sin \lim\limits_{x \to 0}(1+x)^{\frac{1}{x}} = \sin e$.

例 1.28 求极限 $\lim\limits_{x \to \frac{\pi}{2}}(1+\cot x)^{2\tan x}$.

解 令 $t = \cot x$，则当 $x \to \dfrac{\pi}{2}$ 时，$t \to 0$，因此

$$\lim_{x \to \frac{\pi}{2}}(1+\cot x)^{2\tan x} = \lim_{t \to 0}(1+t)^{\frac{2}{t}} = \lim_{t \to 0}[(1+t)^{\frac{1}{t}}]^2 = [\lim_{t \to 0}(1+t)^{\frac{1}{t}}]^2 = e^2$$

性质 4 设函数 $u = \varphi(x)$ 在点 $x = x_0$ 处连续，且 $\varphi(x_0) = u_0$，而函数 $y = f(u)$ 在点 $u = u_0$ 处连续，则复合函数 $y = f[\varphi(x)]$ 在点 $x = x_0$ 处连续.

例如，$u = \dfrac{1}{x}$ 在 $(-\infty, 0) \bigcup (0, +\infty)$ 内连续，$y = \sin u$ 在 $(-\infty, +\infty)$ 内连续，所以 $y = \sin \dfrac{1}{x}$ 在 $(-\infty, 0) \bigcup (0, +\infty)$ 内连续.

基本初等函数在定义域内是连续的，故一切初等函数在其定义区间内都是连续的. 定义区间是指包含在定义域内的区间.

四、闭区间上连续函数的性质

定理 1.5（最大值和最小值定理） 闭区间上的连续函数一定有最大值和最小值.

该定理说明，若函数 $y = f(x)$ 在闭区间 $[a, b]$ 上连续，则其图形必有最高点和最低点. 如图 1-12 所示.

定理 1.6（介值定理） 设函数 $f(x)$ 在闭区间 $[a, b]$ 上连续，且在这区间的端点取不同的函数值，$f(a) = A$ 及 $f(b) = B$，那么，对于 A 与 B 之间的任意一个常数 C，在开区间 (a, b) 内至少有一点 ξ，使得

$$f(\xi) = C \qquad (a < \xi < b)$$

介值定理表明，连续曲线弧 $y = f(x)$ 与水平直线 $y = C$ 至少有一个交点（图 1-13）.

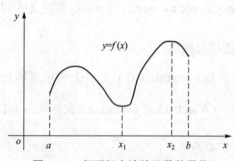

图 1-12 闭区间上连续函数的最值

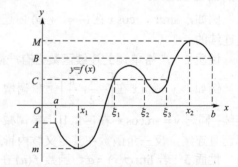

图 1-13 闭区间上连续函数的介值性

推论（根的存在定理） 设函数 $f(x)$ 在闭区间 $[a, b]$ 上连续，且 $f(a)$ 与 $f(b)$ 异号（即 $f(a) \cdot f(b) < 0$），那么在开区间 (a, b) 内，至少存在一点 ξ $(a < \xi < b)$，使 $f(\xi) = 0$.

该定理表明连续曲线弧 $y=f(x)$ 的两个端点位于 x 轴的不同侧，则曲线与 x 轴至少有一个交点，即方程 $f(x)=0$ 在 (a,b) 内至少有一个实根（图1–14）.

例 1.29 设函数 $f(x)$ 在闭区间 $[a,b]$ 上连续，且 $f(a)<a$，$f(b)>b$，证明至少存在一点 $\xi\in(a,b)$，使得 $f(\xi)=\xi$.

证 令 $F(x)=f(x)-x$，则 $F(x)$ 在闭区间 $[a,b]$ 上连续.

而 $\qquad F(a)=f(a)-a<0$，$\quad F(b)=f(b)-b>0$

由根的存在定理，$\exists\xi\in(a,b)$，使得

$$F(\xi)=f(\xi)-\xi=0, \quad 即\ f(\xi)=\xi$$

例 1.30 证明 $x=e^{x-3}+1$ 至少有一个不超过 4 的正根.

证 令 $f(x)=x-e^{x-3}-1$

显然 $f(x)$ 在闭区间 $[0,4]$ 上连续，且

$$f(0)=-e^{-3}-1<0$$
$$f(4)=4-e^{4-3}-1=3-e>0$$

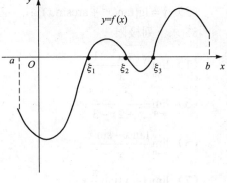

图 1–14 方程的实根

根据根的存在定理，在开区间 $(0,4)$ 内至少存在一点 $\xi\in(0,4)$，使 $f(\xi)=0$，即 $x=e^{x-3}+1$ 在开区间 $(0,4)$ 内有一根，原命题得证.

习 题 一

1. 已知 $f(\dfrac{1}{t})=\dfrac{5}{t}+2t^2$，求 $f(t)$ 及 $f(t^2+1)$.

2. 若 $\varphi(t)=\begin{cases}1 & |x|<\dfrac{\pi}{3} \\ |\sin x| & |x|\geqslant\dfrac{\pi}{3}\end{cases}$，求 $\varphi(\dfrac{\pi}{6})$ 及 $\varphi(\dfrac{\pi}{3})$.

3. 已知函数 $y=f(x)=\begin{cases}2\sqrt{x} & 0\leqslant x\leqslant1 \\ 1+x & x>1\end{cases}$，求 $f(\dfrac{1}{2})$ 及 $f(\dfrac{1}{t})$，并写出定义域及值域.

4. 求 $f(x)=\dfrac{e^x-e^{-x}}{e^x+e^{-x}}$ 的反函数，并指出其定义域.

5. 脉冲发生器产生一个单三角脉冲，其波形如习题图 1–1 所示，写出电压 U 与时间 $t(t\geqslant0)$ 的函数关系式.

6. 某药物的每天剂量 y（单位：g）与使用者的年龄 x（岁数）之间有关系

$$y=\begin{cases}0.125x & 0<x<16 \\ 2 & x\geqslant16\end{cases}$$

求 3 岁、10 岁、19 岁患者每天所用药量.

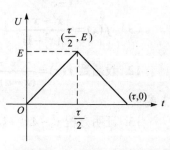

习题图 1–1 习题 5 的波形图

7. 分解下列复合函数

（1） $y = 5^{(x^2+1)^4}$;

（2） $y = e^{\arcsin 3x}$;

（3） $y = \lg[\tan(x^2 + \arcsin x)]$;

（4） $y = \sin[\tan(x^2 + x - 1)]$.

8. 求下列极限

（1） $\lim\limits_{x \to 0} \dfrac{\sqrt{1+x^2}-1}{x}$;

（2） $\lim\limits_{x \to 1} \dfrac{4x-1}{x^2+2x-3}$;

（3） $\lim\limits_{x \to 1} \dfrac{x^2-1}{x^2+2x-3}$;

（4） $\lim\limits_{x \to \infty} \dfrac{2x^3+3x^2+5}{7x^3+4x^2-1}$;

（5） $\lim\limits_{x \to 0} \dfrac{\tan x - \sin x}{x^3}$;

（6） $\lim\limits_{x \to 0}(1-3x)^{\frac{1}{x}}$;

（7） $\lim\limits_{x \to 1}(1-x)\tan\dfrac{\pi}{2}x$;

（8） $\lim\limits_{x \to 0} \dfrac{\tan x}{x^3-x^2-2x}$;

（9） $\lim\limits_{x \to +\infty}(\sin\sqrt{x+1}-\sin\sqrt{x})$;

（10） $\lim\limits_{x \to 1} \dfrac{1-x^2}{\sin \pi x}$;

（11） $\lim\limits_{x \to 0}(\dfrac{1+x}{1-x})^{\cot x}$;

（12） $\lim\limits_{x \to 0} \dfrac{\tan^2 2x}{1-\cos x}$;

（13） $\lim\limits_{x \to 0} \dfrac{(x+1)\sin x}{\arcsin x}$;

（14） $\lim\limits_{x \to 0} \dfrac{\tan x - \sin x}{\sin^3 2x}$;

（15） $\lim\limits_{x \to 0} \dfrac{\tan 5x - \cos x + 1}{\sin 3x}$.

9. 试问函数 $f(x) = \begin{cases} x\sin\dfrac{1}{x} & x > 0 \\ 10 & x = 0 \\ 5 + x^2 & x < 0 \end{cases}$ 在 $x = 0$ 处的左、右极限是否存在？当 $x \to 0$ 时，$f(x)$ 的极限是否存在？

10. 设函数 $f(x) = \begin{cases} \dfrac{a(1-\cos x)}{x^2} & x < 0 \\ 1 & x = 0 \\ \ln(b + x^2) & x > 0 \end{cases}$ 在 $x = 0$ 处连续，求 a 和 b 的值.

11. 确定下列函数的间断点及其类型

（1） $f(x) = \dfrac{1}{1 - e^{\frac{x}{1-x}}}$;

（2） $f(x) = \dfrac{x^2-1}{x^2-3x+2}$;

（3） $f(x) = \dfrac{x^2-x}{|x|(x^2-1)}$.

12. 设函数 $f(x) = \dfrac{e^x - b}{(x-a)(x-1)}$ 有无穷间断点 $x = 0$ 及可去间断点 $x = 1$ ，试确定常数 a 和 b 的值.

13. 证明方程 $x^3 - 4x^2 + 1 = 0$ 在区间 $(0，1)$ 内至少有一根.

第二章

导数与微分

微分学是高等数学的主要内容之一，是微积分的重要组成部分，它的基本概念是导数与微分. 微分学在自然科学和医药卫生科学等很多领域有着广泛的应用，为我们提供了一种解决各种量间关系的基本工具.

本章将介绍导数与微分的基本概念、运算法则及微分的应用等.

第一节 导 数

一、导数的概念

导数作为微分学中最主要的概念是由英国数学家、物理学家牛顿（Newton）和德国数学家莱布尼茨（Leibniz）分别在研究力学与几何学的过程中建立的. 下面从两个问题出发引出导数的概念.

1. 具体实例

实例 1 变速直线运动的瞬时速度问题.

设一质点 M 做变速直线运动，路程 s 与时间 t 的关系为 $s = f(t)$，现考察它在时刻 t_0 的瞬时速度.

设 t 由 t_0 变化到 $t_0 + \Delta t$，s 的增量 $\Delta s = f(t_0 + \Delta t) - f(t_0)$
则在 Δt 内质点 M 的平均速度为

$$\bar{v} = \frac{\Delta s}{\Delta t} = \frac{f(t_0 + \Delta t) - f(t_0)}{\Delta t}$$

当 Δt 足够短时，Δt 内平均速度可作为时刻 t_0 的瞬时速度的近似值，且 Δt 越小，近似程度越大.

当 $\Delta t \to 0$ 时，平均速度的极限就是质点在时刻 t_0 的瞬时速度，即

$$v(t_0) = \lim_{\Delta t \to 0} \bar{v} = \lim_{\Delta t \to 0} \frac{\Delta s}{\Delta t} = \lim_{\Delta t \to 0} \frac{f(t_0 + \Delta t) - f(t_0)}{\Delta t}$$

实例 2 生物群体繁殖速率问题.

设某种生物群体在理想状态下生长繁殖，该群体中个体总数 N 与时间 t 的关系可近似表示为 $N = Q(t)$，试讨论该群体在时刻 t_0 的繁殖速率.

现假设时间 t 由 t_0 变化到 $t_0 + \Delta t$，即有一增量 Δt，对应的 N 也有一增量 ΔN，且

$$\Delta N = Q(t_0 + \Delta t) - Q(t_0)$$

则在时间间隔 Δt 内个体总数 N 对时间 t 的平均繁殖速率为

$$\bar{v} = \frac{\Delta N}{\Delta t} = \frac{Q(t_0 + \Delta t) - Q(t_0)}{\Delta t}$$

与上例同样的道理，可得该群体在时刻 t_0 的繁殖速率为

$$v(t_0) = \lim_{\Delta t \to 0} \bar{v} = \lim_{\Delta t \to 0} \frac{\Delta N}{\Delta t} = \lim_{\Delta t \to 0} \frac{Q(t_0 + \Delta t) - Q(t_0)}{\Delta t}$$

　　虽然上面两个实例的实际意义不同，但在数学的处理方法上，都采用了有关函数在给定点的变化率极限问题，即函数增量与自变量增量之比的极限问题. 在现实中，还有许多类似问题，例如，曲线的切线斜率、化学反应速率、药物在体内的吸收速率等都可以采用同样的方法去解决. 不考虑这些问题的实际意义，将它们抽象归纳便得到导数的定义.

　　定义 2.1　设 $y = f(x)$ 在 x_0 点及其附近有定义，若极限 $\lim\limits_{\Delta x \to 0} \dfrac{\Delta y}{\Delta x} = \lim\limits_{\Delta x \to 0} \dfrac{f(x_0 + \Delta x) - f(x_0)}{\Delta x}$ 存在，则该极限称为 $y = f(x)$ 在 x_0 点的**导数**（derivative）或称 $y = f(x)$ 在 x_0 点**可导**. 记为：

$$y'\big|_{x = x_0} \ , \quad f'(x_0) \ \text{或} \ \frac{dy}{dx}\bigg|_{x = x_0} \ , \quad \frac{df(x)}{dx}\bigg|_{x = x_0} .$$

若该极限不存在，则称 $y = f(x)$ 在 x_0 点不可导.

如果函数 $y = f(x)$ 在区间 (a, b) 内每一点都可导，则称 $y = f(x)$ 在 (a, b) 内可导.

设任意 $x \in (a, b)$，则 $f'(x)$ 是一个函数，称为 $y = f(x)$ 的导函数，简称导数，记为：

$$y' \ , \quad f'(x) \ \text{或} \ \frac{dy}{dx} \ , \quad \frac{df(x)}{dx} .$$

　　注　（1）常数 C 的导数为 0；

　　　　（2）$f'(x_0) = f'(x)\big|_{x = x_0} \neq (f(x_0))'$.

　　例 2.1　利用导数的定义求 $f(x) = x^2$ 在 $x = 1$ 处的导数.

　　解　首先求增量　　　$\Delta y = f(x + \Delta x) - f(x) = (x + \Delta x)^2 - x^2 = 2x\Delta x + (\Delta x)^2$

其次求比值　　　$\dfrac{\Delta y}{\Delta x} = \dfrac{2x\Delta x + (\Delta x)^2}{\Delta x} = 2x + \Delta x$

最后求极限　　　$\lim\limits_{\Delta x \to 0} \dfrac{\Delta y}{\Delta x} = \lim\limits_{\Delta x \to 0}(2x + \Delta x) = 2x$，即 $(x^2)' = 2x$

所以　　　　　　$f'(1) = f'(x)\big|_{x = 1} = 1 \times 2 = 2$.

由导数定义及例题可见，用定义求函数导数有三个步骤：

（1）求增量　　$\Delta y = f(x + \Delta x) - f(x)$；

（2）求比值　　$\dfrac{\Delta y}{\Delta x} = \dfrac{f(x + \Delta x) - f(x)}{\Delta x}$；

（3）求极限　　$\dfrac{dy}{dx} = \lim\limits_{\Delta x \to 0} \dfrac{\Delta y}{\Delta x}$.

2. 导数的几何意义

设在直角坐标系上给定一条直线 $y = f(x)$，点 $P(x_0, f(x_0))$ 是曲线上一个定点，在曲线上

另取一点 $Q(x_0 + \Delta x , y_0 + \Delta y)$ ，作割线 PQ 和 P 点的切线 PT ．如图 2–1 所示．

显然，当 Q 沿着曲线趋向于 P 时，割线 PQ 趋

向于曲线在 P 点的切线 PT ，也就是说，当 $\Delta x \to 0$
时，切线 PT 的斜率就是割线 PQ 斜率的极限，即

$$k = \tan \alpha_0 = \lim_{\Delta x \to 0} \tan \alpha = \lim_{\Delta x \to 0} \frac{\Delta y}{\Delta x} = f'(x_0)$$

这说明函数 $y = f(x)$ 在 x_0 点的导数 $f'(x_0)$ 等
于曲线 $y = f(x)$ 在点 $(x_0 , f(x_0))$ 处的切线的斜率
（slope），这就是导数的几何意义．

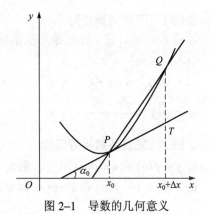

图 2–1　导数的几何意义

例 2.2　求 $y = x^2$ 在点 $(-1 , 1)$ 处的切线方程和
法线方程．

解　设切线方程为

$$y - 1 = k(x + 1)$$

由导数的几何意义，切线的斜率为

$$k = (x^2)'\big|_{x=-1} = 2x\big|_{x=-1} = -2$$

将 $k = -2$ 代入上式得切线方程

$$2x + y + 1 = 0$$

又因法线的斜率为 $-\dfrac{1}{k} = \dfrac{1}{2}$ ，所以法线方程为 $y - 1 = \dfrac{1}{2}(x + 1)$ ，即 $x - 2y + 3 = 0$ ．

3. 可导与连续的关系

定理 2.1　若 $y = f(x)$ 在 x_0 点可导，则它在 x_0 点必连续．

证　因为 $y = f(x)$ 在 x_0 点可导，所以

$$\lim_{\Delta x \to 0} \frac{\Delta y}{\Delta x} = f'(x_0)$$

则　$\displaystyle \lim_{\Delta x \to 0} \Delta y = \lim_{\Delta x \to 0} \left(\frac{\Delta y}{\Delta x} \cdot \Delta x \right) = \lim_{\Delta x \to 0} \frac{\Delta y}{\Delta x} \cdot \lim_{\Delta x \to 0} \Delta x = f'(x_0) \cdot 0 = 0$

所以 $y = f(x)$ 在 x_0 点连续．

注　定理的逆命题不一定成立，即函数在某点连续，未必在该点可导．

例 2.3　试说明 $y = |x|$ 在 $x = 0$ 点连续而不可导．

解　令 $\Delta y = f(0 + \Delta x) - f(0) = |\Delta x|$ ，显然 $\Delta y \to 0$ （当 $\Delta x \to 0$ 时），所以函数在 $x = 0$ 点连
续．而

$$\frac{\Delta y}{\Delta x} = \frac{|\Delta x|}{\Delta x} = \begin{cases} 1 & \Delta x > 0 \\ -1 & \Delta x < 0 \end{cases}$$

则有 $\displaystyle \lim_{\Delta x \to 0^+} \frac{\Delta y}{\Delta x} = 1$ ，$\displaystyle \lim_{\Delta x \to 0^-} \frac{\Delta y}{\Delta x} = -1$ ，即 $\displaystyle \lim_{\Delta x \to 0} \frac{\Delta y}{\Delta x}$ 不存在．

所以函数在 $x = 0$ 点不可导．

一般的，函数在其折点处不可导．

二、函数的求导法则

法则 1　四则运算法则

设 $u(x)$、$v(x)$ 在 x 处可导，根据导数的定义有下面的运算法则：

（1）$(u \pm v)' = u' \pm v'$；

（2）$(uv)' = u'v + v'u$，特别地 $(Cu)' = Cu'$；

（3）$\left(\dfrac{u}{v}\right)' = \dfrac{u'v - uv'}{v^2}$.

法则 2　复合函数求导法则

设 $y = f(u)$ 和 $u = \phi(x)$ 可导，则复合函数 $y = f(\phi(x))$ 也可导，且 $y_x' = y_u' \cdot u_x'$.

证　因为 $y = f(u)$ 和 $u = \phi(x)$ 可导，所以 y_u' 及 u_x' 存在.

而 $y_x' = \lim\limits_{\Delta x \to 0} \dfrac{\Delta y}{\Delta x} = \lim\limits_{\Delta x \to 0}\left(\dfrac{\Delta y}{\Delta u} \dfrac{\Delta u}{\Delta x}\right) = \lim\limits_{\Delta u \to 0}\dfrac{\Delta y}{\Delta u} \cdot \lim\limits_{\Delta x \to 0}\dfrac{\Delta u}{\Delta x} = y_u' \cdot u_x'$.

推广　设 $y = f(u)$，$u = \phi(v)$，$v = \psi(x)$ 可导，则复合函数 $y = f(\phi(\psi(x)))$ 也可导，且 $y_x' = y_u' \cdot u_v' \cdot v_x'$，即

$$\frac{dy}{dx} = \frac{dy}{du} \cdot \frac{du}{dv} \cdot \frac{dv}{dx}$$

以上求导法则称为复合函数求导的链法则. 使用复合函数求导的链法则关键是搞清复合函数的结构，由外向内逐层求导.

例如，$(\sin x^2)' = (\sin u)_u' \cdot u_x' = \cos u \cdot (x^2)' = \cos x^2 \cdot 2x$.

例 2.4　求 $y = x^2 \sin 3x$ 的导数.

解　$y_x' = (x^2)' \cdot \sin 3x + x^2(\sin 3x)' = 2x \sin 3x + x^2 \cdot 3\cos 3x = 2x \sin 3x + 3x^2 \cos 3x$.

三、基本初等函数的求导公式

（1）$(C)' = 0$；　　　　　　　　　　（2）$(x^n)' = nx^{n-1}$　　（n 为实数）；

（3）$(a^x)' = a^x \ln a$，特别地 $(e^x)' = e^x$；

（4）$(\log_a x)' = \dfrac{1}{x \ln a}$，特别地 $(\ln x)' = \dfrac{1}{x}$；

（5）$(\sin x)' = \cos x$；　　　　　　　（6）$(\cos x)' = -\sin x$；

（7）$(\tan x)' = \sec^2 x$；　　　　　　（8）$(\cot x)' = -\csc^2 x$；

（9）$(\arcsin x)' = \dfrac{1}{\sqrt{1-x^2}}$；　　　（10）$(\arccos x)' = -\dfrac{1}{\sqrt{1-x^2}}$；

（11）$(\arctan x)' = \dfrac{1}{1+x^2}$；　　　（12）$(\text{arc}\cot x)' = -\dfrac{1}{1+x^2}$.

（13）$(\sec x)' = \sec x \cdot \tan x$　　　　（14）$(\csc x)' = -\csc x \cdot \cot x$

注　（1）公式是基本初等函数对 x 求导数.

（2）将公式中 x 换为一中间变量 u，对 u 求导数仍成立，但要注意一致性.

例如，$(\sin u)_u' = \cos u$，但 $(\sin u)_x' = (\sin u)_u' \cdot u_x' = \cos u \cdot u_x'$.

例 2.5　设 $f(x) = 3x^{-2} + 4\cos x - e^x + 6$，求 $f'(x)$ 及 $f'(\pi)$.

解　$f'(x) = -6x^{-3} - 4\sin x - e^x + 0 = -6x^{-3} - 4\sin x - e^x$

$f'(\pi) = -6\pi^{-3} - 4\sin \pi - e^\pi = -6\pi^{-3} - e^\pi$.

例 2.6　求函数 $y = \ln|x| (x \neq 0)$ 的导数.

解　因为　$\ln|x| = \begin{cases} \ln x & x > 0 \\ \ln(-x) & x < 0 \end{cases}$

所以，当 $x > 0$ 时，$y' = (\ln x)' = \dfrac{1}{x}$

当 $x < 0$ 时，$y' = [\ln(-x)]' = -\dfrac{1}{x}(-x)' = \dfrac{1}{x}$

故　$(\ln|x|)' = \dfrac{1}{x}\ (x \neq 0)$.

例 2.7　求函数 $y = \left[\cos(\dfrac{x}{2}) + \sin(\dfrac{x}{2}) \right]^2$ 的导数.

解　因为　$y = \cos^2(\dfrac{x}{2}) + 2\cos(\dfrac{x}{2})\sin(\dfrac{x}{2}) + \sin^2(\dfrac{x}{2}) = 1 + \sin x$

所以　$y' = (1 + \sin x)' = \cos x$.

例 2.8　求 $y = \arctan\ln(3x-1)$ 的导数.

解　令 $y = \arctan u$，$u = \ln v$，$v = 3x - 1$，则

$$y'_x = y'_u \cdot u'_v \cdot v'_x = \frac{1}{1+u^2} \cdot \frac{1}{v} \cdot 3 = \frac{1}{1+\ln^2(3x-1)} \cdot \frac{1}{3x-1} \cdot 3 = \frac{3}{(3x-1)[1+\ln^2(3x-1)]}.$$

复合函数求导熟练后，设中间变量的过程可以省略.

四、隐函数求导法.

1. 隐函数的导数

显函数：由 $y = f(x)$ 所确定的函数，即 y 完全由 x 的表达式表示. **隐函数**：有些函数 y 很难或不可能完全由 x 的表达式表示，而是由 $F(x, y) = 0$ 所确定的函数.

隐函数的求导，通常要把 y 看成是关于 x 的函数，然后对方程 $F(x, y) = 0$ 的两边求关于 x 的导数，从而得到一个含 y' 的方程，解该方程便可求得导数 y'.

例 2.9　设 $xy - e^x + e^y = 0$，求 y' 及 $y'|_{x=0}$.

解　对方程两边求关于 x 的导数

$$y + xy' - e^x + e^y y' = 0$$

解得

$$y' = \frac{e^x - y}{e^y + x}$$

将 $x = 0$ 代入原方程得 $y = 0$，所以　$y'|_{x=0} = \dfrac{e^0 - 0}{e^0 + 0} = 1$.

2. 反函数的求导法则

设函数 $y = f(x)$ 与 $x = g(y)$ 互为反函数，且分别在 x 和 y 点可导，且 $g'(y) \neq 0$，则

$$f'(x) = \frac{1}{g(y)}，\quad 即 \quad \frac{dy}{dx} = \frac{1}{\dfrac{dx}{dy}}$$

证一 因为可导必连续，即 $\Delta x \to 0$ ，必有 $\Delta y \to 0$

所以 $\quad \dfrac{\mathrm{d}y}{\mathrm{d}x} = \lim\limits_{\Delta x \to 0} \dfrac{\Delta y}{\Delta x} = \lim\limits_{\Delta x \to 0} \dfrac{1}{\dfrac{\Delta x}{\Delta y}} = \dfrac{1}{\lim\limits_{\Delta y \to 0} \dfrac{\Delta x}{\Delta y}} = \dfrac{1}{\dfrac{\mathrm{d}x}{\mathrm{d}y}}$

证二 我们对函数 $x = g(y)$ 两边求关于 x 的导数，则由隐函数以及复合函数的求导法则可以得到

$$1 = g'_y(y) \cdot y' \text{，即 } y' = \dfrac{1}{g'_y(y)}$$

注 反函数的导数就是直接函数导数的倒数.

例 2.10 求反三角函数 $y = \arcsin x$ 的导数.

解 由 $y = \arcsin x$ 得 $x = \sin y$ ，因为 $y \in (-\dfrac{\pi}{2}, \dfrac{\pi}{2})$ ，$\cos y > 0$

所以 $\quad (\arcsin x)'_x = \dfrac{1}{(\sin y)'_y} = \dfrac{1}{\cos y} = \dfrac{1}{\sqrt{1 - \sin^2 y}} = \dfrac{1}{\sqrt{1 - x^2}}$.

3. 对数求导法

适用题型

（1）底数和指数都为函数的幂指函数.

该类题目无法直接用函数的求导公式和法则求导.

例如， $y = x^{\sin x}$

（2）表达式是由一些基本初等函数的积、商、乘方、开方形式构成的较为复杂的函数.

该类题目直接用求导公式和法则求导往往较为复杂.

例如， $y = \sqrt[3]{\dfrac{(x+1)^2}{(x-1)(x+2)}}$

求导思路 先对函数两边取自然对数，再进行隐函数求导.

例 2.11 求函数 $y = x^{\sin x}$ 的导数.

解 对函数两边取自然对数

$$\ln y = \sin x \ln x$$

两边求关于 x 的导数 $\quad \dfrac{1}{y} y' = \cos x \ln x + \dfrac{\sin x}{x}$

所以 $\quad y' = y(\cos x \cdot \ln x + \dfrac{\sin x}{x}) = x^{\sin x}(\cos x \ln x + \dfrac{\sin x}{x})$.

五、高阶导数

若 $y = f(x)$ 的导数 $f'(x)$ 仍可导，则 $f'(x)$ 的导数称为 $y = f(x)$ 的**二阶导数**（second derivative），记为

$$y''_x, \quad f''(x) \text{ 或 } \dfrac{\mathrm{d}^2 y}{\mathrm{d}x^2}, \quad \dfrac{\mathrm{d}^2 f(x)}{\mathrm{d}x^2}.$$

一般地，若 $y = f(x)$ 的 $n-1$ 阶导数仍可导，则其导数称为 $y = f(x)$ 的 **n 阶导数**，记为：

$$y_x^n, \quad f^{(n)}(x) \text{ 或 } \frac{\mathrm{d}^n y}{\mathrm{d} x^n}, \quad \frac{\mathrm{d}^n f(x)}{\mathrm{d} x^n}.$$

例 2.12　求 $y = x^3$ 的四阶导数 $y^{(4)}$.

解　$y' = 3x^2$，$y'' = 6x$，$y''' = 6$，$y^{(4)} = 0$.

例 2.13　求 $y = \ln x$ 的 n 阶导数 $y^{(n)}$.

解　$y' = \dfrac{1}{x}$，$y'' = (-1)x^{-2}$，$y''' = (-1)(-2)x^{-3}$，…

$$y^{(n)} = (-1)(-2)\cdots[-(n-1)]x^{-n} = (-1)^{n-1}(n-1)!x^{-n}.$$

这种运算方法，称为递推算法.

第二节　微分及其应用

微分和导数是微分学中的两个重要概念，它们之间有着密切的联系. 我们知道，函数的导数就是函数改变量与自变量改变量之比的极限，即讨论的是变化量之比的极限情况. 但在实际中，经常要考虑，当自变量有一个微小变化时，函数改变量的变化情况，从而产生了微分的概念.

一、微分的概念

1. 具体实例

引例　一块正方形金属薄片受温度变化的影响，边长由 x 变到 $x + \Delta x$，问此薄片面积改变了多少？（如图 2–2）.

设面积为 S，则 $S = x^2$，当 x 取增量 Δx 时，面积的增量为

$$\Delta S = (x + \Delta x)^2 - x^2 = 2x\Delta x + (\Delta x)^2$$

则当 $\Delta x \to 0$ 时，$\Delta S = 2x\Delta x + o(\Delta x) = S'(x)\Delta x + o(\Delta x)$.

一般地，若函数 $y = f(x)$ 可导，则 $\lim\limits_{\Delta x \to 0} \dfrac{\Delta y}{\Delta x} = f'(x)$

则　　$\dfrac{\Delta y}{\Delta x} = f'(x) + \alpha$　　（其中 α 为无穷小量）

即　　$\Delta y = f'(x)\Delta x + \alpha\Delta x = f'(x)\Delta x + o(\Delta x)$

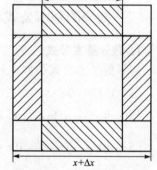

图 2–2　正方形面积变化图

显然 Δy 也分为两部分：第一部分 $f'(x)\Delta x$ 为 Δy 的主要部分（Δy 的线性主部），第二部分 $\alpha\Delta x$ 是 Δx 的高阶无穷小（Δx 的次要部分）.

2. 微分的定义

定义 2.2　设函数 $y = f(x)$ 可导，则 $f'(x) \cdot \Delta x$ 称为 $y = f(x)$ 在 x 点相应于 Δx 的**微分**（differential）也称函数在该点**可微**. 记为：$\mathrm{d}y$ 或 $\mathrm{d}f(x)$，则 $\mathrm{d}y = f'(x) \cdot \Delta x$.

由上面的分析及微分的定义可以得出：

（1）函数可微与可导是等价的；

（2）Δy 与 $\mathrm{d}y$ 相差一个 Δx 的高阶无穷小量；

（3）Δx 与 $\mathrm{d}x$ 的关系为：$\Delta x = \mathrm{d}x$.

证 设函数 $y = x$，由微分定义，则有

$$\mathrm{d}y = \mathrm{d}x = x'\Delta x = \Delta x，即 \quad \mathrm{d}x = \Delta x$$

所以微分又可记作：$\mathrm{d}y = f'(x) \cdot \mathrm{d}x$

则 $f'(x) = \dfrac{\mathrm{d}y}{\mathrm{d}x}$，所以导数又称为**微商**.

例 2.14 求函数 $y = 2\sin x + x^2 + 6$ 的微分.

解 因为 $y' = 2\cos x + 2x = 2(\cos x + x)$

所以 $\mathrm{d}y = 2(\cos x + x)\mathrm{d}x$.

例 2.15 求函数 $y = 2x^2 + 1$ 当 $x = 1$，$\Delta x = 0.01$ 的微分.

解 因为 $y' = 4x$

所以 $y'|_{x=1} = 4 \times 1 = 4$

故当 $x = 1$，$\Delta x = 0.01$ 时的微分

$$\mathrm{d}y = y'|_{x=1} \cdot \Delta x = 4 \times 0.01 = 0.04$$

3. 微分的几何意义

$$\tan\alpha \cdot \Delta x = f'(x_0) \cdot \Delta x = \mathrm{d}y$$

几何意义：函数 $y = f(x)$ 在 x_0 点相应于 Δx 的微分，就是曲线在点 $P(x_0, f(x_0))$ 的切线相应纵坐标的改变量.（如图 2–3）.

若 $|\Delta x|$ 很小，则函数的改变量 Δy 与相应的切线的纵坐标的改变量 $\mathrm{d}y$ 相差甚微，即 $\Delta y \approx \mathrm{d}y$.

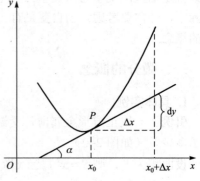

图 2–3　微分的几何意义

二、微分的基本公式和运算法则

1. 微分基本公式

与导数基本公式类似，只是将导数形式换成微分.

（1）$\mathrm{d}(C) = 0$；

（2）$\mathrm{d}(x^n) = nx^{n-1}\mathrm{d}x$ （n 为任意实数）；

（3）$\mathrm{d}(a^x) = a^x \ln a \, \mathrm{d}x$；

（4）$\mathrm{d}(\mathrm{e}^x) = \mathrm{e}^x \mathrm{d}x$；

（5）$\mathrm{d}(\log_a x) = \dfrac{1}{x \ln a}\mathrm{d}x$；

（6）$\mathrm{d}(\ln x) = \dfrac{1}{x}\mathrm{d}x$；

（7）$\mathrm{d}(\sin x) = \cos x \, \mathrm{d}x$；

（8）$\mathrm{d}(\cos x) = -\sin x \mathrm{d}x$；

（9）$\mathrm{d}(\tan x) = \dfrac{1}{\cos^2 x}\mathrm{d}x = \sec^2 x \mathrm{d}x$；

（10）$\mathrm{d}(\cot x) = -\dfrac{1}{\sin^2 x}\mathrm{d}x = -\csc^2 x \, \mathrm{d}x$；

（11）$\mathrm{d}(\sec x) = \sec x \tan x \mathrm{d}x$；

（12）$\mathrm{d}(\csc x) = -\csc x \cot x \, \mathrm{d}x$；

（13）$\mathrm{d}(\arcsin x) = \dfrac{1}{\sqrt{1 - x^2}}\mathrm{d}x$；

（14）$\mathrm{d}(\arccos x) = -\dfrac{1}{\sqrt{1 - x^2}}\mathrm{d}x$；

（15）$\mathrm{d}(\arctan x) = \dfrac{1}{1 + x^2}\mathrm{d}x$；

（16）$\mathrm{d}(\mathrm{arc}\cot x) = -\dfrac{1}{1 + x^2}\mathrm{d}x$.

例如，$(\sin x)' = \cos x$ 变为 $\mathrm{d}(\sin x) = \cos x \mathrm{d}x$

$(a^x)' = a^x \ln a$ 变为 $\mathrm{d}(a^x) = a^x \ln a \mathrm{d}x$

2. 微分基本法则

与导数基本法则类似，也是将导数相应换成微分.

（1）四则运算法则

设 $u(x)$，$v(x)$ 在 x 处可微，则

$$\mathrm{d}(u\pm v)=\mathrm{d}u\pm\mathrm{d}v\;;\quad \mathrm{d}(uv)=v\,\mathrm{d}u+u\,\mathrm{d}v\;;\quad \mathrm{d}(\frac{u}{v})=\frac{v\,\mathrm{d}u-u\,\mathrm{d}v}{v^2}.$$

（2）复合函数的微分法则

设 $y=f(u)$ 和 $u=\varphi(x)$ 可微，则复合函数 $y=f(\varphi(x))$ 也可微，且

$$\mathrm{d}y=f'(u)\mathrm{d}u$$

证 因为 $y=f(u)$ 和 $u=\varphi(x)$ 可微

所以 $$\mathrm{d}y=y'_x\mathrm{d}x=y'_u u'_x\mathrm{d}x=f'(u)\varphi'(x)\mathrm{d}x$$

而 $\mathrm{d}u=\varphi'(x)\mathrm{d}x$，故 $\mathrm{d}y=f'(u)\mathrm{d}u$.

显然，这个式子与微分表达式 $\mathrm{d}y=f'(x)\mathrm{d}x$ 形式相同，只是自变量换成了一个中间变量，也就是说，不管 u 是一个什么样的变量，这种形式是不变的. 所以这个式子也叫**一阶微分形式不变性**.

例 2.16 求函数 $y=\mathrm{e}^{-4x}\cot(5x+2)$ 的微分.

解 $\mathrm{d}y=\cot(5x+2)\mathrm{d}\mathrm{e}^{-4x}+\mathrm{e}^{-4x}\mathrm{d}\cot(5x+2)$

$\quad=\cot(5x+2)\mathrm{e}^{-4x}\mathrm{d}(-4x)+\mathrm{e}^{-4x}[-\csc^2(5x+2)]\mathrm{d}(5x+2)$

$\quad=-\mathrm{e}^{-4x}[4\cot(5x+2)+5\csc^2(5x+2)]\mathrm{d}x$

例 2.17 求函数 $y=\cos x\log_3 x$ 的微分.

解 $\mathrm{d}y=\log_3 x\mathrm{d}(\cos x)+\cos x\mathrm{d}(\log_3 x)=-\sin x\log_3 x\mathrm{d}x+\dfrac{1}{x\ln 3}\cos x\mathrm{d}x$

$\quad=(-\sin x\log_3 x+\dfrac{1}{x\ln 3}\cos x)\mathrm{d}x$

例 2.18 求函数 $y=\dfrac{a^x}{x^2-\ln x}$ 的微分.

解 $\mathrm{d}y=\dfrac{(x^2-\ln x)\mathrm{d}(a^x)-a^x\mathrm{d}(x^2-\ln x)}{(x^2-\ln x)^2}=\dfrac{(x^2-\ln x)a^x\ln a\mathrm{d}x-a^x(2x-\frac{1}{x})\mathrm{d}x}{(x^2-\ln x)^2}$

$\quad=\dfrac{a^x(x^2\ln a-2x-\ln a\ln x+\frac{1}{x})}{(x^2-\ln x)^2}\mathrm{d}x$

例 2.19 求函数 $y=\sin(3x^3+4)$ 的微分.

解 这是一个复合函数求微分问题，把 $3x^3+4$ 看做一中间变量 u，则

$$\mathrm{d}y=\mathrm{d}(\sin u)=\cos u\mathrm{d}u=\cos(3x^3+4)\mathrm{d}(3x^3+4)=9x^2\cos(3x^3+4)\mathrm{d}x$$

做题熟练后，设中间变量的过程可以省略.

三、微分在近似计算中的应用

由前面实例的讨论可以看出，函数 $y=f(x)$ 在 x_0 点的微分是函数改变量 Δy 的线性主部，且当 $|\Delta x|$ 很小时，dy 可以近似代替 Δy，即 $\Delta y \approx dy$，故有

$$f(x_0+\Delta x)-f(x_0) \approx f'(x_0)\Delta x$$

即

$$f(x) \approx f(x_0)+f'(x_0)(x-x_0)$$

这个式子称为微分的近似计算公式.

例 2.20 利用微分求 $\sin 30°30'$ 的近似值.

解 设 $y=\sin x$，则 $(\sin x)'=\cos x$. 取 $x=30°30'$，$x_0=30°$，$\Delta x=30'=\dfrac{\pi}{360}$，则

$$\sin 30°30' = \sin(30°+30') \approx \sin 30° + \cos 30°(\frac{\pi}{360}) \approx 0.5076$$

下面介绍几个常用的近似计算公式：当 $|x|$（相当于 Δx）很小时

（1）$\sin x \approx x$；　　（2）$\tan x \approx x$；　　（3）$e^x \approx 1+x$；

（4）$\ln(1+x) \approx x$；　　（5）$\sqrt[n]{1+x} \approx 1+\dfrac{1}{n}x$.

这里仅证明 $e^x \approx 1+x$，其他的可以类似证明.

证 取 $f(u)=e^u$，则 $f'(u)=e^u$（u 为自变量）.

取 $u_0=0$，$\Delta u=x$，则 $u=x$.

由微分近似计算公式，得

$$e^u=e^x \approx e^0+e^0 x=1+x$$

例 2.21 求 $(1.02)^{\frac{1}{3}}$ 的近似值.

解 $(1.02)^{\frac{1}{3}}=(1+0.02)^{\frac{1}{3}} \approx 1+\dfrac{1}{3}\times 0.02 \approx 1.006\,7$

习 题 二

1. 用导数的定义求下列函数的导数

（1）$f(x)=\ln x$；　　（2）$f(x)=\dfrac{1}{x}$，求 $f'(1)$.

2. 已知某物体做变速直线运动，其运动距离与时间的关系为 $s=t^2$，求该物体在 $t=4\min$ 时的速度（距离单位为 m）.

3. 求曲线 $y=x^2$ 在点 $(-1,1)$ 处的切线和法线方程.

4. 求曲线 $y=\sin x$ 在 $x=\dfrac{\pi}{4}$ 处的切线和法线方程.

5. 当 x 取何值时，曲线 $y=x^2$ 的切线与曲线 $y=x^3$ 的切线是相互平行和相互垂直的？

6. 讨论函数 $f(x)=x\arctan x$ 在点 $x=0$ 处的连续性和可导性.

7. 求下列函数的导数

（1）$y=3x^2+2\sin x+4$；

（2）$y=x^2\cdot\ln x+\dfrac{\sin x}{x^2}$；

（3）$y=\mathrm{e}^x\cdot\cos x$；

（4）$y=\tan x\cdot\log_2 x$；

（5）$y=\dfrac{1+x^{\frac12}}{a^x}$；

（6）$y=3\arcsin x+(1+x^2)\cdot\arctan x$；

（7）$y=(2x^3+5)^4$；

（8）$y=\sqrt{x+\ln^2 x}$；

（9）$y=\mathrm{e}^{2x}\cdot\sec 2x$；

（10）$y=\log_4(x^2+x+1)$；

（11）$y=2^{\frac{\sin x}{\ln x}}$；

（12）$y=\lg(\mathrm{e}^x-1)$；

（13）$y=\mathrm{e}^{\arctan\sqrt{x}}$；

（14）$y=\sin^n x\cdot\cos nx$；

（15）$y=\ln[\ln^2(\ln^2 x)]$；

（16）$y=\ln\dfrac{\sqrt{x^2+1}}{\sqrt[3]{2+x}}$.

8. 求下列函数在给定点的导数

（1）$f(x)=\dfrac{\sin x}{x^2}$，求 $f'(\dfrac{\pi}{3})$；

（2）$f(t)=t\sqrt{1-t^2}$，求 $f'(0)$；

（3）$f(x)=x\ln(x+1)$，求 $f'(1)$；

（4）$f(x)=(x^2-3)^{\frac52}$，求 $f'(-2)$.

9. 求下列隐函数的导数

（1）$\arctan\dfrac{y}{x}=\ln\sqrt{x^2+y^2}$；

（2）$\cos^2(x^2+y)=x$；

（3）$\sqrt{x}+\sqrt{y}=1$；

（4）$y+\ln(xy)=2$；

（5）$\mathrm{e}^{xy}+x^2-y^2=0$，求 $\dfrac{\mathrm dy}{\mathrm dx}\Big|_{x=0}$；

（6）$x-\ln(x^2+2y)=0$，求 $\dfrac{\mathrm dy}{\mathrm dx}\Big|_{x=0}$.

10. 利用对数求导法求下列函数的导数

（1）$y=2x^{\sqrt{x}}$；

（2）$y=x(\sin x)^{x^2}$；

（3）$y=\sqrt{\dfrac{x-1}{x(x+2)}}$；

（4）$y=(\dfrac{1+x}{x})^{x+1}$.

11. 求下列函数的二阶导数

（1）$y=2x^2+\ln x$；

（2）$y=\arcsin x$；

（3）$y=1+x\mathrm{e}^x$；

（4）$y=\tan\dfrac{x}{2}$，求 $y''\Big|_{\frac23\pi}$.

12. 求下列函数的微分

（1）$y=\dfrac13\tan^3 x-\tan x$；

（2）$y=\mathrm{e}^{-x}\cos(3-x)$；

（3）$y=\mathrm{e}^x\sin^2 x$；

（4）$y=\arctan(\mathrm{e}^x)$.

13. 求下列各式的近似值

（1）$\sqrt[3]{1.02}$；

（2）$\sin 29°$；

（3）$\mathrm{e}^{1.01}$；

（4）$\ln 1.003$.

14. 设水管壁的正截面为一圆环，其内径为 R，壁厚为 h（h 很小），利用微分计算圆环面积近似值.

第三章

微分中值定理及导数应用

上一章介绍了导数与微分的概念和计算方法. 本章将介绍导数的几个重要定理, 并应用这些定理来研究函数的特征和曲线的某些性态. 通过本章内容的学习将会看到, 导数在解决许多复杂的数学问题中起着重要作用.

第一节 中值定理

一、费马引理

定理 3.1 设函数 $f(x)$ 在 x_0 的某邻域内有定义, 且在 x_0 处可导. 若点 x_0 为 $f(x)$ 的极值点, 则必有

$$f'(x_0) = 0$$

证 不妨设 x_0 为 $f(x)$ 的极大值点(对于极小值点情形也可类似证明)

按上述定义, 存在 x_0 的某邻域 $U(x_0)$, 使得对一切 $x \in U(x_0)$ 有

$$f(x) \leqslant f(x_0)$$

因此, 当 $x < x_0$ 时有

$$\frac{f(x) - f(x_0)}{x - x_0} \geqslant 0$$

而当 $x > x_0$ 时, 则有

$$\frac{f(x) - f(x_0)}{x - x_0} \leqslant 0$$

由 $f(x)$ 在 x_0 可导及极限的不等式性质, 得到

$$f'(x_0) = \lim_{x \to x_0^-} \frac{f(x) - f(x_0)}{x - x_0} \geqslant 0$$

$$f'(x_0) = \lim_{x \to x_0^+} \frac{f(x) - f(x_0)}{x - x_0} \leqslant 0$$

于是, $f'(x_0) = 0$.

二、罗尔(M. Rolle)定理

定理 3.2 若函数 $f(x)$ 满足如下条件:

① $f(x)$ 在闭区间 $[a, b]$ 上连续;

② $f(x)$ 在开区间 (a, b) 内可导；

③ $f(a) = f(b)$.

则在 (a, b) 内至少存在一点 ξ，使得
$$f'(\xi) = 0.$$

罗尔定理的**几何意义**：若连续的曲线弧 AB 每一点都有不垂直于 x 轴的切线，且两端点处函数值相等，则此弧 AB 上至少存在一条水平切线，如图 3-1 所示.

注1 定理的三个条件缺少或变动任何一个，结论将不一定成立.

注2 罗尔定理只表明了 ξ 的存在，并没有说明 ξ 在 (a, b) 内的具体位置.

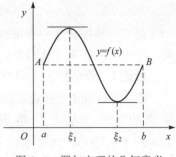

图 3-1 罗尔定理的几何意义

三、拉格朗日（J. Lagrange）中值定理

定理 3.3 若函数 $f(x)$ 满足如下条件：

① $f(x)$ 在闭区间 $[a, b]$ 上连续；

② $f(x)$ 在开区间 (a, b) 内可导.

则在 (a, b) 内至少存在一点 ξ，使得
$$f'(\xi) = \frac{f(b) - f(a)}{b - a}, \quad \xi \in (a, b).$$

显然，该定理比罗尔定理少了最后一个条件，在证明该定理时，可以先根据要证明的结论构造出辅助函数，使其满足罗尔定理的条件，然后利用罗尔定理推证本定理.

证 要证明 $f'(\xi) = \dfrac{f(b) - f(a)}{b - a}$，$\xi \in (a, b)$

可以得到与之等价的式子 $\dfrac{\mathrm{d}}{\mathrm{d}x}\left[f(x) - \dfrac{f(b) - f(a)}{b - a} x \right]_{x=\xi} = 0$

这与前面介绍的罗尔定理的结论相似，所以我们考虑函数

$$F(x) = f(x) - \frac{f(b) - f(a)}{b - a} x \quad \text{是否满足罗尔定理的三个条件}$$

显然 $F(x)$ 在闭区间 $[a, b]$ 上连续在开区间 (a, b) 内可导，并且

$$F(a) = F(b) = \frac{f(a)b - f(b)a}{b - a}$$

由罗尔定理得，至少存在一点 $\xi \in (a, b)$，使 $F'(\xi) = 0$

即
$$f'(\xi) = \frac{f(b) - f(a)}{b - a}, \quad \xi \in (a, b).$$

拉格朗日中值定理的**几何意义**：若连续的曲线弧 AB 每一点都有不垂直于 x 轴的切线，则至少有一条切线平行于弦 AB. 如图 3-2 所示.

拉格朗日中值定理是微分学中非常重要的定理，又称为**微分中值定理**. 拉格朗日中值定理有以下的**等价形式**：

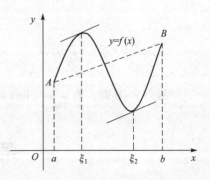

图 3-2 微分中值定理的几何意义

$$f(b) - f(a) = (b-a)f'(\xi), \quad \xi \in (a, b)$$

$$f(b) - f(a) = (b-a)f'[a + \theta(b-a)], \quad 0 < \theta < 1$$

$$f(x + \Delta x) = f(x) + \Delta x f'(x + \theta \Delta x), \quad 0 < \theta < 1.$$

最后一种形式是一个函数增量的精确表达式，又称为**有限增量公式**. 它揭示了函数改变量与导数间的联系，从而为我们利用导数研究函数指明了途径.

推论 1 若函数 $f(x)$ 在区间 I 上可导，且 $f'(x) \equiv 0$，则 $f(x)$ 为 I 上的一个常数.

证 在区间 I 上任取不同的两个点 x_1，x_2（不妨设 $x_1 < x_2$），显然函数 $f(x)$ 在以 x_1，x_2 为端点的区间上满足拉格朗日中值定理的条件，所以必存在一点 $\xi \in (x_1, x_2)$，使 $f(x_2) - f(x_1) = (x_2 - x_1)f'(\xi)$，因为闭区间 I 上 $f'(x) \equiv 0$，所以 $f(x_2) - f(x_1) = 0$. 即 $f(x)$ 在 I 上恒为同一数值，亦即 $f(x)$ 是 I 上的常数.

推论 2 若函数 $f(x)$ 和 $g(x)$ 均在区间 I 上可导，且 $f'(x) \equiv g'(x)$，则在 I 上有

$$f(x) = g(x) + C \quad (C \text{ 为常数})$$

证明由推论 1 易得，从略.

例 3.1 证明 $\arcsin x + \arccos x = \dfrac{\pi}{2}$，$x \in [-1, 1]$.

证 设 $f(x) = \arcsin x + \arccos x$

因为 $f'(x) = (\arcsin x + \arccos x)' = 0$，由推论 1 得

$$f(x) = \arcsin x + \arccos x = C, \quad x \in [-1, 1]$$

取 $x = 0$ 时，上式仍然成立，即 $0 + \dfrac{\pi}{2} = C$，故 $\arcsin x + \arccos x = \dfrac{\pi}{2}$，$x \in [-1, 1]$.

例 3.2 证明当 $x > 0$ 时，$\dfrac{x}{1+x} < \ln(1+x) < x$.

证 令 $f(t) = \ln(1+t)$

显然，$f(t)$ 在 $[0, x]$ 上满足拉格朗日中值定理条件，则

$$f(x) - f(0) = f'(\xi)(x - 0), \quad 0 < \xi < x$$

因为 $f(0) = 0$，$f'(\xi) = \dfrac{1}{1+\xi}$. 将其代入上式得

$$f(x) = \ln(1+x) = \frac{x}{1+\xi}$$

又因为 $0 < \xi < x$，所以 $\dfrac{x}{1+x} < \dfrac{x}{1+\xi} < x$

故当 $x > 0$ 时，有 $\dfrac{x}{1+x} < \ln(1+x) < x$.

第二节　洛比达法则

当 $x \to x_0$（或 $x \to \infty$）时，两个函数 $f(x)$ 和 $g(x)$ 都趋向于零或趋向于无穷大，那么极限

$\lim\limits_{\substack{x \to x_0 \\ (x \to \infty)}} \dfrac{f(x)}{g(x)}$ 可能存在，也可能不存在．通常把这种极限形式叫做未定式，并分别简记为 $\dfrac{0}{0}$ 型

和 $\dfrac{\infty}{\infty}$ 型．例如我们讨论过的极限 $\lim\limits_{x \to 0} \dfrac{\sin x}{x}$ 是 $\dfrac{0}{0}$ 型未定式，$\lim\limits_{x \to \infty} \dfrac{x^3 - 2x - 1}{2x^3 + 3x^2 + 1}$ 是 $\dfrac{\infty}{\infty}$ 型未定式．如

何求解未定式的极限呢？法国数学家洛比达（L'Hospital）在 1696 年出版的《无穷小分析》一书中对此进行了详尽的论述，这就是后人以他的名字命名的**洛比达法则**．

一、$\dfrac{0}{0}$ 型未定式的极限

定理 3.4　若函数 $f(x)$ 和 $g(x)$ 满足：

① $\lim\limits_{x \to x_0} f(x) = \lim\limits_{x \to x_0} g(x) = 0$；

② $f(x)$ 和 $g(x)$ 在 x_0 的去心邻域内可导，且 $g'(x) \neq 0$；

③ $\lim\limits_{x \to x_0} \dfrac{f'(x)}{g'(x)}$ 存在（或为无穷大）．

则

$$\lim_{x \to x_0} \frac{f(x)}{g(x)} = \lim_{x \to x_0} \frac{f'(x)}{g'(x)}$$

如果 $\dfrac{f'(x)}{g'(x)}$ 当 $x \to x_0$ 时仍属于 $\dfrac{0}{0}$ 型，且 $f'(x)$ 和 $g'(x)$ 满足定理条件，那么可以继续使用洛比达法则，即

$$\lim_{x \to x_0} \frac{f(x)}{g(x)} = \lim_{x \to x_0} \frac{f'(x)}{g'(x)} = \lim_{x \to x_0} \frac{f''(x)}{g''(x)}$$

且可以以此类推．

若将定理中 $x \to x_0$ 换成 $x \to x_0^+$，$x \to x_0^-$，$x \to \infty$，$x \to +\infty$，$x \to -\infty$，只要相应的修正条件②，亦可得到同样的结论．

例 3.3　求极限 $\lim\limits_{x \to 0} \dfrac{a^x - b^x}{\ln(1 + x)}$．

解　显然该极限为 $\dfrac{0}{0}$ 型的未定式．

$$原式 = \lim_{x \to 0} \frac{(a^x - b^x)'}{[\ln(1 + x)]'} = \lim_{x \to 0} \frac{a^x \ln a - b^x \ln b}{\dfrac{1}{1 + x}} = \ln a - \ln b = \ln \frac{a}{b}.$$

例 3.4　求极限 $\lim\limits_{x \to 1} \dfrac{x^3 - 3x + 2}{x^3 - x^2 - x + 1}$．

解　显然该极限为 $\dfrac{0}{0}$ 型的未定式．

$$原式 = \lim_{x \to 1} \frac{3x^2 - 3}{3x^2 - 2x - 1} = \lim_{x \to 1} \frac{6x}{6x - 2} = \frac{3}{2}.$$

例 3.5　求极限 $\lim\limits_{x \to \infty} \dfrac{\dfrac{\pi}{2} - \arctan x}{\dfrac{1}{x}}$.

解　显然该极限为 $\dfrac{0}{0}$ 型的未定式.

$$\text{原式} = \lim_{x \to \infty} \frac{\left(\dfrac{\pi}{2} - \arctan x\right)'}{\left(\dfrac{1}{x}\right)'} = \lim_{x \to \infty} \frac{-\dfrac{1}{1+x^2}}{-\dfrac{1}{x^2}} = \lim_{x \to \infty} \frac{x^2}{1+x^2} = \lim_{x \to \infty} \frac{2x}{2x} = 1.$$

二、$\dfrac{\infty}{\infty}$ 型未定式的极限

定理 3.5　若函数 $f(x)$ 和 $g(x)$ 满足:

① $\lim\limits_{x \to x_0} f(x) = \infty$, $\lim\limits_{x \to x_0} g(x) = \infty$;

② $f(x)$ 和 $g(x)$ 在 x_0 的去心邻域内可导, 且 $g'(x) \neq 0$;

③ $\lim\limits_{x \to x_0} \dfrac{f'(x)}{g'(x)}$ 存在 (或为无穷大).

则

$$\lim_{x \to x_0} \frac{f(x)}{g(x)} = \lim_{x \to x_0} \frac{f'(x)}{g'(x)}$$

需要说明, 该法则对其他极限过程同样适用. 并且在满足定理条件时, 可多次使用洛比达法则.

例 3.6　求极限 $\lim\limits_{x \to 0^+} \dfrac{\ln \cot x}{\csc x}$.

解　显然该极限为 $\dfrac{\infty}{\infty}$ 型的未定式.

$$\text{原式} = \lim_{x \to 0^+} \frac{(\ln \cot x)'}{(\csc x)'} = \lim_{x \to 0^+} \frac{\dfrac{1}{\cot x} \cdot (-\csc^2 x)}{-\csc x \cdot \cot x} = \lim_{x \to 0^+} \frac{\csc x}{\cot^2 x} = \lim_{x \to 0^+} \frac{\sin x}{\cos^2 x} = 0.$$

三、其他未定式的极限

除上述讨论的两种基本类型外, 还有 $0 \cdot \infty$, $\infty - \infty$, 0^0, ∞^0, 1^∞ 型的未定式, 可以通过转化变为 $\dfrac{0}{0}$ 型或 $\dfrac{\infty}{\infty}$ 型来解决.

例 3.7　求极限 $\lim\limits_{x \to 0^+} x \ln x$.

解　这是 $0 \cdot \infty$ 型的未定式.

由于 $x \ln x = \dfrac{\ln x}{1 \big/ x}$, 所以它能转化为 $\dfrac{\infty}{\infty}$ 型, 应用洛比达法则, 得

$$原式 = \lim_{x \to 0^+} \frac{\ln x}{\dfrac{1}{x}} = \lim_{x \to 0^+} \frac{\dfrac{1}{x}}{-\dfrac{1}{x^2}} = \lim_{x \to 0^+}(-x) = 0 .$$

例 3.8　求极限 $\lim\limits_{x \to \frac{\pi}{2}}(\sec x - \tan x)$.

解　这是 $\infty - \infty$ 型的未定式.

由于 $\sec x - \tan x = \dfrac{1 - \sin x}{\cos x}$ ，所以它能转化为 $\dfrac{0}{0}$ 型，应用洛比达法则，得

$$原式 = \lim_{x \to \frac{\pi}{2}} \frac{1 - \sin x}{\cos x} = \lim_{x \to \frac{\pi}{2}} \frac{-\cos x}{-\sin x} = 0 .$$

例 3.9　求极限 $\lim\limits_{x \to 0^+} x^x$.

解　这是 0^0 型的未定式.

利用例 3.7 的结论，原式 $= \lim\limits_{x \to 0^+} \exp(x \ln x) = \exp(\lim\limits_{x \to 0^+} x \ln x) = e^0 = 1 .$

例 3.10　求极限 $\lim\limits_{x \to 0^+}(1 + \dfrac{1}{x})^x$.

解　这是 ∞^0 型的未定式.

因为　$\lim\limits_{x \to 0^+} x \ln(1 + \dfrac{1}{x}) = \lim\limits_{x \to 0^+} \dfrac{\ln(1 + \dfrac{1}{x})}{\dfrac{1}{x}} = \lim\limits_{x \to 0^+} \dfrac{\dfrac{1}{1 + \dfrac{1}{x}}(-\dfrac{1}{x^2})}{(-\dfrac{1}{x^2})} = \lim\limits_{x \to 0^+} \dfrac{1}{1 + \dfrac{1}{x}} = \lim\limits_{x \to 0^+} \dfrac{x}{1 + x} = 0$

所以，原式 $= \lim\limits_{x \to 0^+} \exp\left[x \ln(1 + \dfrac{1}{x}) \right] = \exp\left[\lim\limits_{x \to 0^+} x \ln(1 + \dfrac{1}{x}) \right] = e^0 = 1 .$

例 3.11　求极限 $\lim\limits_{x \to 0}(\cos x)^{\frac{1}{x^2}}$.

解　这是 1^∞ 型的未定式.

因为　$\lim\limits_{x \to 0} \dfrac{\ln \cos x}{x^2} = \lim\limits_{x \to 0} \dfrac{-\tan x}{2x} = -\dfrac{1}{2}$

所以，原式 $= \lim\limits_{x \to 0} \exp(\dfrac{\ln \cos x}{x^2}) = \exp(\lim\limits_{x \to 0^+} \dfrac{\ln \cos x}{x^2}) = e^{-\frac{1}{2}} .$

例 3.12　求极限 $\lim\limits_{x \to \infty} \dfrac{x + \sin x}{x}$.

解　这是 $\dfrac{\infty}{\infty}$ 型的未定式. 但极限 $\lim\limits_{x \to \infty} \dfrac{(x + \sin x)'}{x'} = \lim\limits_{x \to \infty}(1 + \cos x)$ ，不满足定理 $\lim\limits_{x \to \infty} \dfrac{f'(x)}{g'(x)}$ 存在或为无穷大的条件，故洛比达法则失效.

可如下求解：

$$原式 = \lim_{x \to \infty}(1 + \frac{\sin x}{x}) = 1 + \lim_{x \to \infty} \frac{\sin x}{x} = 1 .$$

第三节　函数的单调性与极值

一、函数的单调性

单调性作为函数的重要性态，第一章中已经给出了定义及其基本性质，然而有的时候使用定义法判断函数的单调性并不是那么容易．本节将介绍利用函数的导数研究单调性的方法．

观察函数图像，若函数 $y=f(x)$ 在区间 $[a,b]$ 上单调增加，如图 3-3 所示（或单调减少，如图 3-4），那么它的图形为上升（或下降）曲线，这时，曲线上各点处的切线斜率是非负（或非正）的，即 $f'(x) \geqslant 0$（或 $f'(x) \leqslant 0$）．由此可见，函数的单调性与导数的符号之间有紧密的联系．

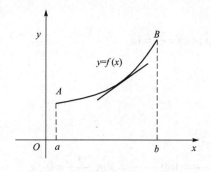

图 3-3　增函数图形

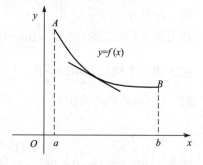

图 3-4　减函数图形

下面给出利用导数符号判断函数单调性的方法．

定理 3.6　设函数 $y=f(x)$ 在 $[a,b]$ 上连续，在 (a,b) 内可导．

① 若在 (a,b) 内恒有 $f'(x) \geqslant 0$，那么函数 $y=f(x)$ 在 $[a,b]$ 上单调增加；

② 若在 (a,b) 内恒有 $f'(x) \leqslant 0$，那么函数 $y=f(x)$ 在 $[a,b]$ 上单调减少．

证　在 $[a,b]$ 上任取两点 x_1、x_2（$x_1 < x_2$），$f(x)$ 在 $[x_1,x_2]$ 上满足拉格朗日中值定理的条件，于是

$$f(x_2) - f(x_1) = (x_2 - x_1)f'(\xi), \quad \xi \in (x_1, x_2)$$

若在 (a,b) 内 $f'(x) \geqslant 0$，那么 $f'(\xi) \geqslant 0$，又因为 $x_2 - x_1 > 0$，于是

$$f(x_2) - f(x_1) = (x_2 - x_1)f'(\xi) \geqslant 0$$

即　$f(x_2) \geqslant f(x_1)$，故 $f(x)$ 在 $[a,b]$ 上单调增加．

同理可证②．

注 1　若将定理中的闭区间换成其他各种区间（包括无穷区间），定理仍成立．

注 2　本定理中的区间未必是函数的整个定义域，也就是说，讨论单调性时，可能要将定义域进行分段．

注 3　定理中允许个别点存在 $f'(x) = 0$．

如 $f(x) = x^3$，在 $x = 0$ 处，有 $f'(x) = 0$，但在 $(-\infty, +\infty)$ 内的其他点 $f'(x) > 0$，所以 $f(x) = x^3$ 在 $(-\infty, +\infty)$ 内是单调增加的．

根据这个定理，可以得到判断函数单调性的一般步骤：

① 确定函数的定义域;

② 求出使 $f'(x)=0$ 和 $f'(x)$ 不存在的点,并以这些点为分界点将定义域分成若干小区间;

③ 确定 $f'(x)$ 在各小区间的符号,标明单调性.

为直观起见,也可按上述步骤列表进行.

例 3.13 讨论 $f(x)=(x-1)x^{\frac{2}{3}}$ 的单调性.

解 显然该函数的定义域为 $(-\infty,+\infty)$

$$f'(x)=x^{\frac{2}{3}}+(x-1)\frac{2}{3}x^{-\frac{1}{3}}=\frac{5x-2}{3\sqrt[3]{x}}$$

得当 $x=0$ 时,$f'(x)$ 不存在;当 $x=\frac{2}{5}$ 时,$f'(x)=0$.

将定义域 $(-\infty,+\infty)$ 分段列表,并确定单调性,见表 3-1.

表 3-1 函数定义域内的单调性的判别

x	$(-\infty, 0)$	0	$(0, \frac{2}{5})$	$\frac{2}{5}$	$(\frac{2}{5}, +\infty)$
$f'(x)$	$+$	不存在	$-$	0	$+$
$f(x)$	↗		↘		↗

例 3.14 证明不等式:当 $x>1$ 时,$2\sqrt{x}>3-\frac{1}{x}$.

证 令 $f(x)=2\sqrt{x}+\frac{1}{x}-3$,因为

$$f'(x)=\frac{1}{\sqrt{x}}-\frac{1}{x^2}=\frac{x^{\frac{3}{2}}-1}{x^2}$$

显然,当 $x>1$ 时,$f'(x)>0$,即 $f(x)$ 单调增加.

又由于 $f(1)=0$,所以当 $x>1$ 时,$f(x)=2\sqrt{x}+\frac{1}{x}-3>0$,即 $2\sqrt{x}>3-\frac{1}{x}$.

二、函数的极值

曲线在升或降的转折点形成"峰"或"谷",从而函数在相应点处的值满足局部的极大或极小,这些值相应的称为极大值或极小值,统称为极值.

定义 3.1 设函数 $f(x)$ 在 x_0 的某邻域内有定义,若对于该邻域内的任意点 $x(x\neq x_0)$,恒有 $f(x)<f(x_0)$(或 $f(x)>f(x_0)$),那么 $f(x_0)$ 称为函数 $f(x)$ 的一个**极大值**(local maximum)(**或极小值**(local minimum)).点 x_0 称为函数 $f(x)$ 的一个**极大值点**(或**极小值点**).

函数的极值是局部概念,仅就某点的邻域来考察,并不一定是整个定义域的最大或最小.它只是对 x_0 的某一个邻域来说比其他的函数值大(或者小).而与其他区域无关,所以一个函数在定义域内可能有多个极大值或极小值,而且极小值有可能大于极大值,当然也可能无极值.如图 3-5(a)、(b)所示.

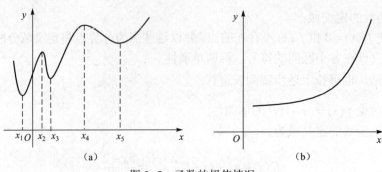

图 3–5　函数的极值情况

进一步观察还发现，在函数的极值点处，曲线有水平切线，即在极值点 x_0 处，$f'(x_0)=0$. 此结论与费马引理不谋而合.

定理 3.7（极值的必要条件）　若函数 $f(x)$ 在 x_0 点可导，且在该点取得极值，那么 $f'(x_0)=0$.

证　不妨设 $f(x_0)$ 为函数的极大值，取 x_0 邻域内一点 $x=x_0+\Delta x$，由极大值定义，必有 $f(x)<f(x_0)$，则

当 $\Delta x<0$（ x 在 x_0 左邻域）时，有

$$\frac{f(x_0+\Delta x)-f(x_0)}{\Delta x}>0$$

当 $\Delta x>0$（ x 在 x_0 右邻域）时，有

$$\frac{f(x_0+\Delta x)-f(x_0)}{\Delta x}<0$$

因为函数 $y=f(x)$ 在 x_0 点可导，由函数极限性质，必有

$$\lim_{x\to x_0^-}\frac{f(x_0+\Delta x)-f(x_0)}{\Delta x}\geqslant 0 \text{ 及 } \lim_{x\to x_0^+}\frac{f(x_0+\Delta x)-f(x_0)}{\Delta x}\leqslant 0$$

且上述两极限应相等.

所以　　　　　$f'(x)=\lim_{x\to x_0}\frac{f(x_0+\Delta x)-f(x_0)}{\Delta x}=0$.

同理，可证明 $f(x_0)$ 为函数的极小值的情况.

通常把 $f'(x)=0$ 的点称为 $y=f(x)$ 的**驻点**（stationary point）.

由这个定理可知，可导函数 $f(x)$ 的极值点必定是它的驻点，但是函数的驻点却不一定是极值点. 例如，$f(x)=x^3$ 的导数 $f'(x)=3x^2$，$f'(0)=0$，因此 $x=0$ 是函数的驻点，但是我们可以很容易看出它并不是函数的极值点. 另外需要指出的是，函数在导数不存在的点也可能取得极值. 例如，$f(x)=|x|$ 在 $x=0$ 点不可导，但在该点取得极小值.

总之，求解函数的极值首先要找到函数的驻点和导数不存在的点，再对这些点进行判断，到底这些点是不是极值点，如果是的话，到底是极大值还是极小值？下面的定理给出了这个问题的解答.

定理 3.8（极值的第一充分条件）　若函数 $f(x)$ 在 x_0 的某邻域内可导，且 $f'(x_0)=0$ 或不存在，则有：

① 如果当 $x < x_0$ 时 $f'(x) > 0$，当 $x > x_0$ 时 $f'(x) < 0$，则 $f(x)$ 在 x_0 点取极大值；

② 如果当 $x < x_0$ 时 $f'(x) < 0$，当 $x > x_0$ 时 $f'(x) > 0$，则 $f(x)$ 在 x_0 点取极小值；

③ 如果在 x_0 两侧 $f'(x)$ 的符号不改变，则 $f(x)$ 在 x_0 点没有极值.

证 当 $x < x_0$ 时 $f'(x) > 0$，$f(x)$ 单调增加，从而 $f(x) < f(x_0)$；当 $x > x_0$ 时 $f'(x) < 0$，$f(x)$ 单调减少，从而 $f(x) < f(x_0)$. 于是对 x_0 邻域内的任一点 $x(x \neq x_0)$，总有 $f(x) < f(x_0)$，故 $f(x)$ 在 x_0 点取极大值.

类似可以得到结论②与③.

由定理可得到求函数极值的一般步骤：

① 求出函数的定义域；

② 求出 $f'(x) = 0$ 和 $f'(x)$ 不存在的点，并以这些点为分界点将定义域分成若干小区间；

③ 计算 $f'(x)$ 在各小区间的符号，则在这些点的两侧导数符号变号的点就是极值点；

④ 求出这些点的函数值，即得函数的极值.

例 3.15 求函数 $f(x) = (x+3)x^{\frac{1}{3}}$ 的单调区间和极值.

解 $f(x)$ 的定义域为 $(-\infty, +\infty)$，$f'(x) = x^{\frac{1}{3}} + \frac{1}{3} x^{-\frac{2}{3}} (x+3) = \frac{4x+3}{3\sqrt[3]{x^2}}$

显然当 $x = -\frac{3}{4}$ 时，$f'(x) = 0$；当 $x = 0$ 时，$f'(x)$ 不存在.

将定义域分段，$f'(x)$ 的符号及 $f(x)$ 的相应单调性和极值见表 3-2.

表 3-2　函数定义域内的单调性和极值的判别

x	$(-\infty, -\frac{3}{4})$	$-\frac{3}{4}$	$(-\frac{3}{4}, 0)$	0	$(0, +\infty)$
$f'(x)$	$-$	0	$+$	不存在	$+$
$f(x)$	↘	$y_{\min} = -\frac{9}{8}\sqrt[3]{6}$	↗	非极值	↗

当函数 $f(x)$ 在其驻点处有不等于零的二阶导数时，则有下面更为简便的判别极值的充分条件.

定理 3.9（极值的第二充分条件） 设 x_0 是函数 $f(x)$ 的驻点，且在 x_0 处二阶导数 $f''(x)$ 存在，则

① 如果 $f''(x_0) < 0$，x_0 是 $f(x)$ 的极大值点；

② 如果 $f''(x_0) > 0$，x_0 是 $f(x)$ 的极小值点；

③ 如果 $f''(x_0) = 0$ 时，不能判断 $f(x)$ 在 x_0 点是否取得极值.

证 由于 x_0 是函数 $f(x)$ 的驻点，所以 $f'(x_0) = 0$，又由 $f''(x_0) < 0$，利用二阶导数的定义，得

$$f''(x_0) = \lim_{x \to x_0} \frac{f'(x) - f'(x_0)}{x - x_0} = \lim_{x \to x_0} \frac{f'(x)}{x - x_0} < 0$$

根据函数极限的保号性，在 x_0 的去心邻域内有

$$\frac{f'(x)}{x-x_0}<0$$

因此，当 $x<x_0$ 时 $f'(x)>0$，当 $x>x_0$ 时 $f'(x)<0$，则 $f(x)$ 在 x_0 点取极大值.

同理可证得②，③.

上面定理表明，若函数 $f(x)$ 在驻点 x_0 的二阶导数 $f''(x_0)\neq0$，则 x_0 一定是 $f(x)$ 的极值点，并可以通过定理判断是极大值点还是极小值点，但是若 $f''(x_0)=0$，定理就不能应用了，这时候可能是极大值点，可能是极小值点，也可能根本不是极值点. 需要通过定理 3.8 进行判断.

例 3.16 求函数 $f(x)=2\sin x+\sin 2x$ 在 $[0,2\pi]$ 上的极值.

解 $f'(x)=2\cos x+2\cos 2x=2(\cos x+2\cos^2 x-1)=2(2\cos x-1)(\cos x+1)$
$$f''(x)=-2\sin x-4\sin 2x$$

令 $f'(x)=0$，求得 $f(x)$ 的驻点
$$x_1=\frac{\pi}{3},\quad x_2=\frac{5\pi}{3},\quad x_3=\pi$$

因为
$$f''(\frac{\pi}{3})=-3\sqrt{3}<0$$

所以 $f(x)$ 在 $x_1=\frac{\pi}{3}$ 处取得极大值，且 $f(\frac{\pi}{3})=\frac{3\sqrt{3}}{2}$

因为
$$f''(\frac{5\pi}{3})=3\sqrt{3}>0$$

所以 $f(x)$ 在 $x_2=\frac{5\pi}{3}$ 处取得极小值，且

$$f(\frac{5\pi}{3})=-\frac{3\sqrt{3}}{2}$$

因为 $f''(0)=0$，用定理 3.8 不能判断 $f(x)$ 在 $x_3=\pi$ 处是否有极值.

但 $f'(x)$ 在 $x_3=\pi$ 的左右两侧符号皆为负，由第一充分条件知，$f(x)$ 在 $x_3=\pi$ 处不取得极值.

三、函数的最值

在实际工作中，最大值与最小值的概念应用很广泛，如在一定条件下，如何使产量最大、成本最小、发病率最低等. 这些问题的解决经常要用到求函数的最值的方法.

所谓**最值**就是指函数在某个区间内所有函数值中的最大或最小者.

前面的定理曾指出，若函数 $f(x)$ 在闭区间连续，则在该闭区间上一定存在最大值和最小值. 这已经给出了函数最值存在的充分条件，现在我们来讨论怎样求出这个最大（最小）值.

一般来说，函数的最值和极值是两个不同的概念，一个是对整个区间而言，另外一个是对极值点的邻域这个局部而言的. 虽然如此，它们之间还是存在着内在联系. 最大值和最小值既可能在 (a,b) 内取得，也可能在区间的端点处取得. 若函数的最大值（或最小值）在 (a,b) 内取得，那么 $f(x_0)$ 一定是 $f(x)$ 的极大值（或极小值）. 因此归纳出求函数最值的方法如下：

① 求出 $f(x)$ 在 (a,b) 内所有驻点以及导数不存在的点；

② 计算驻点、不可导点和区间端点处的函数值，进行比较可以得到函数 $f(x)$ 在闭区间

[a，b]的最大值和最小值.

需要指出的是，若函数 $f(x)$ 在区间内部只有一个极值，则若是函数的极大值时，它就是函数的最大值；若是函数的极小值时，就是函数的最小值.

有的时候，对于实际问题所建立的函数，对于在定义区间内部驻点唯一，而且实际问题本身确有最大值（最小值），那么可以直接断定在驻点处函数取得最大值（或最小值）.

例 3.17　求函数 $f(x)=3x^4-16x^3+30x^2-24x+4$ 在[0，3]上的最值.

解　$f'(x)=12x^3-48x^2+60x-24$

令 $f'(x)=0$，得驻点 $x=1$ 和 $x=2$

将驻点及区间端点代入原函数得：$f(0)=4$，$f(1)=-3$，$f(2)=-4$，$f(3)=13$

比较它们的大小得：函数最大值 $f(3)=13$，最小值 $f(2)=-4$.

例 3.18　要建造一个体积为 $50\ \mathrm{m}^3$ 的有盖有底的圆柱形仓库，问其高和底半径为多少时，用料最省？

解　用料最省就是圆柱面的表面积最小，设圆柱高为 h，底半径为 r，于是

$$S=2\pi r^2+2\pi rh，且\ V=\pi r^2 h\ 或\ h=\frac{50}{\pi r^2}，从而\ S=2\pi r^2+\frac{100}{r}，S'=4\pi r-\frac{100}{r^2}$$

令 $S'_r=4\pi r-\dfrac{100}{r^2}=0$，得驻点 $r=\sqrt[3]{\dfrac{25}{\pi}}$，此点亦是最小值点，因而

$$h=\frac{V}{\pi r^2}=\frac{50}{\pi(\sqrt[3]{\frac{25}{\pi}})^2}=\sqrt[3]{\frac{200}{\pi}}=2\times\sqrt[3]{\frac{25}{\pi}}=2r$$

由上述可知，当底面半径 $r=\sqrt[3]{\dfrac{25}{\pi}}\ (\mathrm{m})$，高 $h=2r$ 时用料最省.

例 3.19　某流行病传播的数学模型为

$$s=\frac{90}{9+\mathrm{e}^{2t}}$$

求该流行病的传播速率及在何时速率最大.

解　设传播速率为 $v(t)$，则 $v(t)=\dfrac{\mathrm{d}s}{\mathrm{d}t}=\dfrac{-180\mathrm{e}^{2t}}{(9+\mathrm{e}^{2t})^2}$

因为
$$v'(t)=\frac{-360\mathrm{e}^{2t}(9-\mathrm{e}^{2t})}{(9+\mathrm{e}^{2t})^3}$$

令 $v'(t)=0$，得 $9-\mathrm{e}^{2t}=0$，从而 $t\approx1.1$（时间单位），由实际问题的意义，当 $t\approx1.1$ 时，该流行病传播速率最大，最大速率为 $v(1.1)\approx5$（速度单位）.

第四节　曲线的凹凸性与拐点

一、曲线的凹凸性

我们已经介绍了函数的单调性，这在很大程度上对于绘制函数图形帮助很大，但是仅仅知道函数在不同区间的升降还不能非常准确的绘制图形. 在同样的升降状态下，如果曲线的

弯曲方向不同，所呈现的图形也就不一样了．凹凸性就是用来描述函数曲线的弯曲方向的，而拐点则表明曲线在何处改变了弯曲方向．

由图 3-6 和图 3-7 可以看到，不同的凹凸性反映到图形上就是任取两点，曲线与弦具有不同的位置关系，由此我们给出曲线凹凸性的定义．

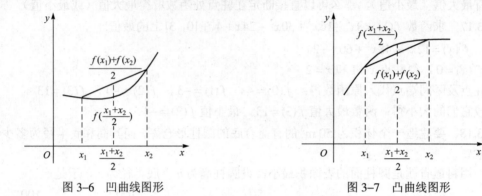

图 3-6　凹曲线图形　　　　　　　　　图 3-7　凸曲线图形

定义 3.2　设 $f(x)$ 在区间 I 连续，对于 I 上的任意两点，恒有

$$f\left(\frac{x_1+x_2}{2}\right) < \frac{f(x_1)+f(x_2)}{2}$$

那么称 $f(x)$ 在 I 上的图形是**凹的**（或凹弧）；如果恒有

$$f\left(\frac{x_1+x_2}{2}\right) > \frac{f(x_1)+f(x_2)}{2}$$

那么称 $f(x)$ 在 I 上的图形是**凸的**（或凸弧）．

简单地说，若曲线位于其每一点切线的上方，则称曲线在该区间内是**凹曲线**（concave curve）；若曲线位于其每一点切线的下方，则称曲线在该区间内是**凸曲线**（convex curve）．

若函数 $f(x)$ 在区间 I 上有二阶导数，那么可以利用二阶导数的符号来判断曲线的凹凸性．

定理 3.10　设 $f(x)$ 在 $[a, b]$ 上连续，在 (a, b) 上具有二阶导数，那么

① 在 (a, b) 内 $f''(x) > 0$，则 $f(x)$ 在 $[a, b]$ 上的图形是凹的；

② 在 (a, b) 内 $f''(x) < 0$，则 $f(x)$ 在 $[a, b]$ 上的图形是凸的．

证明略．

二、拐点

定义 3.3　连续函数凹弧与凸弧的分界点称为该曲线的**拐点**（inflection point）．

如何求曲线的拐点呢？由凹凸性的判定定理可知，若 $f''(x)$ 在 x_0 两侧具有不同的符号，说明两侧的曲线具有不同的凹凸性，也就说明 $(x_0, f(x_0))$ 是曲线的拐点．因此，要求曲线的拐点，只要找到 $f''(x)$ 符号改变的分界点即可，如图 3-8 所示．

归纳上述讨论，可以总结出求连续曲线的凹凸性和拐

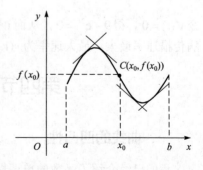

图 3-8　曲线的凹凸性和拐点

点的一般步骤如下：

① 求使 $f''(x)=0$ 以及 $f''(x)$ 不存在的点，以这些点为分界点将函数 $f(x)$ 的定义域分成若干区间；

② 按照定理确定函数在各个区间上 $f''(x)$ 的凹凸性；

③ 讨论拐点，若 $f''(x)$ 在 x_0 两侧异号，则点 $(x_0, f(x_0))$ 是曲线的拐点.

例 3.20 讨论曲线 $y=e^{-x^2}$ 的凹凸性和拐点.

解 函数定义域为 $(-\infty, +\infty)$

$$f'(x)=-2xe^{-x^2}, \quad f''(x)=2e^{-x^2}(2x^2-1)$$

令 $f''(x)=0$ 得， $x=-\dfrac{\sqrt{2}}{2}$ 和 $x=\dfrac{\sqrt{2}}{2}$.

将定义域分段列表，并确定凹凸性和拐点，见表 3-3.

表 3-3　函数定义域内的凹凸性和拐点判别

x	$(-\infty, -\frac{\sqrt{2}}{2})$	$-\frac{\sqrt{2}}{2}$	$(-\frac{\sqrt{2}}{2}, \frac{\sqrt{2}}{2})$	$\frac{\sqrt{2}}{2}$	$(\frac{\sqrt{2}}{2}, +\infty)$
$f''(x)$	+	0	−	0	+
$f(x)$	∪	$(-\frac{\sqrt{2}}{2}, e^{-\frac{1}{2}})$ 拐点	∩	$(\frac{\sqrt{2}}{2}, e^{-\frac{1}{2}})$ 拐点	∪

第五节　函数的渐近线

通过对函数单调性和凹凸性的讨论，我们已经可以对函数图形有一个较为清晰的描述，然而为了进一步研究函数的变化趋势，还有必要讨论曲线的渐近线. 若函数 $f(x)$ 上的动点 P 沿着曲线无限远离坐标原点时，它与某直线的距离趋于零，则称此直线为该曲线的**渐近线**（asymptote）.

按渐近线所在的位置不同，可分为水平渐近线、垂直渐近线和斜渐近线. 如图 3-9（a）、（b）所示.

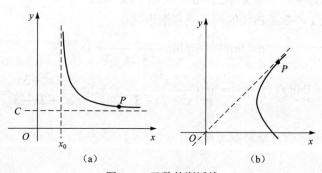

图 3-9　函数的渐近线

图 3-9（a）中两条直线分别是曲线的水平渐近线和垂直渐近线；图 3-9（b）中的直线是曲线的斜渐近线.

一、水平渐近线和垂直渐近线

从图 3-9（a）可以看出：

若 $\lim\limits_{\substack{x\to+\infty \\ (x\to-\infty)}} y = \lim\limits_{\substack{x\to+\infty \\ (x\to-\infty)}} f(x) = C$ ，则 $y=C$ 是曲线的水平渐近线；

若 $\lim\limits_{x\to x_0} y = \lim\limits_{x\to x_0} f(x) = \infty$ ，则 $x=x_0$ 是曲线的垂直渐近线.

例如，曲线 $y=\dfrac{1}{x-1}$ ，因为 $\lim\limits_{x\to\infty} y = \lim\limits_{x\to\infty} \dfrac{1}{x-1} = 0$ ，所以 $y=0$ 为其水平渐近线；又因为 $\lim\limits_{x\to1} y = \lim\limits_{x\to1} \dfrac{1}{x-1} = \infty$ ，所以 $x=1$ 为其垂直渐近线.

二、斜渐近线

设曲线 $y=f(x)$ 的斜渐近线为 $Y=ax+b$ ，为了确定它，就必须求出 a 和 b . 为此，由渐近线的定义有 $\lim\limits_{\substack{x\to+\infty \\ (x\to-\infty)}} [f(x)-(ax+b)]=0$ ，

化简得 $\lim\limits_{\substack{x\to+\infty \\ (x\to-\infty)}} x\left[\dfrac{f(x)}{x}-(a+\dfrac{b}{x})\right]=0$ ，所以有

$$\lim_{\substack{x\to+\infty \\ (x\to-\infty)}} (\frac{y-Y}{x}) = \lim_{\substack{x\to+\infty \\ (x\to-\infty)}} \frac{f(x)-ax-b}{x} = \lim_{\substack{x\to+\infty \\ (x\to-\infty)}} \frac{f(x)}{x} - a - \lim_{\substack{x\to+\infty \\ (x\to-\infty)}} \frac{b}{x} = \lim_{\substack{x\to+\infty \\ (x\to-\infty)}} \frac{f(x)}{x} - a = 0$$

即 $a=\lim\limits_{\substack{x\to+\infty \\ (x\to-\infty)}} \dfrac{f(x)}{x}$ ，再由 $b=\lim\limits_{\substack{x\to+\infty \\ (x\to-\infty)}} [f(x)-ax]$ 求出 b .

例 3.21 试确定曲线 $y=\dfrac{x^3}{x^2+2x-3}$ 的渐近线.

解 显然当 $x\to\infty$ 时，函数极限不为常数，所以函数不存在水平渐近线.

因为 $$原式=\frac{x^3}{(x-1)(x+3)}$$

所以 $$\lim_{x\to1} \frac{x^3}{x^2+2x-3} = \infty; \quad \lim_{x\to-3} \frac{x^3}{x^2+2x-3} = \infty$$

故直线 $x=1$ 及 $x=-3$ 是曲线的两条垂直渐近线.

因为 $$a=\lim_{x\to\infty} \frac{f(x)}{x} = \lim_{x\to\infty} \frac{x^2}{x^2+2x-3} = 1$$

$$b=\lim_{x\to\infty}[f(x)-ax] = \lim_{x\to\infty}(\frac{x^3}{x^2+2x-3}-x) = \lim_{x\to\infty} \frac{-2x^2+3x}{x^2+2x-3} = -2$$

所以，$y=x-2$ 为曲线的一条斜渐近线.

第六节 函数图形的绘制

根据前面对函数性态的讨论，可归纳出函数作图的一般步骤如下：

① 确定函数的定义域；

② 确定曲线关于坐标轴的对称性以及周期性；

③ 确定曲线与坐标轴的交点（有时可不求）；

④ 确定函数的增减性和极值；

⑤ 确定函数的凹凸性和拐点；

⑥ 确定曲线的渐近线；

⑦ 需要时，由曲线方程计算出一些适合的点的坐标；

⑧ 讨论上述结果并最终绘制出函数的图形.

例 3.22 试绘制函数 $y = x^3 - 3x^2 + 1$ 的图形.

解 （1）显然函数的定义域为 $(-\infty, +\infty)$.

（2）由渐近线的定义容易看出函数无渐近线.

（3） $f'(x) = 3x^2 - 6x$ ， $f''(x) = 6x - 6$

令 $f''(x) = 0$ 得 $x = 1$；令 $f'(x) = 0$ 得 $x = 0$ 和 $x = 2$

用 $x = 0$ ， $x = 1$ 及 $x = 2$ 三点将定义域分为四个区间，即 $(-\infty, 0), (0, 1), (1, 2)$ 和 $(2, +\infty)$ ，且 $f(0) = 1$ ， $f(1) = 1$ ， $f(2) = -3$.

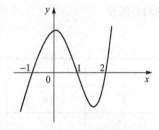

（4）将上述结果列于表 3–4 中.

（5）根据上面的讨论描点，连线得到函数图形，如图 3–10 所示.

图 3–10 例 3.22 的函数图形

表 3–4 图形性态的判别

x	$(-\infty, 0)$	0	$(0, 1)$	1	$(1, 2)$	2	$(2, +\infty)$
y'	+	0	−	−	−	0	+
y''	−	−	−	0	+	+	+
y	增凸	极大值1	减凸	拐点 (1, −1)	减凹	极小值 −3	增凹

例 3.23 试绘制曲线 $y = \dfrac{(x-3)^2}{4(x-1)}$ 的图形.

解 （1）函数的定义域为 $(-\infty, 1) \cup (1, +\infty)$.

（2）函数无水平渐近线.

因为

$$\lim_{x \to 1} y = \lim_{x \to 1} \frac{(x-3)^2}{4(x-1)} = \infty$$

所以， $x = 1$ 为函数的垂直渐近线.

又因为

$$a = \lim_{x \to \infty} \frac{f(x)}{x} = \lim_{x \to \infty} \frac{(x-3)^2}{4x(x-1)} = \frac{1}{4}$$

$$b = \lim_{x \to \infty}[f(x) - ax] = \lim_{x \to \infty}\left[\frac{(x-3)^2}{4(x-1)} - \frac{1}{4}x\right] = \lim_{x \to \infty}\frac{-5x+9}{4(x-1)} = -\frac{5}{4}$$

所以，函数有斜渐近线 $y = \frac{1}{4}x - \frac{5}{4}$.

（3） $f'(x) = \frac{(x-3)(x+1)}{4(x-1)^2}$ ，$f''(x) = \frac{2}{(x-1)^3}$.

令 $f'(x)=0$ ，得 $x=-1$ 和 $x=3$ ，而 $f''(x) \neq 0$ ，使 $f'(x)$
和 $f''(x)$ 不存在的点为 $x=1$. 用 $x=-1$ ，$x=1$ 和 $x=3$ 三点
将定义域分为四个区间，即 $(-\infty, -1)$, $(-1, 1)$, $(1, 3)$ 和
$(3, +\infty)$ ，且 $f(-1)=-2$ ，$f(3)=0$ ，而 $f(1)$ 不存在.

（4）将上述结果列于表 3–5 中.

（5）根据上面的讨论描点、连线得到函数图形，如图
3–11 所示.

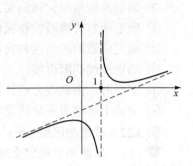

图 3–11   例 3.23 的函数图形

表 3–5   图形性态的判别

x	$(-\infty, -1)$	-1	$(-1, 1)$	$(1, 3)$	3	$(3, +\infty)$
y'	$+$	0	$-$	$-$	0	$+$
y''	$-$	$-$	$-$	$+$	$+$	$+$
y	增凸	极大值 -2	减凸	减凹	极小值 0	增凹

习 题 三

1. 证明下列各式

（1） $\arctan x + \operatorname{arccot} x = \dfrac{\pi}{2}$ ；

（2） $\dfrac{a-b}{a} \leqslant \ln\dfrac{a}{b} \leqslant \dfrac{a-b}{b}$ $(0 < b \leqslant a)$ ；

（3）当 $x>1$ 时，$\mathrm{e}^x > \mathrm{e} \cdot x$ ；

（4）当 $x>0$ 时，$x > \ln(1+x) > x - \dfrac{x^2}{2}$ 成立.

2. 用洛比达法则求下列极限

（1） $\lim\limits_{x \to 0} \dfrac{\ln(1+x)}{x}$ ；

（2） $\lim\limits_{x \to \pi} \dfrac{\sin 3x}{\tan 5x}$ ；

（3） $\lim\limits_{x \to 0} \dfrac{\mathrm{e}^{2x} - 1}{\sin x}$ ；

（4） $\lim\limits_{x \to 0^+} \dfrac{\ln x}{\cot x}$ ；

（5） $\lim\limits_{x \to +\infty} \dfrac{x^2}{\mathrm{e}^{2x}}$ ；

（6） $\lim\limits_{x \to 0}(\cot x - \dfrac{1}{x})$ ；

（7）$\lim\limits_{x\to 0}(\cos x)^{x^{-2}}$；

（8）$\lim\limits_{x\to 0}x^{\sin x}$；

（9）$\lim\limits_{x\to 0}x^2 e^{x^{-2}}$.

3. 求下列函数的单调区间与极值

（1）$y=2x^3+3x^2-12x+1$；

（2）$y=x+\dfrac{1}{x}$；

（3）$y=x-e^x$；

（4）$y=\arctan x-x$；

（5）$y=2x-\ln(4x)^2$；

（6）$y=x^2 e^{-x}$；

（7）$y=x-\ln(1+x)$；

（8）$y=3-2(x+1)^{\frac{1}{3}}$.

4. 求下列函数在给定区间上的最值

（1）$y=\sqrt{5-4x}$，$x\in[-1,\ 1]$；

（2）$y=\arctan\dfrac{1-x}{1+x}$，$x\in[0,\ 1]$；

（3）$y=2x^3-3x^2$，$x\in[-1,\ 4]$；

（4）$y=x^4-8x^2+2$，$x\in[-1,\ 3]$.

5. 用 20 cm 长的铁丝围成矩形，边长为多少时矩形面积最大？

6. 试绘制出口服、肌肉注射血药浓度数学模型 $C(t)=\dfrac{A(e^{-\sigma_1 t}-e^{-\sigma_2 t})}{\sigma_2-\sigma_1}$ 的图形，其中 A，σ_1，σ_2 为正常数，且 $\sigma_2>\sigma_1$.

7. 求下列函数的凹凸区间及拐点

（1）$y=5-2x-x^2$；

（2）$y=x^2\ln x$；

（3）$y=x+\dfrac{1}{x}$；

（4）$y=xe^{-x}$.

8. 作出下列函数的图形

（1）$y=x^3-6x^2+9x-4$；

（2）$y=3x^2-x^3$；

（3）$y=\dfrac{4(x+1)}{x^2}-2$；

（4）$y=\ln(1+x^2)$.

第四章

不 定 积 分

微分学的基本问题是：已知一个函数，求它的导函数或微分. 在医药科学和其他科技领域中，还常常遇到与此相反的问题：即已知某函数的导数或微分，求原来的函数. 这样的问题实际上就是微分的逆运算——不定积分问题. 本章研究不定积分的概念、性质和积分方法.

第一节　不定积分的概念和性质

一、不定积分的概念

定义 4.1　在某一区间上给定函数 $f(x)$，如果存在函数 $F(x)$，使得在该区间内任何一点 x 处恒有

$$F'(x) = f(x) \ \text{或} \ dF(x) = f(x)dx$$

则称函数 $F(x)$ 为 $f(x)$ 在该区间上的**原函数**（primitive function）.

例如，因为 $(x^2)' = 2x$，所以 x^2 是 $2x$ 在 $(-\infty, +\infty)$ 内的原函数.

又如，$\sin x$ 是 $\cos x$ 在 $(-\infty, +\infty)$ 内的原函数.

$\ln x$ 是 $\dfrac{1}{x}$ 在 $(0, +\infty)$ 内的原函数，但不是在 $(-\infty, +\infty)$ 内的原函数.

显然，x^2 并不是函数 $2x$ 唯一的原函数，由于 $(x^2 + 1)' = 2x$，$(x^2 - 3)' = 2x$，所以 $x^2 + 1$，$x^2 - 3$ 也是函数 $2x$ 的原函数. 事实上这种原函数有无穷多个，可将它们概括为表达式 $x^2 + C$，其中 C 是任意常数.

现在我们证明 $f(x)$ 的所有原函数都已包含在 $F(x) + C$ 中.

设 $\varPhi(x)$ 也是 $f(x)$ 的一个原函数，则

$$\varPhi'(x) = f(x)$$

又因为

$$F'(x) = f(x)$$

故

$$\varPhi'(x) = F'(x)$$

即

$$[\varPhi(x) - F(x)]' = \varPhi'(x) - F'(x) = f(x) - f(x) = 0.$$

由定理 3.2 推论 2 可知

$$\Phi(x) - F(x) = C_1，或 \Phi(x) = F(x) + C_1，其中 C_1 是某个常数.$$

这表明 $\Phi(x)$ 也包含在 $F(x)+C$ 中，因此，$f(x)$ 的一切原函数均可表示为 $F(x)+C$．也就是说，如果 $F(x)$ 是 $f(x)$ 的一个原函数，则 $F(x)+C$ 就是 $f(x)$ 的原函数的全体.

定义 4.2 函数 $f(x)$ 的原函数的全体称为 $f(x)$ 的**不定积分**（indefinite integral），记为 $\int f(x)\mathrm{d}x$．其中 $f(x)$ 称为**被积函数**（integrand），$f(x)\mathrm{d}x$ 称为**被积式**（integrand expression），x 称为**积分变量**（integral variable），$\int$ 称为**积分号**.

由上述可知，只要找到 $f(x)$ 的一个原函数 $F(x)$，即得 $f(x)$ 的不定积分：

$$\int f(x)\mathrm{d}x = F(x) + C$$

式中，任意常数 C 称为**积分常数**（integral constant）.

例如，$\int 2x\mathrm{d}x = x^2 + C$，$\int \cos x\mathrm{d}x = \sin x + C$.

求已知函数的原函数的方法称为**不定积分法**，简称**积分法**（integration）．显然，积分法是微分法的逆运算.

根据导数的基本公式和不定积分的定义，可得下列基本积分公式：

1. $\int 0\mathrm{d}x = C$；

2. $\int 1\mathrm{d}x = x + C$；

3. $\int x^m \mathrm{d}x = \dfrac{1}{m+1} x^{m+1} + C \quad (m \neq -1)$；

4. $\int \dfrac{1}{x} \mathrm{d}x = \ln|x| + C$；

5. $\int a^x \mathrm{d}x = \dfrac{a^x}{\ln a} + C \quad (a > 0, a \neq 1)$；

6. $\int \mathrm{e}^x \mathrm{d}x = \mathrm{e}^x + C$；

7. $\int \cos x\mathrm{d}x = \sin x + C$；

8. $\int \sin x\mathrm{d}x = -\cos x + C$；

9. $\int \dfrac{\mathrm{d}x}{\cos^2 x} = \tan x + C$；

10. $\int \dfrac{\mathrm{d}x}{\sin^2 x} = -\cot x + C$；

11. $\int \dfrac{\mathrm{d}x}{\sqrt{1-x^2}} = \arcsin x + C = -\arccos x + C$；

12. $\int \dfrac{\mathrm{d}x}{1+x^2} = \arctan x + C = -\text{arccot}\, x + C$.

对上面第 4 个公式略作说明：因 $\ln x$ 只是在 $x > 0$ 时才有意义，故公式

$$\int \frac{1}{x}\mathrm{d}x = \ln x + C$$

仅当 $x>0$ 时才成立. 但当 $x<0$ 时，由于

$$[\ln(-x)]' = \frac{1}{(-x)} \cdot (-x)' = \frac{1}{x}$$

故当 $x<0$ 时，有 $\displaystyle\int \frac{1}{x}dx = \ln(-x) + C$

将上述两种情况合并在一起，写成一个公式，即为

$$\int \frac{1}{x}dx = \ln|x| + C$$

考虑不定积分的几何意义. 函数 $2x$ 的不定积分为 $\displaystyle\int 2xdx = x^2 + C$，而 $y = x^2 + C$ 的图形是一簇抛物线，如图 4-1 所示.

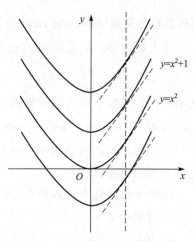

不论 C 取何值，$y' = (x^2 + C)' = 2x$，这说明曲线簇中的每一条曲线，在横坐标 x 相同的各点处，切线的斜率相同，因而切线是相互平行的.

一般地，$\displaystyle\int f(x)dx = F(x) + C$ 是无穷多个函数，$y = F(x) + C$ 的图形是一簇曲线，称为**积分曲线簇**（family of integral curves）. 该曲线簇中各曲线在横坐标 x 相同的各点的切线是相互平行的，其斜率等于被积函数 $f(x)$ 在这个点处的函数值.

图 4-1 函数不定积分的几何意义

二、不定积分的性质

由不定积分的定义可直接得到以下三个性质：

性质 1 不定积分的导数等于被积函数，即

$$\left[\int f(x)dx\right]' = f(x)$$

性质 2 不定积分的微分等于被积式，即

$$d\int f(x)dx = f(x)dx$$

性质 3 一个函数微分的不定积分与该函数仅相差一个常数，即

$$\int df(x) = f(x) + C \quad \text{或} \quad \int f'(x)\,dx = f(x) + C$$

由以上三个性质可清楚地看出微分与积分之间的互逆关系.

性质 4 常数因子可由积分号内提出，即

$$\int kf(x)dx = k\int f(x)dx \quad (k \text{ 为不等于 0 的常数})$$

证 由性质 1，有 $\left[\displaystyle\int kf(x)dx\right]' = kf(x)$，同时又有

$$\left[k\int f(x)dx\right]' = k\left[\int f(x)dx\right]' = kf(x)$$

这两个函数的导数相等，故两者只可能相差一个常数. 但此常数不必写出，因为它可被认为已包含在性质 4 式右边的不定积分中，故性质 4 成立.

性质 5　有限个函数代数和的不定积分等于各函数不定积分的代数和，即

$$\int (u+v-w)\mathrm{d}x = \int u\mathrm{d}x + \int v\mathrm{d}x - \int w\mathrm{d}x$$

式中，u，v，w 均为 x 的函数.

证　对等式两边分别求导，得

$$\left[\int (u+v-w)\mathrm{d}x\right]' = u+v-w$$

$$\left[\int u\mathrm{d}x + \int v\mathrm{d}x - \int w\mathrm{d}x\right]' = \left[\int u\mathrm{d}x\right]' + \left[\int v\mathrm{d}x\right]' - \left[\int w\mathrm{d}x\right]' = u+v-w$$

由于两边的导数相等，故两边只可能相差一个常数，但此常数可被看做已包含在不定积分式中，故性质 5 成立.

性质 6　如果

$$\int f(x)\mathrm{d}x = F(x)+C$$

u 为 x 的任意可微函数，则有

$$\int f(u)\mathrm{d}u = F(u)+C$$

这个性质称为**积分形式不变性**，证明从略. 后面将会看到，这个性质可使已知的积分公式的应用范围大为拓宽.

利用不定积分的性质和基本公式，就能直接求出一些简单函数的不定积分.

例 4.1　求 $\int (x^3 + \mathrm{e}^x - 2\sin x)\mathrm{d}x$.

解　$\int (x^3 + \mathrm{e}^x - 2\sin x)\mathrm{d}x = \int x^3\mathrm{d}x + \int \mathrm{e}^x\mathrm{d}x - 2\int \sin x\mathrm{d}x = \dfrac{1}{4}x^4 + \mathrm{e}^x + 2\cos x + C$

例 4.2　求 $\int \dfrac{(2x+1)^2}{x}\mathrm{d}x$.

解　$\int \dfrac{(2x+1)^2}{x}\mathrm{d}x = \int \dfrac{4x^2+4x+1}{x}\mathrm{d}x = 4\int x\mathrm{d}x + 4\int \mathrm{d}x + \int \dfrac{1}{x}\mathrm{d}x = 2x^2 + 4x + \ln|x| + C$

例 4.3　求 $\int \dfrac{1+x+x^2}{x(1+x^2)}\mathrm{d}x$.

解　$\int \dfrac{1+x+x^2}{x(1+x^2)}\mathrm{d}x = \int \dfrac{x}{x(1+x^2)}\mathrm{d}x + \int \dfrac{1+x^2}{x(1+x^2)}\mathrm{d}x = \int \dfrac{1}{1+x^2}\mathrm{d}x + \int \dfrac{1}{x}\mathrm{d}x = \arctan x + \ln|x| + C$

例 4.4　求 $\int \cos^2 \dfrac{t}{2}\mathrm{d}t$.

解　$\int \cos^2 \dfrac{t}{2}\mathrm{d}t = \dfrac{1}{2}\int (1+\cos t)\,\mathrm{d}t = \dfrac{1}{2}\int \mathrm{d}t + \dfrac{1}{2}\int \cos t\mathrm{d}t = \dfrac{1}{2}t + \dfrac{1}{2}\sin t + C$

例 4.5　求 $\int \dfrac{1}{\sin^2 x\cos^2 x}\mathrm{d}x$.

解　$\int \dfrac{1}{\sin^2 x\cos^2 x}\mathrm{d}x = \int \dfrac{\sin^2 x + \cos^2 x}{\sin^2 x\cos^2 x}\mathrm{d}x = \int \left(\dfrac{1}{\cos^2 x} + \dfrac{1}{\sin^2 x}\right)\mathrm{d}x$

$$= \int \dfrac{1}{\cos^2 x}\mathrm{d}x + \int \dfrac{1}{\sin^2 x}\mathrm{d}x = \tan x - \cot x + C$$

第二节   换元积分法

有些不定积分不能直接应用基本公式求得，此时常将积分变量作适当变换，使被积式化为与某一基本公式相同的形式，从而求得原函数，这种方法称为**换元积分法**（integration by substitution）．换元法分为两类：第一类换元法和第二类换元法．

一、第一类换元积分法

当求解积分 $\int \cos 2x \, \mathrm{d}x$ 时，与基本积分 $\int \cos x \, \mathrm{d}x = \sin x + C$ 相比，就会发现 $\int \cos 2x \, \mathrm{d}x$ 与 $\int \cos x \, \mathrm{d}x$ 中被积函数的余弦函数内只相差一个系数 2．因此，如果把 $\int \cos 2x \, \mathrm{d}x$ 中被积表达式凑为

$$\int \frac{1}{2} \cos 2x \, \mathrm{d}(2x)$$

且令 $u = 2x$，那么上述积分就可写成

$$\int \cos 2x \, \mathrm{d}x = \int \frac{1}{2} \cos 2x \, \mathrm{d}(2x) = \frac{1}{2} \int \cos 2x \, \mathrm{d}(2x) = \frac{1}{2} \int \cos u \, \mathrm{d}u$$

结合性质 6，则得 $\int \cos u \, \mathrm{d}u = \sin u + C$，然后再代回原来的积分变量 x，最终得到不定积分

$$\int \cos 2x \, \mathrm{d}x = \frac{1}{2} \int \cos u \, \mathrm{d}u = \frac{1}{2} \sin u + C = \frac{1}{2} \sin 2x + C$$

一般地，当不定积分 $\int f(x) \, \mathrm{d}x$ 不能直接求出时，设法把它凑成如下形式 $\int g[\varphi(x)] \varphi'(x) \mathrm{d}x$ 然后作变换 $u = \varphi(x)$，从而 $\mathrm{d}u = \varphi'(x) \mathrm{d}x$，于是上式变为 $\int g(u) \, \mathrm{d}u$．如果这个积分可在基本公式中查到为 $\int g(u) \, \mathrm{d}u = G(u) + C$，再代回变量 x，就得到所求的积分．即

$$\int f(x) \, \mathrm{d}x = \int g[\varphi(x)] \varphi' \mathrm{d}x = \int g(u) \, \mathrm{d}u = G(u) + C = G(\varphi(x)) + C = F(x) + C$$

这种积分方法称为**第一类换元积分法**．由于这种方法的解题过程就是把被积表达式凑成基本公式的形式，所以也称"**凑微分法**"．

例 4.6   求 $\int 3x^2 \sqrt{x^3 + 1} \mathrm{d}x$．

解   因为
$$3x^2 \mathrm{d}x = \mathrm{d}(x^3 + 1)$$
所以
$$\int 3x^2 \sqrt{x^3 + 1} \mathrm{d}x = \int \sqrt{x^3 + 1} \, \mathrm{d}(x^3 + 1)$$
令 $u = x^3 + 1$，于是

$$\int 3x^2 \sqrt{x^3 + 1} \mathrm{d}x = \int \sqrt{u} \mathrm{d}u = \frac{2}{3} u^{\frac{3}{2}} + C = \frac{2}{3}(x^3 + 1)^{\frac{3}{2}} + C$$

例 4.7   求 $\int \frac{\cos \sqrt{x}}{2\sqrt{x}} \mathrm{d}x$．

解 因为
$$d\sqrt{x} = \frac{1}{2\sqrt{x}}dx$$

所以
$$\int \frac{\cos\sqrt{x}}{2\sqrt{x}}dx = \int \cos\sqrt{x}\,d\sqrt{x}$$

令 $u = \sqrt{x}$，于是
$$\int \frac{\cos\sqrt{x}}{2\sqrt{x}}dx = \int \cos u\,du = \sin u + C = \sin\sqrt{x} + C$$

解题比较熟练后，设中间变量的过程就可以省略了．

例 4.8 求 $\int \dfrac{1}{x\ln x}dx$．

解 $\int \dfrac{1}{x\ln x}dx = \int \dfrac{1}{\ln x}d\ln x = \ln|\ln x| + C$

例 4.9 求 $\int \dfrac{e^{2x}}{e^{2x}+1}dx$．

解 $\int \dfrac{e^{2x}}{e^{2x}+1}dx = \int \dfrac{\frac{1}{2}d(e^{2x}+1)}{e^{2x}+1} = \dfrac{1}{2}\ln(e^{2x}+1) + C$

例 4.10 求 $\int \dfrac{x}{1+x^4}dx$．

解 $\int \dfrac{x}{1+x^4}dx = \dfrac{1}{2}\int \dfrac{dx^2}{1+(x^2)^2} = \dfrac{1}{2}\arctan x^2 + C$

例 4.11 求 $\int \dfrac{dx}{a^2+x^2}$（其中 $a \neq 0$）．

解 $\int \dfrac{dx}{a^2+x^2} = \int \dfrac{dx}{a^2\left[1+(\frac{x}{a})^2\right]} = \dfrac{1}{a}\int \dfrac{d(\frac{x}{a})}{1+(\frac{x}{a})^2} = \dfrac{1}{a}\arctan\dfrac{x}{a} + C$

例 4.12 求 $\int \dfrac{1}{\sqrt{a^2-x^2}}dx$（$a > 0$）．

解 $\int \dfrac{1}{\sqrt{a^2-x^2}}dx = \int \dfrac{dx}{a\sqrt{1-(\frac{x}{a})^2}} = \int \dfrac{1}{\sqrt{1-(\frac{x}{a})^2}}d(\dfrac{x}{a}) = \arcsin\dfrac{x}{a} + C$

例 4.13 求 $\int \dfrac{dx}{a^2-x^2}$（其中 $a \neq 0$）．

解 $\int \dfrac{dx}{a^2-x^2} = \int \dfrac{1}{(a+x)(a-x)}dx = \dfrac{1}{2a}\int (\dfrac{1}{a+x}+\dfrac{1}{a-x})dx$

$\qquad = \dfrac{1}{2a}\left[\int \dfrac{1}{a+x}d(a+x) - \int \dfrac{1}{a-x}d(a-x)\right]$

$\qquad = \dfrac{1}{2a}[\ln|a+x| - \ln|a-x|] + C = \dfrac{1}{2a}\ln\left|\dfrac{a+x}{a-x}\right| + C$

例 4.14 求 $\int \sin^3 x \cdot \cos^2 x \mathrm{d}x$.

解 $\int \sin^3 x \cos^2 x \mathrm{d}x = -\int \sin^2 x \cos^2 x \mathrm{d}\cos x = -\int (1 - \cos^2 x) \cos^2 x \mathrm{d}\cos x$

$$= \int \cos^4 x \mathrm{d}\cos x - \int \cos^2 x \mathrm{d}\cos x = \frac{1}{5} \cos^5 x - \frac{1}{3} \cos^3 x + C$$

例 4.15 求 $\int \dfrac{\mathrm{d}x}{\sin x}$.

解 $\int \dfrac{\mathrm{d}x}{\sin x} = \int \dfrac{\sin x}{\sin^2 x} \mathrm{d}x = -\int \dfrac{\mathrm{d}\cos x}{1 - \cos^2 x} = -\dfrac{1}{2} \ln \left| \dfrac{1 + \cos x}{1 - \cos x} \right| + C$

例 4.15 的结果还可以继续做下去，即有

$$-\frac{1}{2} \ln \left| \frac{1 + \cos x}{1 - \cos x} \right| + C = \frac{1}{2} \ln \frac{(1 - \cos x)^2}{\sin^2 x} + C = \ln \left| \frac{1 - \cos x}{\sin x} \right| + C = \ln |\csc x - \cot x| + C$$

所以
$$\int \frac{\mathrm{d}x}{\sin x} = \int \csc \mathrm{d}x = \ln |\csc x - \cot x| + C$$

同理可得
$$\int \frac{\mathrm{d}x}{\cos x} = \int \sec \mathrm{d}x = \ln |\sec x + \tan x| + C .$$

例 4.16 求 $\int \tan x \mathrm{d}x$.

解 $\int \tan x \mathrm{d}x = \int \dfrac{\sin x}{\cos x} \mathrm{d}x = -\int \dfrac{\mathrm{d}\cos x}{\cos x} = -\ln |\cos x| + C$

类似地，可得

$$\int \cot x \mathrm{d}x = \ln |\sin x| + C .$$

在凑微分时，常用如下微分式：

1. $\mathrm{d}x = \dfrac{1}{a} \mathrm{d}(ax + b)$; 2. $x \mathrm{d}x = \dfrac{1}{2} \mathrm{d}(x^2 + c)$;

3. $\dfrac{1}{x} \mathrm{d}x = \mathrm{d}(\ln x)$; 4. $\dfrac{1}{\sqrt{x}} \mathrm{d}x = 2 \mathrm{d}(\sqrt{x})$;

5. $\dfrac{1}{x^2} \mathrm{d}x = -\mathrm{d}(\dfrac{1}{x})$; 6. $\dfrac{1}{1 + x^2} \mathrm{d}x = \mathrm{d}(\arctan x)$;

7. $\dfrac{1}{\sqrt{1 - x^2}} \mathrm{d}x = \mathrm{d}(\arcsin x)$; 8. $\mathrm{e}^x \mathrm{d}x = \mathrm{d}(\mathrm{e}^x)$;

9. $\sin x \mathrm{d}x = -\mathrm{d}(\cos x)$; 10. $\cos x \mathrm{d}x = \mathrm{d}(\sin x)$;

11. $\sec^2 x \mathrm{d}x = \mathrm{d}(\tan x)$; 12. $\csc^2 x \mathrm{d}x = -\mathrm{d}(\cot x)$.

例 4.17 求 $\int \dfrac{\arctan \sqrt{x}}{\sqrt{x}(1 + x)} \mathrm{d}x$.

解 $\int \dfrac{\arctan \sqrt{x}}{\sqrt{x}(1 + x)} \mathrm{d}x = 2 \int \dfrac{\arctan \sqrt{x}}{1 + (\sqrt{x})^2} \mathrm{d}\sqrt{x} = 2 \int \arctan \sqrt{x} \mathrm{d}(\arctan \sqrt{x}) = (\arctan \sqrt{x})^2 + C$

二、第二类换元积分法

用第一类换元法求积分时是选择 $\varphi(x) = u$ 进行换元，但对某些函数来说，例如

$\int\sqrt{a^2-x^2}\,\mathrm{d}x$，用第一换元法就很困难，而用 $x=a\sin t$ 进行换元，却能顺利地求出结果.

一般地，在计算 $\int f(x)\,\mathrm{d}x$ 时，适当选择 $x=\psi(t)$（单调、可导函数）进行换元. 如果 $\int f[\psi(t)]\psi'(t)\,\mathrm{d}t$ 易求得，则有换元公式

$$\int f(x)\,\mathrm{d}x \xlongequal{\text{令}\,x=\psi(t)} \int f[\psi(t)]\psi'(t)\,\mathrm{d}t$$
$$\xlongequal{\text{令}\,t=\psi^{-1}(x)} F[\psi^{-1}(x)]+C$$

用上式积分的方法称为**第二类换元积分法**.

例 4.18 求（1）$\displaystyle\int\frac{x-1}{\sqrt[3]{(3x-1)^2}}\,\mathrm{d}x$；　　　　（2）$\displaystyle\int\frac{1}{\sqrt{x}+\sqrt[3]{x}}\,\mathrm{d}x$.

解（1）为去掉根式，可令 $\sqrt[3]{3x-1}=t$，即 $x=\dfrac{t^3+1}{3}$，则 $\mathrm{d}x=t^2\,\mathrm{d}t$，于是

$$\int\frac{x-1}{\sqrt[3]{(3x-1)^2}}\,\mathrm{d}x=\int\frac{\dfrac{t^3+1}{3}-1}{t^2}\cdot t^2\,\mathrm{d}t=\frac{1}{3}\int t^3\,\mathrm{d}t-\frac{2}{3}\int\mathrm{d}t$$

$$=\frac{1}{12}t^4-\frac{2}{3}t+C=\frac{1}{12}\sqrt[3]{(3x-1)^4}-\frac{2}{3}\sqrt[3]{3x-1}+C$$

（2）由于被积函数中有两个不同的根式，为同时去掉两个根式，令 $\sqrt[6]{x}=t$，即 $x=t^6$，则 $\mathrm{d}x=6t^5\,\mathrm{d}t$，于是

$$\int\frac{1}{\sqrt{x}+\sqrt[3]{x}}\,\mathrm{d}x=\int\frac{6t^5}{t^3+t^2}\,\mathrm{d}t=6\int\frac{t^3}{1+t}\,\mathrm{d}t=6\int(t^2-t+1-\frac{1}{1+t})\,\mathrm{d}t$$

$$=2t^3-3t^2+6t-6\ln|1+t|+C$$

$$=2\sqrt{x}-3\sqrt[3]{x}+6\sqrt[6]{x}-6\ln(1+\sqrt[6]{x})+C$$

例 4.19 求 $\int\sqrt{a^2-x^2}\,\mathrm{d}x$　$(a>0)$.

解 令 $x=a\sin t$（也可设 $x=a\cos t$），则 $\mathrm{d}x=a\cos t\,\mathrm{d}t$，于是

$$\int\sqrt{a^2-x^2}\,\mathrm{d}x=\int\sqrt{a^2-a^2\sin^2 t}\,a\cos t\,\mathrm{d}t=\int a^2\cos^2 t\,\mathrm{d}t=a^2\int\frac{1+\cos 2t}{2}\,\mathrm{d}t$$

$$=\frac{a^2}{2}t+\frac{a^2}{4}\sin 2t+C=\frac{a^2}{2}t+\frac{a^2}{2}\sin t\cos t+C$$

由图 4-2，得 $\cos t=\dfrac{\sqrt{a^2-x^2}}{a}$，所以

$$\int\sqrt{a^2-x^2}\,\mathrm{d}x=\frac{a^2}{2}\arcsin\frac{x}{a}+\frac{x}{2}\sqrt{a^2-x^2}+C$$

例 4.20 求（1）$\displaystyle\int\frac{1}{\sqrt{a^2+x^2}}\,\mathrm{d}x$　$(a>0)$

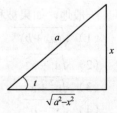

图 4-2　例 4.19 题图

（2）$\displaystyle\int\frac{1}{\sqrt{x^2-a^2}}\,\mathrm{d}x$　$(a>0)$.

解 （1）令 $x=a\tan t$ （或 $x=a\cot t$），则 $dx=a\sec^2 t dt$，于是

$$\int\frac{1}{\sqrt{a^2+x^2}}dx=\int\frac{a\sec^2 t}{\sqrt{a^2\sec^2 t}}dt=\int\sec t\, dt=\ln|\sec t+\tan t|+C$$

由图 4-3，得 $\sec t=\dfrac{\sqrt{a^2+x^2}}{a}$，所以

$$\int\frac{1}{\sqrt{a^2+x^2}}dx=\ln\left|\frac{x}{a}+\frac{\sqrt{a^2+x^2}}{a}\right|+C_1$$

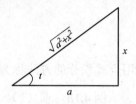

$$=\ln\left|x+\sqrt{a^2+x^2}\right|+C \quad (C=C_1-\ln a).$$

图 4-3　例 4.20（1）题图

（2）令 $x=a\sec t$ （或 $x=a\csc t$），则 $dx=a\sec t\tan t dt$，于是

$$\int\frac{dx}{\sqrt{x^2-a^2}}dx=\int\frac{a\sec t\tan t}{\sqrt{a^2\tan^2 t}}dt=\int\sec t\, dt=\ln|\sec t+\tan t|+C$$

由图 4-4，得 $\tan t=\dfrac{\sqrt{x^2-a^2}}{a}$，所以

$$\int\frac{dx}{\sqrt{x^2-a^2}}=\ln\left|x+\sqrt{x^2-a^2}\right|+C$$

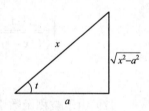

图 4-4　例 4.20（2）题图

对于 $\int\dfrac{dx}{\sqrt{x^2\pm a^2}}$，有时令 $\sqrt{x^2\pm a^2}=u-x$（此代换称为**欧拉代换**），将其两边平方并化简，得

$$\pm a^2=u^2-2xu$$

然后两边微分，得

$$0=2udu-2udx-2xdu，\text{ 即 } udx=(u-x)du, \frac{dx}{u-x}=\frac{du}{u}$$

代入原不定积分中，得

$$\int\frac{dx}{\sqrt{x^2\pm a^2}}=\int\frac{dx}{u-x}=\int\frac{du}{u}=\ln|u|+C=\ln\left|x+\sqrt{x^2\pm a^2}\right|+C$$

一般地，如果被积函数含有：

（1）$\sqrt[n]{(ax+b)^m}$　　可令 $\sqrt[n]{ax+b}=t$；

（2）$\sqrt{a^2-x^2}$　　可令 $x=a\sin t$ （或 $x=a\cos t$）；

（3）$\sqrt{a^2+x^2}$　　可令 $x=a\tan t$ （或 $x=a\cot t$）；

（4）$\sqrt{x^2-a^2}$　　可令 $x=a\sec t$ （或 $x=a\csc t$）.

通常把（2）、（3）、（4）三种代换称为**三角代换**，它是第二类换元法的重要组成部分.

　　例 4.21 求 $\int\dfrac{dx}{\sqrt{x^2-2x-8}}$.

解 $\displaystyle\int \frac{\mathrm{d}x}{\sqrt{x^2-2x-8}}=\int \frac{\mathrm{d}x}{\sqrt{(x-1)^2-9}}=\ln\left|(x-1)+\sqrt{(x-1)^2-9}\right|+C$

$\qquad\qquad =\ln\left|x-1+\sqrt{x^2-2x-8}\right|+C$

上面例题中的一些积分今后经常用到，也作为积分公式归纳如下：

1. $\displaystyle\int \tan x\,\mathrm{d}x=-\ln|\cos x|+C$
2. $\displaystyle\int \cot x\,\mathrm{d}x=\ln|\sin x|+C$

3. $\displaystyle\int \sec x\,\mathrm{d}x=\ln|\sec x+\tan x|+C$
4. $\displaystyle\int \csc x\,\mathrm{d}x=\ln|\csc x-\cot x|+C$

5. $\displaystyle\int \frac{1}{a^2+x^2}\,\mathrm{d}x=\frac{1}{a}\arctan\frac{x}{a}+C$
6. $\displaystyle\int \frac{1}{x^2-a^2}\,\mathrm{d}x=\frac{1}{2a}\ln\left|\frac{x-a}{x+a}\right|+C$

7. $\displaystyle\int \frac{1}{\sqrt{a^2-x^2}}\,\mathrm{d}x=\arcsin\frac{x}{a}+C$
8. $\displaystyle\int \sqrt{a^2-x^2}\,\mathrm{d}x=\frac{a^2}{2}\arcsin\frac{x}{a}+\frac{x}{2}\sqrt{a^2-x^2}+C$

9. $\displaystyle\int \frac{\mathrm{d}x}{\sqrt{x^2\pm a^2}}=\ln\left|x+\sqrt{x^2\pm a^2}\right|+C$

第三节　分部积分法

为了求出 $\int x^n\cos x\mathrm{d}x$，$\int x^n\,\mathrm{e}^x\,\mathrm{d}x$，$\int x\ln x\mathrm{d}x$，$\int \arcsin x\mathrm{d}x$ 等形式的不定积分，我们再引入另一种积分法——**分部积分法**.

设 u,v 都是 x 的可微函数，则

$$\mathrm{d}(uv)=u\mathrm{d}v+v\mathrm{d}u\text{或}u\mathrm{d}v=\mathrm{d}(uv)-v\mathrm{d}u$$

对上式两边积分得

$$\int u\mathrm{d}v=uv-\int v\mathrm{d}u$$

该式称为**分部积分公式**. 此式说明，当 $\int u\mathrm{d}v$ 不容易直接积出，而 $\int v\mathrm{d}u$ 是一个较为容易的积分时，可以采用这一公式作转换，这种求积分的方法叫做**分部积分法**（integration by parts）.

使用分部积分法求积分的关键是要正确地把被积表达式划分为 u 和 $\mathrm{d}v$ 两个因子. 一般来说，划分时应兼顾如下两点：

（1）由 $\mathrm{d}v$ 容易求 v；

（2）$\int v\mathrm{d}u$ 要比 $\int u\mathrm{d}v$ 容易积出.

关于 u，$\mathrm{d}v$ 的拆分，一般地有：

（1）当积分具有形式 $\int p(x)\mathrm{e}^{ax}\mathrm{d}x$，$\int p(x)\sin(ax)\,\mathrm{d}x$，$\int p(x)\cos(ax)\,\mathrm{d}x$（$p(x)$ 是多项式函数）时，取 $u=p(x)$，其余的作为 $\mathrm{d}v$；

（2）当积分具有形式 $\int p(x)\ln x\mathrm{d}x$，$\int p(x)\arcsin x\mathrm{d}x$，$\int p(x)\arctan x\mathrm{d}x$，$\int p(x)\mathrm{arccot}\,x\mathrm{d}x$ 等时，取 $\mathrm{d}v=p(x)\mathrm{d}x$，其余的作为 u；

（3）对于 $\int \mathrm{e}^{ax}\sin(ax)\,\mathrm{d}x$，$\int \mathrm{e}^{ax}\cos(ax)\mathrm{d}x$ 等，u、$\mathrm{d}v$ 的拆分比较灵活.

例 4.22 求 $\int x\mathrm{e}^{-x}\mathrm{d}x$.

解　令 $u = x$, $dv = e^{-x} dx = d(-e^{-x})$, 于是

$$du = dx, \qquad v = -e^{-x}$$

从而
$$\int x e^{-x} dx = \int x d(-e^{-x}) = -x e^{-x} + \int e^{-x} dx = -x e^{-x} - e^{-x} + C = -(x+1)e^{-x} + C$$

例 4.23　求 $\int \ln x dx$.

解　取 $u = \ln x$, $dv = dx$, 于是

$$du = \frac{1}{x} dx, \qquad v = x$$

从而
$$\int \ln x dx = x \ln x - \int x \cdot \frac{1}{x} dx = x \ln x - x + C$$

例 4.24　求 $\int x^2 e^x dx$.

解　令 $u = x^2$, $dv = e^x dx = d e^x$, 于是

$$du = 2x dx, \qquad v = e^x$$

从而
$$\int x^2 e^x dx = \int x^2 d e^x = x^2 e^x - 2 \int x e^x dx$$

对 $\int x e^x dx$ 再应用分部积分公式, 得

$$\int x e^x dx = e^x(x-1) + C_1$$

代入前一式, 最后得

$$\int x^2 e^x dx = e^x(x^2 - 2x + 2) + C$$

例 4.24 说明, 有些形式的不定积分需要使用多次分部积分法才能积出, 这一过程需注意, 每次选择的 u 和 dv 必须是相同类型的因子, 否则将进入循环积分过程. 当然, 在积分过程熟练后, 应用分部积分法时可省略假设过程, 直接连续地进行积分.

例 4.25　求 $\int x^2 \sin x dx$.

解　
$$\int x^2 \sin x dx = \int x^2 d(-\cos x) = -x^2 \cos x + \int \cos x \cdot 2x dx = -x^2 \cos x + 2 \int x \cos x dx$$
$$= -x^2 \cos x + 2 \int x d \sin x = -x^2 \cos x + 2x \sin x + 2 \cos x + C$$

例 4.26　求 $\int e^x \cos x dx$.

解　
$$\int e^x \cos x d x = \int e^x d \sin x = e^x \sin x - \int \sin x \cdot e^x dx$$
$$= e^x \sin x + \int e^x d \cos x = e^x \sin x + e^x \cos x - \int e^x \cos x dx$$

移项并化简, 得

$$\int e^x \cos x dx = \frac{1}{2} e^x (\sin x + \cos x) + C$$

本题若选取 $u = \cos x$, $dv = e^x dx$ 会得到同样的结果.

例 4.27　求 $\int x^3 \sin x^2 dx$.

解　先用换元法, 令 $t = x^2$, 故 $dt = 2x dx$, 从而

$$\int x^3 \sin x^2 dx = \frac{1}{2}\int x^2 \sin x^2 dx^2 = \frac{1}{2}\int t\sin t dt$$

再用分部积分法, 得

$$\int x^3 \sin x^2 dx = \frac{1}{2}\int t\sin t dt = \frac{1}{2}\int t d(-\cos t) = \frac{1}{2}(-t\cos t) + \frac{1}{2}\int \cos t\, dt$$

$$= \frac{1}{2}(-t\cos t + \sin t) + C = -\frac{1}{2}x^2\cos x^2 + \frac{1}{2}\sin x^2 + C$$

应当指出, 对于初等函数, 在其定义区间上原函数一定存在, 但不一定都是初等函数. 例如, $\int \frac{\sin x}{x}dx$, $\int \frac{1}{\ln x}dx$, $\int \sin x^2 dx$ 等的原函数都不是初等函数, 这类积分称为"积不出来"的积分. 应注意与其他积分的区别.

第四节　几种特殊类型函数的积分

一、有理函数的积分

有理函数是指由两个多项式的商所表示的函数, 即具有下列形式的函数

$$\frac{P(x)}{Q(x)} = \frac{a_0 x^n + a_1 x^{n-1} + \cdots + a_{n-1}x + a_n}{b_0 x^m + b_1 x^{m-1} + \cdots + b_{m-1}x + b_m}$$

其中 m 和 n 都是非负整数, a_0, a_1, $\cdots$, a_n 及 b_0, b_1, $\cdots$, b_m 都是实数, 且 $a_0 b_0 \neq 0$, 并且分子多项式 $P(x)$ 与分母多项式 $Q(x)$ 没有公因式, 当 $P(x)$ 的次数 n 小于 $Q(x)$ 的次数 m 时, 称这种有理函数为**真分式**; 当 $n \geq m$ 时, 称它为**假分式**. 利用多项式的除法, 总可以将一个假分式化为一个多项式与一个真分式之和的形式, 例如

$$\frac{x^4 + x^3}{x^2 - 1} = x^2 + x + 1 + \frac{x+1}{x^2-1}$$

由于多项式的积分比较简单, 所以下面主要讨论真分式的积分问题.

定理　设多项式 $Q(x)$ 在实数范围内分解成一次因式和二次质因式的乘积为

$$Q(x) = b_0(x-a)^\alpha \cdots (x-b)^\beta (x^2 + px + q)^\lambda \cdots (x^2 + rx + s)^\mu$$

其中 $p^2 - 4q < 0$, $\cdots$, $r^2 - 4s < 0$, 那么真分式 $\dfrac{P(x)}{Q(x)}$ 可以分解成如下形式的部分分式之和

$$\frac{P(x)}{Q(x)} = \frac{A_1}{x-a} + \frac{A_2}{(x-a)^2} + \cdots + \frac{A_\alpha}{(x-a)^\alpha} + \cdots +$$

$$\frac{B_1}{x-b} + \frac{B_2}{(x-b)^2} + \cdots + \frac{B_\beta}{(x-b)^\beta} +$$

$$\frac{M_1 x + N_1}{x^2 + px + q} + \frac{M_2 x + N_2}{(x^2 + px + q)^2} + \cdots + \frac{M_\lambda x + N_\lambda}{(x^2 + px + q)^\lambda} + \cdots +$$

$$\frac{R_1 x + S_1}{x^2 + rx + s} + \frac{R_2 x + S_2}{(x^2 + rx + s)^2} + \cdots + \frac{R_\mu x + S_\mu}{(x^2 + rx + s)^\mu}$$

式中, A_i, $\cdots$, B_i, M_i, N_i, $\cdots$, R_i 及 S_i 是常数.

定理的证明略去.

由该定理知道,有理真分式总可化为部分分式 $\dfrac{A}{x-a}$,$\dfrac{A}{(x-a)^k}$,$\dfrac{Mx+N}{x^2+px+q}$,$\dfrac{Mx+N}{(x^2+px+q)^k}$

(其中 A,a,M,N,p,q 为常数,k 为正整数,且 $p^2-4q<0$)的代数和. 下面举例说明有理真分式化为部分分式之和的方法.

例 4.28 将 $\dfrac{2x}{x^3-x^2+x-1}$ 分解为部分分式之和.

解 由前面定理,已知有理真分式可以化为下列部分分式之和

$$\frac{2x}{x^3-x^2+x-1}=\frac{2x}{(x-1)(x^2+1)}=\frac{A}{x-1}+\frac{Bx+C}{x^2+1}$$

式中 A、B、C 是待定常数. 上式右端通分,得

$$\frac{2x}{x^3-x^2+x-1}=\frac{(A+B)x^2+(C-B)x+A-C}{(x-1)(x^2+1)}$$

于是得到下列恒等式

$$2x=(A+B)x^2+(C-B)x+A-C$$

比较两端同次幂的系数,得到方程组

$$\begin{cases} A+B=0 \\ C-B=2 \\ A-C=0 \end{cases}$$

解之,得到 $A=1$,$B=-1$,$C=1$. 于是所求分解式为

$$\frac{2x}{x^3-x^2+x-1}=\frac{1}{x-1}+\frac{-x+1}{(x^2+1)}$$

上例介绍的方法称为待定系数法. 当我们把一个有理函数分解为一个多项式及一些部分分式之和以后,有理函数中只出现多项式及形如 $\dfrac{A}{x-a}$,$\dfrac{A}{(x-a)^k}$,$\dfrac{Mx+N}{x^2+px+q}$,$\dfrac{Mx+N}{(x^2+px+q)^k}$ 的部分分式,因此有理函数的积分问题最终归结为如下四种部分分式的积分问题.

(1) $\displaystyle\int\frac{A}{x-a}\mathrm{d}x=A\ln|x-a|+C$;

(2) $\displaystyle\int\frac{A}{(x-a)^k}\mathrm{d}x=\frac{A}{1-k}(x-a)^{1-k}+C$(其中 $k>1$);

(3) 当 $p^2-4q<0$ 时,考虑到

$x^2+px+q=(x+\dfrac{p}{2})^2+q-\dfrac{p^2}{4}=(x+\dfrac{p}{2})^2+a^2$,其中 $a^2=q-\dfrac{p^2}{4}$,又

$Mx+N=M(x+\dfrac{p}{2})+N-\dfrac{1}{2}Mp=M(x+\dfrac{p}{2})+B$,所以有

$$\int\frac{Mx+N}{x^2+px+q}\mathrm{d}x=\int\frac{M(x+\frac{p}{2})}{x^2+px+q}\mathrm{d}x+\int\frac{B}{(x+\frac{p}{2})^2+a^2}\mathrm{d}x$$

$$= \frac{M}{2}\ln(x^2 + px + q) + \frac{B}{a}\arctan\frac{2x+p}{2a} + C$$

（4）当 $k \geq 2$ 时，由（3）中的推导，知

$$\int \frac{Mx+N}{(x^2+px+q)^k}\mathrm{d}x = \frac{-M}{2(k-1)(x^2+px+q)^{k-1}} + \int \frac{B}{\left[(x+\frac{p}{2})^2 + a^2\right]^k}\mathrm{d}x$$

为求上式右端的积分，可令 $x + \frac{p}{2} = a\tan t$，则

$$\int \frac{B}{\left[(x+\frac{p}{2})^2 + a^2\right]^k}\mathrm{d}x = \int \frac{B \cdot a\sec^2 t}{a^{2k}\sec^{2k}t}\mathrm{d}t = \frac{B}{a^{2k-1}}\int \cos^{2k-2}t\mathrm{d}t$$

而对于形如 $I_{2n} = \int \cos^{2n}x\mathrm{d}x = \int \cos^{2n-1}x\mathrm{d}(\sin x)$ 的积分可由通过分部积分得到的递推公式而最终求出，因此第四种形式的积分可以用上述方法求得.

总之，各项部分分式的积分都能求出，且结果都是初等函数. 从理论上说，实系数多项式 $Q(x)$ 在实数范围内总可以分解成一次因式和二次质因式的乘积，从而有理函数 $\frac{P(x)}{Q(x)}$ 总可以分解成多项式与部分分式之和，因此有理函数的原函数都是初等函数.

例 4.29 求 $\int \frac{5x-3}{x^2-6x-7}\mathrm{d}x$.

解 设 $\dfrac{5x-3}{x^2-6x-7} = \dfrac{5x-3}{(x-7)(x+1)} = \dfrac{A}{x-7} + \dfrac{B}{x+1}$

用上述方法解得 $A=4, B=1$. 因此

$$\int \frac{5x-3}{x^2-6x-7}\mathrm{d}x = \int \left(\frac{4}{x-7} + \frac{1}{x+1}\right)\mathrm{d}x = \ln\left|(x-7)^4(x+1)\right| + C$$

例 4.30 求 $\int \frac{x+4}{x^3+2x-3}\mathrm{d}x$.

解 设 $\dfrac{x+4}{x^3+2x-3} = \dfrac{x+4}{(x-1)(x^2+x+3)} = \dfrac{A}{x-1} + \dfrac{Bx+C}{x^2+x+3}$

用上述方法解得 $A=1, B=-1, C=-1$. 因此

$$\int \frac{x+4}{x^3+2x-3}\mathrm{d}x = \int \frac{\mathrm{d}x}{x-1} - \int \frac{x+1}{x^2+x+3}\mathrm{d}x = \ln|x-1| - \frac{1}{2}\int\frac{(2x+1)\mathrm{d}x}{x^2+x+3} - \frac{1}{2}\int\frac{\mathrm{d}x}{x^2+x+3}$$

$$= \ln|x-1| - \frac{1}{2}\ln(x^2+x+3) - \frac{1}{\sqrt{11}}\arctan\frac{2x+1}{\sqrt{11}} + C$$

一般说来，有理函数的积分如果分母能分解成一次或二次因式，则相应的不定积分计算过程是机械的，但又是相当麻烦的.

二、三角函数有理式的积分

三角函数有理式是指由三角函数经有限次四则运算所构成的函数，下面举例说明三角函数有理式的积分.

例 4.31　求 $\int \dfrac{dx}{1+\sin x + \cos x}$.

解　由三角学知识知道，$\sin x$ 与 $\cos x$ 都可以用 $\tan\dfrac{x}{2}$ 的有理式表示，即

$$\sin x = 2\sin\frac{x}{2}\cos\frac{x}{2} = \frac{2\tan\dfrac{x}{2}}{\sec^2\dfrac{x}{2}} = \frac{2\tan\dfrac{x}{2}}{1+\tan^2\dfrac{x}{2}}$$

$$\cos x = \cos^2\frac{x}{2} - \sin^2\frac{x}{2} = \frac{1-\tan^2\dfrac{x}{2}}{\sec^2\dfrac{x}{2}} = \frac{1-\tan^2\dfrac{x}{2}}{1+\tan^2\dfrac{x}{2}}$$

所以，如果作变换 $u = \tan\dfrac{x}{2}$，那么

$$\sin x = \frac{2u}{1+u^2}, \qquad \cos x = \frac{1-u^2}{1+u^2}$$

而 $x = 2\arctan u$，从而

$$dx = \frac{2}{1+u^2}du$$

于是

$$\int \frac{dx}{1+\sin x+\cos x} = \int \frac{\dfrac{2du}{1+u^2}}{1+\dfrac{2u}{1+u^2}+\dfrac{1-u^2}{1+u^2}} = \int \frac{du}{1+u} = \ln|1+u| + C = \ln\left|1+\tan\frac{x}{2}\right| + C$$

由于 $\tan x, \cot x, \sec x, \csc x$ 都可以用 $\sin x, \cos x$ 的有理式表示，所以任何三角函数都可以用正弦函数与余弦函数的有理式表出，所以变量代换 $u = \tan\dfrac{x}{2}$ 对三角函数有理式的积分都可以应用. 但应该根据被积函数的具体情况选择最合适的变量代换.

例 4.32　求 $\int \dfrac{dx}{\sin^4 x}$.

解　可以用上述变量代换 $u = \tan\dfrac{x}{2}$，也可以用下列变量代换 $u = \tan x$，则有 $\sin x = \dfrac{u}{\sqrt{1+u^2}}$，$dx = \dfrac{1}{1+u^2}du$，所以

$$原式 = \int \frac{1}{\left(\dfrac{u}{\sqrt{1+u^2}}\right)^4} \cdot \frac{1}{1+u^2}\,du = \int \frac{1+u^2}{u^4}\,du$$

$$= -\frac{1}{3u^3} - \frac{1}{u} + C = -\frac{1}{3}\cot^3 x - \cot x + C$$

三、简单无理函数的积分

有的无理函数的积分，经过适当的变换后，可以化为有理函数的积分，下面举例说明.

例 4.33　求 $\displaystyle\int\frac{dx}{\sqrt{x+1}-\sqrt[3]{x+1}}$.

解　令 $t=\sqrt[6]{x+1}$，则 $x=t^6-1$，$dx=6t^5dt$

$$\int\frac{dx}{\sqrt{x+1}-\sqrt[3]{x+1}}=\int\frac{6t^5}{t^3-t^2}dt=6\int\frac{t^3}{t-1}dt=6\int(t^2+t+1+\frac{1}{t-1})\,dt$$

$$=6(\frac{1}{3}t^3+\frac{1}{2}t^2+t+\ln|t-1|)+C$$

把 $t=\sqrt[6]{x+1}$ 代入即得

$$\int\frac{dx}{\sqrt{x+1}-\sqrt[3]{x+1}}=6(\frac{1}{3}\sqrt{x+1}+\frac{1}{2}\sqrt[3]{x+1}+\sqrt[6]{x+1}+\ln\left|\sqrt[6]{x+1}-1\right|)+C$$

例 4.34　化无理函数积分 $\displaystyle\int\frac{dx}{\sqrt[3]{(x-1)(x+1)^2}}$ 为有理函数积分.

解　将 $\dfrac{1}{\sqrt[3]{(x-1)(x+1)^2}}$ 写成 $\sqrt[3]{\dfrac{x+1}{x-1}}\cdot\dfrac{1}{x+1}$，令 $\sqrt[3]{\dfrac{x+1}{x-1}}=t$

解得 $x=\dfrac{t^3+1}{t^3-1}$，代入原积分，得

$$\int\frac{dx}{\sqrt[3]{(x-1)(x+1)^2}}=-3\int\frac{dt}{t^3-1}=-3\int\frac{-\frac{1}{3}t-\frac{2}{3}}{t^2+t+1}dt-3\int\frac{\frac{1}{3}}{t-1}dt=\int\frac{t+2}{t^2+t+1}dt-\int\frac{1}{t-1}dt$$

$$=\frac{1}{2}\int\frac{2t+1}{t^2+t+1}dt+\frac{3}{2}\int\frac{1}{t^2+t+1}dt-\int\frac{1}{t-1}dt$$

$$=\frac{1}{2}\ln|t^2+t+1|+\sqrt{3}\arctan\frac{2t+1}{\sqrt{3}}-\ln|t-1|+C$$

$$=\frac{1}{2}\ln\left|\sqrt[3]{(\frac{x+1}{x-1})^2}+\sqrt[3]{\frac{x+1}{x-1}}+1\right|+\sqrt{3}\arctan\frac{2\sqrt[3]{\frac{x+1}{x-1}}+1}{\sqrt{3}}-\ln\left|\sqrt[3]{\frac{x+1}{x-1}}-1\right|+C$$

第五节　积分表的使用

用前面介绍的几种基本的积分法，可解决一部分不定积分的计算问题. 为了使用方便，人们将一些函数的不定积分汇编成积分表. 本书后面列出的"简明积分表"是按被积函数的类型编排的. 下面举例说明积分表的使用方法.

例 4.35　查表求 $\displaystyle\int\frac{dx}{x(3+2x)^2}$.

解　被积函数含有 $a+bx$，在积分表第（一）类中查得公式 8，于是

$$\int\frac{dx}{x(3+2x)^2}=\frac{1}{3(3+2x)}-\frac{1}{9}\ln\left|\frac{3+2x}{x}\right|+C$$

例 4.36 查表求 $\int \dfrac{\mathrm{d}x}{5-3\sin x}$.

解 被积函数含有三角函数，在积分表第（十）类中查得关于 $\int \dfrac{\mathrm{d}x}{a+b\sin x}$ 的公式有 83、84 两个. 至于选用哪个视 $a^2>b^2$ 还是 $a^2<b^2$ 来确定.

由 $a=5,b=-3$ 知 $a^2>b^2$，所以用公式 83，于是

$$\int \frac{\mathrm{d}x}{5-3\sin x}=\frac{2}{\sqrt{5^2-(-3)^2}}\arctan\frac{5\tan\frac{x}{2}-3}{\sqrt{5^2-(-3)^2}}+C=\frac{1}{2}\arctan\frac{5\tan\frac{x}{2}-3}{4}+C$$

例 4.37 查表求 $\int x^3\ln^2 x\,\mathrm{d}x$.

解 在积分表第（十三）类中查的公式 111，即

$$\int x^m\ln^n x\,\mathrm{d}x=\frac{x^{m+1}}{m+1}\ln^n x-\frac{n}{m+1}\int x^m\cdot\ln^{n-1}x\,\mathrm{d}x$$

就本例而言，利用该公式并不能求出最后结果，但是可以使被积函数中的 $\ln x$ 的幂指数减少，重复使用公式 111，直至求出最后结果.

由于 $m=3,n=2$，两次运用公式 111，得

$$\int x^3\ln^2 x\,\mathrm{d}x=\frac{x^4}{4}\ln^2 x-\frac{1}{2}\int x^3\ln x\,\mathrm{d}x=\frac{x^4}{4}\ln^2 x-\frac{1}{2}(\frac{x^4}{4}\ln x-\frac{1}{4}\int x^3\mathrm{d}x)$$

$$=\frac{x^4}{4}\ln^2 x-\frac{x^4}{8}\ln x+\frac{1}{32}x^4+C$$

习 题 四

1. 用直接积分法求下列各积分

（1）$\int(x^3-3x^2-4)\mathrm{d}x$；　　　　（2）$\int(2^x+x^2)\mathrm{d}x$；

（3）$\int\dfrac{\mathrm{d}x}{\sqrt{5gx}}$；　　　　（4）$\int\sqrt{x}(x-3)\mathrm{d}x$；

（5）$\int\tan^2 x\,\mathrm{d}x$；　　　　（6）$\int\dfrac{x^4-2x^2+5x-3}{x^2}\mathrm{d}x$；

（7）$\int e^x(3+e^{-x})\mathrm{d}x$；　　　　（8）$\int\sin^2\dfrac{x}{2}\mathrm{d}x$；

（9）$\int\dfrac{(1+\sqrt{x})^2}{\sqrt{x}}\mathrm{d}x$；　　　　（10）$\int\dfrac{1+2x}{x^2}\mathrm{d}x$；

（11）$\int\dfrac{\cos 2x}{\cos x-\sin x}\mathrm{d}x$；　　　　（12）$\int(\dfrac{1}{x^2}-\sin x+\cos\dfrac{\pi}{3})\mathrm{d}x$；

（13）$\int\dfrac{\sqrt{1+x^2}}{\sqrt{1-x^4}}\mathrm{d}x$；　　　　（14）$\int\dfrac{\cos 2x}{\cos^2 x\sin^2 x}\mathrm{d}x$；

（15）$\displaystyle\int\frac{1+\cos^2 x}{1+\cos 2x}dx$ ；

（16）$\displaystyle\int\frac{dx}{\sin^2\frac{x}{2}\cos^2\frac{x}{2}}$.

2. 用换元法求下列不定积分

（1）$\displaystyle\int\left(\cos 4x+\sin\frac{x}{3}\right)dx$ ；

（2）$\displaystyle\int(x^2-3x+2)^3(2x-3)dx$ ；

（3）$\displaystyle\int\frac{x}{\sqrt{x^2-2}}dx$ ；

（4）$\displaystyle\int\frac{\cos x}{\sqrt{\sin^3 x}}dx$ ；

（5）$\displaystyle\int\frac{\sin x}{\cos^2 x}dx$ ；

（6）$\displaystyle\int\frac{1-\sin x}{\cos^2 x}dx$ ；

（7）$\displaystyle\int\frac{2+\ln x}{x}dx$ ；

（8）$\displaystyle\int\frac{dx}{x\ln x\ln(\ln x)}$ ；

（9）$\displaystyle\int\frac{dx}{x(1+\ln x)}$ ；

（10）$\displaystyle\int\frac{\sin x}{a+b\cos x}dx$ ；

（11）$\displaystyle\int\frac{dx}{x(1+\ln^2 x)}$ ；

（12）$\displaystyle\int\frac{\sin x}{a^2+b^2\cos^2 x}dx$ ；

（13）$\displaystyle\int\cos x\,e^{\sin x}dx$ ；

（14）$\displaystyle\int\frac{1}{x^2}e^{-\frac{1}{x}}dx$ ；

（15）$\displaystyle\int\frac{x}{\sin^2(x^2+1)}dx$ ；

（16）$\displaystyle\int\frac{dx}{\sqrt{25-9x^2}}$ ；

（17）$\displaystyle\int\frac{e^x}{\sqrt{1-e^{2x}}}dx$ ；

（18）$\displaystyle\int\frac{2x-1}{\sqrt{1-x^2}}dx$ ；

（19）$\displaystyle\int\frac{1-x}{\sqrt{9-4x^2}}dx$ ；

（20）$\displaystyle\int\sin^3 2x\,dx$ ；

（21）$\displaystyle\int\sin 5x\sin 7x\,dx$ ；

（22）$\displaystyle\int\sin 2x\cos 3x\,dx$ ；

（23）$\displaystyle\int\frac{dx}{1+\sqrt[3]{x+1}}$ ；

（24）$\displaystyle\int\frac{\sqrt{1+x}-1}{\sqrt{1+x}+1}dx$ ；

（25）$\displaystyle\int\frac{e^x+\sin x}{\sqrt{e^x-\cos x}}dx$ ；

（26）$\displaystyle\int\frac{(\sqrt{x})^3-\sqrt{x}}{6\sqrt[3]{x}}dx$ ；

（27）$\displaystyle\int\frac{\sqrt{x^2-9}}{x}dx$ ；

（28）$\displaystyle\int\frac{x^2}{\sqrt{9-x^2}}dx$ ；

（29）$\displaystyle\int\frac{dx}{\sqrt{9+4x^2}}$ ；

（30）$\displaystyle\int\frac{e^x+1}{e^x-1}dx$ ；

（31）$\displaystyle\int\frac{dx}{\sqrt{x^2+2x+2}}$ ；

（32）$\displaystyle\int\frac{dx}{x^2+4x-5}$.

3. 用分部积分法求下列积分

（1）$\displaystyle\int\arccos x\,dx$ ；

（2）$\displaystyle\int x\sin x\,dx$ ；

（3）$\displaystyle\int xe^{-x}dx$ ；

（4）$\displaystyle\int(e^x+2x)^2dx$ ；

（5）$\int x\ln^2 x\mathrm{d}x$ ；

（6）$\int\dfrac{\ln x}{\sqrt{x}}\mathrm{d}x$ ；

（7）$\int \mathrm{e}^{\sqrt{x}}\mathrm{d}x$ ；

（8）$\int x\tan^2 x\mathrm{d}x$ ；

（9）$\int \mathrm{e}^{2x}\cos 3x\mathrm{d}x$ ；

（10）$\int(2x+1)\arctan x\mathrm{d}x$ ；

（11）$\int\sqrt{x^2-9}\mathrm{d}x$ ；

（12）$\int\ln(x+\sqrt{1+x^2})\,\mathrm{d}x$ ．

4. 求下列特殊类型函数的积分

（1）$\int\dfrac{x\mathrm{d}x}{(x+1)(x+2)(x+3)}$ ；

（2）$\int\dfrac{1}{x(x-1)^2}\mathrm{d}x$ ；

（3）$\int\dfrac{\mathrm{d}x}{(x^2+1)(x^2+x)}$ ；

（4）$\int\dfrac{1}{(1+2x)(1+x^2)}\mathrm{d}x$ ；

（5）$\int\dfrac{\mathrm{d}x}{3+\sin^2 x}$ ；

（6）$\int\dfrac{\mathrm{d}x}{3+\cos x}$ ；

（7）$\int\dfrac{1+\sin x}{\sin 3x+\sin x}\mathrm{d}x$ ；

（8）$\int\dfrac{\sin x}{1+\sin x+\cos x}\mathrm{d}x$ ；

（9）$\int\dfrac{\sqrt{x+1}-1}{\sqrt{x+1}+1}\mathrm{d}x$ ；

（10）$\int\dfrac{\mathrm{d}x}{\sqrt{(x-a)(b-x)}}$ ；

（11）$\int\dfrac{1}{x}\sqrt{\dfrac{1+x}{x}}\mathrm{d}x$ ；

（12）$\int\dfrac{1}{1+\mathrm{e}^{\frac{x}{2}}+\mathrm{e}^{\frac{x}{3}}+\mathrm{e}^{\frac{x}{6}}}\mathrm{d}x$ ．

5. 利用积分表求下列积分

（1）$\int\dfrac{\mathrm{d}x}{(1+x^2)^3}$ ；

（2）$\int\dfrac{\sqrt{x^2-4}}{x}\mathrm{d}x$ ；

（3）$\int\dfrac{x^3}{\sqrt{3+2x}}\mathrm{d}x$ ；

（4）$\int\dfrac{2}{x^2\sqrt{1-x^2}}\mathrm{d}x$ ；

（5）$\int\dfrac{1}{1+2x+4x^2}\mathrm{d}x$ ；

（6）$\int(1+x^2)\arccos\dfrac{x}{2}\mathrm{d}x$ ．

（7）$\int(2-\mathrm{e}^{2x})\sin 3x\mathrm{d}x$ ；

（8）$\int(1+\ln x)^2\mathrm{d}x$ ．

第五章

定积分及其应用

前面我们已经学习了不定积分，现在我们学习一元函数积分学中另一个基本内容——定积分. 定积分在自然科学及医药学等领域都有着广泛的应用，如曲线的弧长、平面图形的面积、旋转体的体积、变力做功、连续函数的平均值等都可以归结为定积分问题. 本章着重讨论它的概念、性质、计算及应用.

第一节 定积分的概念和性质

一、两个实例

1. 曲边梯形的面积

所谓**曲边梯形**是指这样的四边形，其中三条边 AB ，BC ，AD 是直线段，且 BC 和 AD 都垂直于 AB ，另一边 DC 是一段连续曲线，为便于讨论，我们取 AB 为 x 轴， AD ,BC 两边的方程分别为 $x=a$ 和 $x=b$ ， DC 的方程为 $y=f(x) \geqslant 0$ ，如图 5-1 所示.

事实上，平面曲线所围成图形的面积总可化为几个曲边梯形面积的代数和，如图 5-2 所示. 曲边图形 $DFCE$ 的面积等于曲边梯形 $ABCED$ 的面积减去曲边梯形 $ABCFD$ 的面积. 因此，计算平面图形的面积问题，实际上可归结为求曲边梯形的面积.

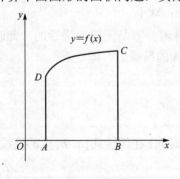

图 5-1 曲边梯形

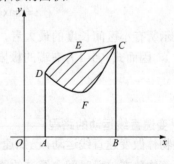

图 5-2 曲边梯形面积的代数和

下面讨论曲边梯形面积的求法. 由于曲边梯形有一条曲边，就不能简单地像矩形那样用"底乘高"来求其面积了. 然而，由于曲边梯形的"高" $f(x)$ 在闭区间 $[a, b]$ 上是连续变化的，如果把区间 $[a, b]$ 任意分成 n 个小区间，相应地作出 n 个小曲边梯形，那么 $f(x)$ 在每一个小区间上变化不大，可以近似地看做不变．这样，每一个小曲边梯形的面积便可近似地用小矩形的面积来代替．把这些小矩形的面积加起来，就可得到整个曲边梯形面积的近似值，如图 5-3 所示．显然，把区间 [a, b] 分割得越细，所得面积的近似程度就越高．因此，我们可以把曲边梯形的面积定义为当区间 [a, b] 无限细分时，小矩形面积和的极限．

上述解决问题的思路可归为四步：

（1）分割，即把曲边梯形分割为 n 个小曲边梯形．为此，在区间 [a, b] 插入 $n-1$ 个分点

$$a = x_0 < x_1 < x_2 < \cdots < x_{n-1} < x_n = b$$

把区间 [a, b] 分割成 n 个小区间 $[x_{i-1}, x_i]$，它们的长度为

$$\Delta x_i = x_i - x_{i-1} \quad (i = 1, 2, \cdots, n)$$

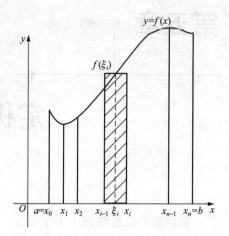

图 5-3　曲边梯形面积的近似值

过每一个分点 x_i 作平行于 y 轴的直线与曲线相交，这样便把曲边梯形分成 n 个小曲边梯形，各个小曲边梯形的面积记为

$$\Delta A_i \quad (i = 1, 2, \cdots, n)$$

（2）近似代替，即用小矩形的面积近似代替小曲边梯形的面积，求出各小曲边梯形面积的近似值．为此，我们在每个小区间 $[x_{i-1}, x_i]$ 上任取一点 ξ_i，以函数值 $f(\xi_i)$ 为高，相应小区间长 Δx_i 为底的小矩形的面积 $f(\xi_i)\Delta x_i$ 去代替小曲边梯形的面积，即

$$\Delta A_i \approx f(\xi_i)\Delta x_i \quad (x_{i-1} \leqslant \xi_i \leqslant x_i, \ i = 1, 2, \cdots, n)$$

（3）求和，即把每个小矩形的面积相加，得到曲边梯形面积 A 的近似值，即

$$A = \sum_{i=1}^{n} \Delta A_i \approx \sum_{i=1}^{n} f(\xi_i)\Delta x_i \tag{5-1}$$

（4）取极限，记

$$\lambda = \max\{\Delta x_1, \Delta x_2, \cdots, \Delta x_i, \cdots, \Delta x_n\}$$

即 λ 表示所有小区间长度的最大者，当 $\lambda \to 0$ 时，就意味着分割是无限地进行的（此时必有 $n \to \infty$），因而式（5-1）右端的极限便是曲边梯形面积 A 的精确值，即

$$A = \lim_{\lambda \to 0} \sum_{i=1}^{n} f(\xi_i)\Delta x_i \tag{5-2}$$

2. 变速直线运动的路程

设物体做变速直线运动，已知速度 $v = v(t) \geqslant 0$，它是时间 t 在闭区间 [a, b] 上的连续函数，如何计算物体在这段时间内经过的路程呢？

大家熟知，等速运动路程的计算公式为

路程＝速度×时间

对于变速运动的路程，虽不能直接应用上式计算，但由于速度函数是连续的，在很短的一段时间内，速度变化不大，近似等速．因此，我们可仿照解决第一个问题的思路来求路程．

（1）分割，即分总路程为 n 段小路程. 为此，在时间区间 $[a, b]$ 内插入 $n-1$ 个分点

$$a = t_0 < t_1 < t_2 < \cdots < t_{n-1} < t_n = b$$

得到 n 小段时间区间 $[t_{i-1}, t_i]$，每小段时间长为

$$\Delta t_i = t_i - t_{i-1} \quad (i = 1, 2, \cdots, n)$$

相应的路程为 $\Delta s_i (i = 1, 2, \cdots, n)$.

（2）近似代替，即把每小段时间区间内物体的运动看做匀速运动，算出每小段路程的近似值. 为此，我们在时间区间 $[t_{i-1}, t_i]$ 内任取一时刻 $\tau_i (t_{i-1} \leqslant \tau_i \leqslant t_i)$，以此时刻的速度 $v(\tau_i)$ 代替该区间上各个时刻的速度，这样，路程 Δs_i 的近似值为

$$\Delta s_i \approx v(\tau_i) \Delta t_i \quad (i = 1, 2, \cdots, n)$$

（3）求和，即把各小段路程的近似值相加，得到总路程 s 的近似值，即

$$s = \sum_{i=1}^{n} \Delta s_i \approx \sum_{i=1}^{n} v(\tau_i) \Delta t_i$$

（4）取极限，便可得到总路程 s 的精确值，即

$$s = \lim_{\lambda \to 0} \sum_{i=1}^{n} v(\tau_i) \Delta t_i \tag{5-3}$$

其中 λ 表示 $\Delta t_i (i = 1, 2, \cdots, n)$ 中的最大值.

二、定积分的定义

从上述两例看出，所求的量（面积或路程）决定于一个连续函数（变高 $y = f(x)$ 或变速 $v = v(t)$）及其自变量的变化范围（x 或 t 的变化区间 $[a, b]$）. 计算这些量都通过"分割、近似代替、求和、取极限"四步，将所求的量归结为具有相同结构的一种和式的极限.

抛开这些问题的具体意义，抓住它在数量关系上的共性，便抽象出定积分的概念.

定义 5.1　设函数 $f(x)$ 在闭区间 $[a, b]$ 上有定义，在 $[a, b]$ 内任意插入 $n-1$ 个分点

$$a = x_0 < x_1 < x_2 < \cdots < x_{n-1} < x_n = b$$

把区间 $[a, b]$ 分成 n 个小区间 $[x_{i-1}, x_i]$，各小区间的长度分别为

$$\Delta x_i = x_i - x_{i-1} \quad (i = 1, 2, \cdots, n)$$

在每个小区间 $[x_{i-1}, x_i]$ 上任取一点 ξ_i，并作和式

$$\sum_{i=1}^{n} f(\xi_i) \Delta x_i$$

记 $\lambda = \max\{\Delta x_1, \Delta x_2, \cdots, \Delta x_i, \cdots, \Delta x_n\}$，如果不论小区间怎样分割及 ξ_i 怎样选取，极限

$$I = \lim_{\lambda \to 0} \sum_{i=1}^{n} f(\xi_i) \Delta x_i$$

总存在，则称极限 I 为函数 $f(x)$ 在区间 $[a, b]$ 上的**定积分**（definite integral），这时，也称 $f(x)$ 在 $[a, b]$ 上可积，记为 $\int_a^b f(x) \mathrm{d}x$，即

$$I = \int_a^b f(x)\mathrm{d}x = \lim_{\lambda \to 0}\sum_{i=1}^n f(\xi_i)\Delta x_i \qquad (5\text{--}4)$$

其中 $f(x)$ 称为**被积函数**；$f(x)\mathrm{d}x$ 称为**被积式**；x 称为**积分变量**；a 和 b 分别称为**积分下限**和**积分上限**（lower and upper limits of integration）；区间 $[a, b]$ 称为**积分区间**（integral interval）；和式 $\sum_{i=1}^n f(\xi_i)\Delta x_i$ 称为**积分和**（integral sum）.

由定积分的定义可知，定积分 $\int_a^b f(x)\mathrm{d}x$ 的值仅与被积函数 $f(x)$ 和积分区间 $[a, b]$ 有关，而与积分变量的记号无关，即

$$\int_a^b f(x)\mathrm{d}x = \int_a^b f(t)\mathrm{d}t = \int_a^b f(u)\mathrm{d}u \qquad (5\text{--}5)$$

为了应用的方便，我们规定

$$\int_a^a f(x)\mathrm{d}x = 0 , \quad \int_a^b f(x)\mathrm{d}x = -\int_b^a f(x)\mathrm{d}x$$

若 $f(x)$ 在区间 $[a, b]$ 上的定积分存在，则称函数 $f(x)$ 在区间 $[a, b]$ 上**可积**，在前述两个例子中的函数 $f(x)$ 和 $v(t)$ 都要求是连续的，而定积分的定义中并不要求被积函数一定连续，但可以证明，若 $f(x)$ 在区间 $[a, b]$ 上连续，则一定可积.

根据定积分的定义，前述两个实际问题，可分别表述如下：

当 $f(x) \geqslant 0$ 时，曲线 $y = f(x)$，x 轴和直线 $x = a$，$x = b$ 所围成的曲边梯形的面积 A 等于函数 $f(x)$ 在区间 $[a, b]$ 上的定积分，即

$$A = \int_a^b f(x)\mathrm{d}x$$

当 $v(t) \geqslant 0$ 时，在时间区间 $[a, b]$ 上做变速直线运动的物体所经过的路程 s 等于速度函数 $v(t)$ 在区间 $[a, b]$ 上的定积分，即

$$s = \int_a^b v(t)\mathrm{d}t$$

三、定积分的几何意义

若在区间 $[a, b]$ 上 $f(x) \geqslant 0$，则定积分 $\int_a^b f(x)\mathrm{d}x$ 在几何上表示曲线 $y = f(x)$，直线 $x = a$，$x = b$ 及 x 轴所围成的曲边梯形的面积. 若在 $[a, b]$ 上 $f(x) < 0$，则定积分 $\int_a^b f(x)\mathrm{d}x < 0$，此时，曲边梯形位于 x 轴下方，它在几何上表示上述曲边梯形面积的负值.

一般地，若函数 $f(x)$ 图形的某些部分在 x 轴上方，而有些部分在 x 轴下方，如图 5–4 所示. 此时定积分 $\int_a^b f(x)\mathrm{d}x$ 表示区间 $[a, b]$ 上各个曲边梯形面积的代数和.

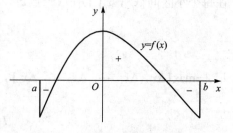

图 5–4 定积分的几何意义

为了加深对定积分概念的理解，我们举一个根据定义计算定积分的例子.

例 5.1 根据定义计算定积分 $\int_0^1 x^2 \mathrm{d}x$.

解 因为被积函数 $f(x) = x^2$ 在 $[0, 1]$ 上是连续的，故可积，从而积分值与区间 $[0, 1]$ 的分割及点 ξ_i 的取法无关. 为了便于计算，把区间 $[0, 1]$ 分成 n 等份，每个小区间的长度都等于 $\frac{1}{n}$，分点仍记为

$$0 = x_0 < x_1 < x_2 < \cdots < x_{n-1} < x_n = 1$$

并取 $\xi_i = x_i (i = 1, 2, \cdots, n)$，得积分和

$$\sum_{i=1}^n f(\xi_i) \Delta x_i = \sum_{i=1}^n \xi_i^2 \Delta x_i = \sum_{i=1}^n x_i^2 \Delta x_i = \sum_{i=1}^n (\frac{i}{n})^2 \frac{1}{n}$$

$$= \frac{1}{n^3} \sum_{i=1}^n i^2 = \frac{1}{n^3} \frac{1}{6} n(n+1)(2n+1) = \frac{1}{6}(1+\frac{1}{n})(2+\frac{1}{n})$$

令 $n \to \infty$（此时各小区间的长度都趋于零，故 $\lambda \to 0$），对上式取极限，由定积分的定义，得

$$\int_0^1 x^2 \mathrm{d}x = \lim_{\lambda \to 0} \sum_{i=1}^n \xi_i^2 \Delta x_i = \lim_{n \to +\infty} \frac{1}{6}(1+\frac{1}{n})(2+\frac{1}{n}) = \frac{1}{3}$$

四、定积分的性质

假定所讨论的定积分都是存在的，根据定积分的定义以及极限运算的法则，可推得定积分的以下几个性质.

性质 1 被积函数的常数因子可以提到积分号外面，即

$$\int_a^b kf(x)\mathrm{d}x = k \int_a^b f(x)\mathrm{d}x \quad (k \text{ 为常数})$$

性质 2 两个（或有限个）函数代数和的定积分等于它们的定积分的代数和，即

$$\int_a^b [f_1(x) \pm f_2(x)]\mathrm{d}x = \int_a^b f_1(x)\mathrm{d}x \pm \int_a^b f_2(x)\mathrm{d}x$$

性质 3 若在 $[a, b]$ 上，$f(x) \equiv k$，则有

$$\int_a^b f(x)\mathrm{d}x = \int_a^b k\mathrm{d}x = k(b-a)$$

性质 4 对于任意三个实数 a, b, c，恒有

$$\int_a^b f(x)\mathrm{d}x = \int_a^c f(x)\mathrm{d}x + \int_c^b f(x)\mathrm{d}x$$

性质 5 如果在区间 $[a, b]$ 上有 $f(x) \leqslant g(x)$，则

$$\int_a^b f(x)\mathrm{d}x \leqslant \int_a^b g(x)\mathrm{d}x$$

性质 6 当 $a < b$ 时，恒有

$$\left| \int_a^b f(x)\mathrm{d}x \right| \leqslant \int_a^b |f(x)|\mathrm{d}x$$

性质 7 设在区间 $[a, b]$ 上函数 $f(x)$ 连续，其最大值和最小值分别是 M 和 m，则

$$m(b-a) \leqslant \int_a^b f(x)\mathrm{d}x \leqslant M(b-a)$$

证 因为 $m \leqslant f(x) \leqslant M$，由性质5，得

$$\int_a^b m\,dx \leqslant \int_a^b f(x)\,dx \leqslant \int_a^b M\,dx$$

即

$$m(b-a) \leqslant \int_a^b f(x)\,dx \leqslant M(b-a)$$

性质8（积分中值定理） 若函数 $f(x)$ 在区间 $[a,b]$ 上连续，则在该区间内至少存在一点 ξ，使得

$$\int_a^b f(x)\,dx = f(\xi)(b-a) \qquad (a < \xi < b) \qquad (5-6)$$

此式叫做积分中值公式.

证 因为函数 $f(x)$ 在区间 $[a, b]$ 上连续，所以 $f(x)$ 在 $[a, b]$ 上有最大值 M 和最小值 m，由性质7，得

$$m \leqslant \frac{\int_a^b f(x)\,dx}{b-a} \leqslant M$$

由于定值 $\dfrac{\int_a^b f(x)\,dx}{b-a}$ 介于函数 $f(x)$ 的最大值和最

小值之间，根据闭区间上连续函数的介值定理，可知在区间 (a, b) 内至少存在一点 ξ，使得

$$f(\xi) = \frac{\int_a^b f(x)\,dx}{b-a}$$

即

$$\int_a^b f(x)\,dx = f(\xi)(b-a) \qquad (a < \xi < b)$$

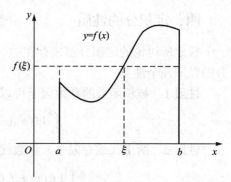

积分中值定理的几何意义是：在区间 (a, b) 内总可以找到一点 ξ，使得以曲线 $y = f(x)$ 为曲边的曲边梯形的面积，等于同一底边而高为 $f(\xi)$ 的矩形的面积，如图 5-5 所示.

图 5-5 积分中值定理的几何意义

第二节 定积分的计算

按定义计算定积分是困难的. 因此，需要解决定积分的计算问题.

一、微积分基本公式

1. 积分上限的函数及其导数

定积分 $\int_a^b f(x)\,dx$ 的值取决于被积函数 $f(x)$ 及积分区间 $[a, b]$，与积分变量的记号无关. 设 $f(x)$ 在区间 $[a,b]$ 上连续，现在让积分下限确定，积分上限在 $[a, b]$ 上变动，并记为 x，则对于该区间上的每一个 x 值，定积分 $\int_a^x f(t)\,dt$ 都有一个确定的值与之对应，所以定积分 $\int_a^x f(t)\,dt$ 是关于上限 x 的函数，记为 $\Phi(x)$，即

$$\Phi(x) = \int_a^x f(t)\mathrm{d}t \qquad (a \le x \le b)$$

在图 5-6 中，函数 $\Phi(x) = \int_a^x f(x)\mathrm{d}x$ 表示阴影曲边梯形的面积.

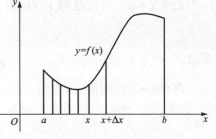

关于函数 $\Phi(x)$ 有如下重要定理：

定理 5.1 如果函数 $f(x)$ 在区间 $[a, b]$ 上连续，则积分上限的函数 $\Phi(x) = \int_a^x f(t)\mathrm{d}t$ 在区间 $[a, b]$ 上可导，且

$$\Phi'(x) = \frac{\mathrm{d}}{\mathrm{d}x}\int_a^x f(t)\mathrm{d}t = f(x) \qquad (5\text{-}7)$$

图 5-6 积分上限函数的图形

证 设 x 有改变量 Δx（如图 5-6 中 $\Delta x > 0$），则函数 $\Phi(x)$ 相应的改变量为

$$\Delta\Phi(x) = \Phi(x + \Delta x) - \Phi(x) = \int_a^{x+\Delta x} f(t)\mathrm{d}t - \int_a^x f(t)\mathrm{d}t = \int_x^{x+\Delta x} f(t)\mathrm{d}t$$

在区间 $[x, x + \Delta x]$ 上应用积分中值定理，有

$$\Delta\Phi(x) = \int_x^{x+\Delta x} f(t)\mathrm{d}t = f(\xi)\Delta x$$

即

$$\frac{\Delta\Phi(x)}{\Delta x} = f(\xi) \qquad (x < \xi < x + \Delta x)$$

根据导数的定义，并注意到 $f(x)$ 的连续性，当 $\Delta x \to 0$ 时，$\xi \to x$，得

$$\Phi'(x) = \lim_{\Delta x \to 0} \frac{\Delta\Phi(x)}{\Delta x} = \lim_{\xi \to x} f(\xi) = f(x)$$

定理 5.1 的重要意义在于它既肯定了连续函数必存在原函数，又揭示了不定积分与定积分之间的内在联系.

例 5.2 求函数 $\Phi(x) = \int_0^x t\,\mathrm{e}^t\,\mathrm{d}t$ 在 $x = 0$ 及 $x = 1$ 处的导数.

解 依定理 5.1，有

$$\Phi'(x) = \left[\int_0^x t\,\mathrm{e}^t\,\mathrm{d}t\right]' = x\mathrm{e}^x$$

故

$$\Phi'(0) = 0, \Phi'(1) = \mathrm{e}$$

2. 牛顿–莱布尼兹公式

定理 5.2（微积分基本定理） 如果函数 $F(x)$ 是连续函数 $f(x)$ 在区间 $[a, b]$ 上的任一原函数，则

$$\int_a^b f(x)\mathrm{d}x = F(b) - F(a) \qquad (5\text{-}8)$$

证 据所给条件，$F(x)$ 是 $f(x)$ 的一个原函数.
又根据定理 5.1，函数

$$\Phi(x) = \int_a^x f(t)\mathrm{d}t$$

也是 $f(x)$ 的一个原函数，于是

$$F(x) = \Phi(x) + C = \int_a^x f(t)\mathrm{d}t + C$$

若令 $x = a$，并注意到 $\int_a^a f(t)\mathrm{d}t = 0$，便得

$$C = F(a)$$

所以

$$F(x) = \int_a^x f(t)\mathrm{d}t + F(a)$$

再令 $x = b$，则得

$$F(b) = \int_a^b f(t)\mathrm{d}t + F(a)$$

从而得到

$$\int_a^b f(t)\mathrm{d}t = F(b) - F(a)$$

或

$$\int_a^b f(x)\mathrm{d}x = F(b) - F(a)$$

式（5–8）称为**牛顿-莱布尼兹公式**（Newton-Leibniz formula），又称微积分基本公式. 若引用记号

$$F(b) - F(a) = F(x)\Big|_a^b$$

则上述公式又可写成如下形式

$$\int_a^b f(x)\mathrm{d}x = F(x)\Big|_a^b = F(b) - F(a)$$

其中 $F(x)$ 是 $f(x)$ 的一个原函数.

例 5.3 $\int_0^1 x^2 \mathrm{d}x$

解 由于 $\frac{1}{3}x^3$ 是 x^2 的一个原函数，由式（5–8）便得

$$\int_0^1 x^2 \mathrm{d}x = \frac{1}{3}x^3 \Big|_0^1 = \frac{1}{3} - 0 = \frac{1}{3}$$

例 5.4 设 $f(x) = \begin{cases} 2x & 0 \leqslant x \leqslant 1 \\ x^2 & 1 < x \leqslant 2 \end{cases}$，求 $\int_0^2 f(x)\mathrm{d}x$.

解 $\int_0^2 f(x)\mathrm{d}x = \int_0^1 f(x)\mathrm{d}x + \int_1^2 f(x)\mathrm{d}x = \int_0^1 2x\mathrm{d}x + \int_1^2 x^2 \mathrm{d}x$

$$= x^2 \Big|_0^1 + \frac{1}{3}x^3 \Big|_1^2 = 1 + \frac{1}{3} \times (8-1) = 3\frac{1}{3}$$

例 5.5 计算 $\int_{-2}^1 |x|\mathrm{d}x$.

解 $\int_{-2}^1 |x|\mathrm{d}x = \int_{-2}^0 (-x)\mathrm{d}x + \int_0^1 x\mathrm{d}x = -\frac{1}{2}x^2 \Big|_{-2}^0 + \frac{1}{2}x^2 \Big|_0^1 = 0 + \frac{1}{2} \times (-2)^2 + \frac{1}{2} - 0 = 2\frac{1}{2}$

例 5.6 求 $\int_{-1}^1 \sqrt{x^2 - x^4}\,\mathrm{d}x$.

解　$\displaystyle\int_{-1}^{1}\sqrt{x^2-x^4}\,\mathrm{d}x=\int_{-1}^{1}|x|\sqrt{1-x^2}\,\mathrm{d}x=\int_{-1}^{0}(-x)\sqrt{1-x^2}\,\mathrm{d}x+\int_{0}^{1}x\sqrt{1-x^2}\,\mathrm{d}x$

$$=\frac{1}{2}\int_{-1}^{0}\sqrt{1-x^2}\,\mathrm{d}(1-x^2)-\frac{1}{2}\int_{0}^{1}\sqrt{1-x^2}\,\mathrm{d}(1-x^2)$$

$$=\frac{1}{3}(1-x^2)^{\frac{3}{2}}\Big|_{-1}^{0}-\frac{1}{3}(1-x^2)^{\frac{3}{2}}\Big|_{0}^{1}=\frac{1}{3}+\frac{1}{3}=\frac{2}{3}$$

二、定积分的换元法和分部法

根据微积分基本公式，定积分的计算问题原则上已经解决，但为了计算的方便，通常主要利用定积分的换元积分法与分部积分法.

1. 定积分的换元积分法

定理 5.3　假设

（1）函数 $f(x)$ 在区间 $[a, b]$ 上连续；

（2）函数 $x=\varphi(t)$ 在区间 $[\alpha, \beta]$ 上是单值的且有连续导数；

（3）当 t 在区间 $[\alpha, \beta]$ 上变化时，$x=\varphi(t)$ 的值在 $[a, b]$ 上连续变化，且 $\varphi(\alpha)=a$，$\varphi(\beta)=b$，

则有

$$\int_{a}^{b}f(x)\mathrm{d}x=\int_{\alpha}^{\beta}f[\varphi(t)]\varphi'(t)\mathrm{d}t \tag{5-9}$$

式（5-9）就是定积分的**换元公式**. 下面通过例题说明此公式的使用方法.

例 5.7　求 $\displaystyle\int_{0}^{4}\frac{x+2}{\sqrt{2x+1}}\mathrm{d}x$.

解　令 $\sqrt{2x+1}=t$，则 $x=\dfrac{t^2-1}{2}$，$\mathrm{d}x=t\mathrm{d}t$，当 $x=0$ 时，$t=1$；当 $x=4$ 时，$t=3$.

于是

$$\int_{0}^{4}\frac{x+2}{\sqrt{2x+1}}\mathrm{d}x=\int_{1}^{3}\frac{\frac{1}{2}(t^2-1)+2}{t}t\mathrm{d}t=\frac{1}{2}\int_{1}^{3}(t^2+3)\mathrm{d}t=\frac{1}{2}\left(\frac{t^3}{3}+3t\right)\Big|_{1}^{3}=\frac{22}{3}$$

例 5.8　求 $\displaystyle\int_{0}^{a}\sqrt{a^2-x^2}\,\mathrm{d}x$ 　$(a>0)$.

解　设 $x=a\sin t$，则 $\mathrm{d}x=a\cos t\mathrm{d}t$，当 $x=0$ 时，$t=0$；当 $x=a$ 时，$t=\dfrac{\pi}{2}$. 于是

$$\int_{0}^{a}\sqrt{a^2-x^2}\,\mathrm{d}x=\int_{0}^{\frac{\pi}{2}}\sqrt{a^2-a^2\sin^2 t}\cdot a\cos t\mathrm{d}t=a^2\int_{0}^{\frac{\pi}{2}}\cos^2 t\mathrm{d}t$$

$$=\frac{a^2}{2}\int_{0}^{\frac{\pi}{2}}(1+\cos 2t)\mathrm{d}t=\frac{a^2}{2}\left(t+\frac{1}{2}\sin 2t\right)\Big|_{0}^{\frac{\pi}{2}}=\frac{a^2}{2}\cdot\frac{\pi}{2}=\frac{\pi}{4}a^2$$

例 5.9　设 $f(x)$ 在 $[-a, a]$ 上连续，证明

$$\int_{-a}^{a}f(x)\mathrm{d}x=\begin{cases}2\displaystyle\int_{0}^{a}f(x)\mathrm{d}x & \text{当 }f(x)\text{ 为偶函数时}\\[2mm]0 & \text{当 }f(x)\text{ 为奇函数时}\end{cases}$$

证 因为

$$\int_{-a}^{a} f(x)\mathrm{d}x = \int_{-a}^{0} f(x)\mathrm{d}x + \int_{0}^{a} f(x)\mathrm{d}x \tag{5-10}$$

在上式右端的第一个积分中，令 $x = -t$，则 $\mathrm{d}x = -\mathrm{d}t$，当 $x = -a$ 时，$t = a$；当 $x = 0$ 时，$t = 0$. 于是

$$\int_{-a}^{0} f(x)\mathrm{d}x = -\int_{a}^{0} f(-t)\mathrm{d}t = \int_{0}^{a} f(-t)\mathrm{d}t$$

当 $f(x)$ 为偶函数时，有

$$\int_{0}^{a} f(-t)\mathrm{d}t = \int_{0}^{a} f(t)\mathrm{d}t = \int_{0}^{a} f(x)\mathrm{d}x$$

当 $f(x)$ 为奇函数时，有

$$\int_{0}^{a} f(-t)\mathrm{d}t = -\int_{0}^{a} f(t)\mathrm{d}t = -\int_{0}^{a} f(x)\mathrm{d}x$$

将这些等式分别代入式（5-10），即得证.

需注意的是，在运用换元法时，若不注意 $x = \varphi(t)$ 的条件，可能导致错误的结果.

例如，$$\int_{-1}^{2} x^2 \mathrm{d}x = \frac{1}{3}x^3 \Big|_{-1}^{2} = 3$$

若做如下运算：令 $x^2 = t, x = \sqrt{t}, \mathrm{d}x = \frac{1}{2\sqrt{t}}\mathrm{d}t$，于是

$$\int_{-1}^{2} x^2 \mathrm{d}x = \int_{1}^{4} \frac{t\mathrm{d}t}{2\sqrt{t}} = \frac{1}{2}\int_{1}^{4} \sqrt{t}\mathrm{d}t = \frac{1}{3}t^{\frac{3}{2}} \Big|_{1}^{4} = \frac{7}{3}$$

这显然是错误的，原因在于 $x^2 = t$ 不是单值的，当 $-1 \leqslant x \leqslant 0$ 时，要用 $x = -\sqrt{t}$；当 $0 \leqslant x \leqslant 2$ 时，要用 $x = \sqrt{t}$，而不能不加分析地都用 $x = \sqrt{t}$ 去计算.

2. 定积分的分部积分法

设函数 $u(x)$ 和 $v(x)$ 在区间 $[a,b]$ 上具有连续的导数 $u'(x)$, $v'(x)$，则

$$\mathrm{d}(uv) = v\mathrm{d}u + u\mathrm{d}v$$

在区间 $[a, b]$ 上对上式两边积分，有

$$\int_{a}^{b} \mathrm{d}(uv) = \int_{a}^{b} v\mathrm{d}u + \int_{a}^{b} u\mathrm{d}v$$

根据牛顿-莱布尼兹公式，等式左边的积分为 $uv\big|_{a}^{b}$，即

$$uv\big|_{a}^{b} = \int_{a}^{b} v\mathrm{d}u + \int_{a}^{b} u\mathrm{d}v$$

移项，即得定积分的**分部积分公式**

$$\int_{a}^{b} u\mathrm{d}v = uv\big|_{a}^{b} - \int_{a}^{b} v\mathrm{d}u \tag{5-11}$$

例 5.10 计算 $\int_{1}^{2} x\ln x\mathrm{d}x$.

解 设 $u = \ln x$，$\mathrm{d}v = x\mathrm{d}x$，则 $\mathrm{d}u = \frac{1}{x}\mathrm{d}x$，$v = \frac{1}{2}x^2$

代入（5-11）式，得

$$\int_1^2 x\ln x dx = \frac{1}{2}x^2 \ln x \Big|_1^2 - \frac{1}{2}\int_1^2 x^2 \cdot \frac{1}{x}dx = 2\ln 2 - \frac{x^2}{4}\Big|_1^2 = 2\ln 2 - 1 + \frac{1}{4} = 2\ln 2 - \frac{3}{4}$$

例 5.11 求 $\int_0^\pi x^2 \sin x dx$.

解 $\int_0^\pi x^2 \sin x dx = \int_0^\pi x^2 d(-\cos x) = -x^2 \cos x \Big|_0^\pi + 2\int_0^\pi x\cos x dx$

$$= \pi^2 + 2(x\sin x\Big|_0^\pi - \int_0^\pi \sin x dx) = \pi^2 + 2\cos x\Big|_0^\pi = \pi^2 - 4$$

例 5.12 求 $\int_0^1 x\arctan x dx$.

解 $\int_0^1 x\arctan x \, dx = \int_0^1 \arctan x \, d(\frac{x^2}{2})$

$$= \frac{x^2}{2}\arctan x \Big|_0^1 - \frac{1}{2}\int_0^1 x^2 \frac{1}{1+x^2}dx$$

$$= \frac{\pi}{8} - \frac{1}{2}\int_0^1 (1 - \frac{1}{1+x^2})dx = \frac{\pi}{8} - \frac{1}{2}(x - \arctan x)\Big|_0^1 = \frac{\pi}{4} - \frac{1}{2}$$

对有些定积分需要先用换元法，再用分部法计算.

例 5.13 求 $\int_0^{\frac{\pi^2}{4}} \sin\sqrt{x}dx$.

解 设 $\sqrt{x} = t$, $x = t^2$, 则 $dx = 2t dt$, 当 $x = 0$ 时, $t = 0$; 当 $x = \frac{\pi^2}{4}$ 时, $t = \frac{\pi}{2}$, 于是

$$\int_0^{\frac{\pi^2}{4}} \sin\sqrt{x}dx = 2\int_0^{\frac{\pi}{2}} t\sin t dt = 2\int_0^{\frac{\pi}{2}} t\, d(-\cos t)$$

$$= 2(-t\cos t\Big|_0^{\frac{\pi}{2}} + \int_0^{\frac{\pi}{2}}\cos t dt) = 2\sin t\Big|_0^{\frac{\pi}{2}} = 2$$

第三节 定积分的近似计算

用牛顿-莱布尼兹公式计算定积分，必须找出被积函数的原函数，但在实际问题中，有些函数是用图形或表格给出的，有些被积函数的原函数或不易求出，或不能用初等函数表示. 对于这些情况，就需要应用近似计算的方法求积分值.

我们知道，定积分 $\int_a^b f(x)dx$ $(f(x) \geqslant 0)$ 在几何上表示为以曲线 $y = f(x)$ 和直线 $x = a$, $x = b$ 及 x 轴所围成的曲边梯形的面积. 因此，只要能近似地计算出曲边梯形的面积，也就得到了定积分的近似值. 下面介绍两种常用的定积分的近似计算方法——梯形法和抛物线法.

一、梯形法

梯形法就是把曲边梯形分成若干个小曲边梯形，并用小梯形的面积近似代替小曲边梯形的面积，从而求得定积分的近似值. 如图 5-7 所示.

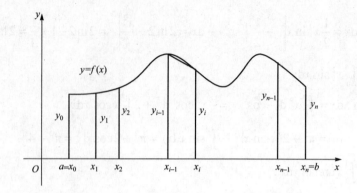

图 5-7　用梯形法求定积分的近似值

具体做法如下：

（1）用分点 $x_0 = a$, x_1, x_2, $\cdots$, x_i, $\cdots$, x_{n-1}, $x_n = b$ 将区间 $[a, b]$ n 等分，每个小区间的长度 $\Delta x = \dfrac{b-a}{n}$，同时用 y_i 表示函数 $y = f(x)$ 在分点 x_i 处的函数值 $(i = 0, 1, 2, \cdots, n)$.

（2）每个小曲边梯形的面积都用相应的小梯形面积来代替，这 n 个小梯形的面积分别为

$$\frac{y_0 + y_1}{2}\Delta x, \quad \frac{y_1 + y_2}{2}\Delta x, \quad \cdots, \quad \frac{y_{i-1} + y_i}{2}\Delta x, \quad \cdots, \quad \frac{y_{n-1} + y_n}{2}\Delta x$$

（3）曲边梯形的面积近似等于各个小梯形面积的和，即

$$\int_a^b f(x)\mathrm{d}x \approx \frac{1}{2}(y_0 + y_1)\Delta x + \frac{1}{2}(y_1 + y_2)\Delta x + \cdots + \frac{1}{2}(y_{n-1} + y_n)\Delta x$$

$$= \frac{1}{2}(y_0 + 2y_1 + 2y_2 + \cdots + 2y_{n-1} + y_n)\,\Delta x$$

$$= \frac{b-a}{n} \cdot (\frac{1}{2}y_0 + y_1 + y_2 + \cdots + y_{n-1} + \frac{1}{2}y_n) \tag{5-12}$$

公式（5-12）叫做**梯形法公式**（trapezoidal formula）. 显然，分割越细近似程度越高. 对于 $f(x) < 0$ 的情况，上述方法同样适用.

二、抛物线法

梯形法是用直线段代替曲线段，抛物线法则是用抛物线段代替曲线段，如图 5-8 所示.
具体步骤如下：

（1）用分点 $a = x_0$, x_1, x_2, $\cdots x_i$, $\cdots$, x_{n-1}, $x_n = b$，把区间 $[a, b]$ n（n 为偶数）等分，每个小区间的长度为 $\Delta x = \dfrac{b-a}{n}$，并用 y_i 表示函数 $y = f(x)$ 在分点 x_i 处的函数值，相应的曲线被分成 n 段，曲线上的分点为 $M_i(x_i, y_i)(i = 1, 2, \cdots, n)$.

（2）将通过相邻三点 $M_0M_1M_2$, $M_2M_3M_4$, $\cdots$, $M_{n-2}M_{n-1}M_n$ 的曲线段，分别用过该三点的抛物线 $y = px^2 + qx + r$ 的弧段代替（因为不在一条直线上的三点唯一决定一条抛物线，由此 n 应为偶数）.

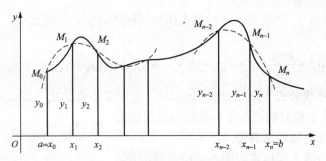

图 5-8　用抛物线法求定积分的近似值

（3）计算各抛物线弧段下面的面积，设通过 $M_0(x_0, y_0)$，$M_1(x_1, y_1)$，$M_2(x_2, y_2)$ 三点的抛物线方程为

$$y = px^2 + qx + r \qquad (5-13)$$

则曲线弧段下的面积为

$$S_1 = \int_{x_0}^{x_2} (px^2 + qx + r)\mathrm{d}x = \left(\frac{1}{3}px^3 + \frac{1}{2}qx^2 + rx\right)\bigg|_{x_0}^{x_2} = \frac{p}{3}(x_2^3 - x_0^3) + \frac{q}{2}(x_2^2 - x_0^2) + r(x_2 - x_0)$$

$$= (x_2 - x_0)\left[\frac{p}{3}(x_2^2 + x_2 x_0 + x_0^2) + \frac{q}{2}(x_2 + x_0) + r\right]$$

$$= \frac{1}{6}(x_2 - x_0)[2px_2^2 + 2px_2 x_0 + 2px_0^2 + 3qx_2 + 3qx_0 + 6r]$$

$$= \frac{1}{6}(x_2 - x_0)[(px_2^2 + qx_2 + r) + (px_0^2 + qx_0 + r) + p(x_2 + x_0)^2 + 2q(x_2 + x_0) + 4r]$$

因为

$$\frac{1}{2}(x_2 + x_0) = x_1 \quad 即 \quad x_0 + x_2 = 2x_1$$

且 M_0，M_1，M_2 都在抛物线上，故它们的坐标都满足方程（5-13），即

$$px_2^2 + qx_2 + r = y_2$$
$$px_1^2 + qx_1 + r = y_1$$
$$px_0^2 + qx_0 + r = y_0$$

将它们代入上式，化简便得

$$S_1 = \frac{x_2 - x_0}{6}(y_2 + 4y_1 + y_0) = \frac{b - a}{3n}(y_2 + 4y_1 + y_0)$$

同理，可分别算出 $M_2 M_3 M_4$，$\cdots$，$M_{n-2} M_{n-1} M_n$ 各抛物线弧段下面的面积为

$$S_2 = \frac{b - a}{3n}(y_4 + 4y_3 + y_2)$$

$$S_3 = \frac{b - a}{3n}(y_6 + 4y_5 + y_4)$$

$$\vdots$$

$$S_{\frac{n}{2}} = \frac{b - a}{3n}(y_n + 4y_{n-1} + y_{n-2})$$

（4）将 S_1, S_2, …, $S_{\frac{n}{2}}$ 加起来，就得曲线梯形面积的近似计算公式

$$\int_a^b f(x)\mathrm{d}x \approx \frac{b-a}{3n}[y_0 + 4(y_1 + y_3 + \cdots + y_{n-1}) + 2(y_2 + y_4 + \cdots + y_{n-2}) + y_n] \quad (5\text{-}14)$$

称式（5-14）为**抛物线公式**（parabolic formula），也叫**辛卜森公式**（Simpson formula）.

一般来说，计算定积分的近似值用抛物线比用梯形法精确，而梯形法比抛物线法简便.

例 5.14 某烧伤病人需植皮如图 5-9 所示的面积，试根据图中测量的数据，分别用梯形法和抛物线法计算其面积的近似值.

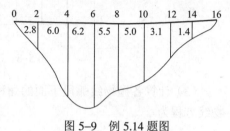

图 5-9　例 5.14 题图

解 先用梯形法计算，将数据与 $n=8$ 代入式（5-12）得

$$\int_0^{16} f(x)\mathrm{d}x \approx \frac{16-0}{8} \times (\frac{0+0}{2} + 2.8 + 6.0 + 6.2 + 5.5 + 5.0 + 3.1 + 1.4) = 60 \ （面积单位）$$

再用抛物线法计算，公式（5-14）中的 $n=8$，将数据代入式（5-14），得

$$\int_0^{16} f(x)\mathrm{d}x \approx \frac{16-0}{3\times 8} \times [0 + 4\times(2.8 + 6.2 + 5.0 + 1.4) + 2\times(6.0 + 5.5 + 3.1) + 0] = 60.53 \ （面积单位）$$

第四节　广义积分

前面所介绍的定积分有两个特点：一是积分区间有限，二是被积函数有界. 但在实际问题中往往遇到积分区间无限以及被积函数无界的情形. 为了区别，称区间有限被积函数有界的积分为常义积分；称区间无限或被积函数无界的积分为广义积分. 本节介绍广义积分的概念与计算.

一、无穷区间上的广义积分

定义 5.2 设函数 $f(x)$ 在区间 $[a,+\infty)$ 上连续，b 是 $[a,+\infty)$ 内任意实数. 若极限

$$\lim_{b\to+\infty}\int_a^b f(x)\mathrm{d}x$$

存在，则称此极限为函数 $f(x)$ 在区间 $[a, +\infty)$ 上的**广义积分**（improper integral），记为 $\int_a^{+\infty} f(x)\mathrm{d}x$，即

$$\int_a^{+\infty} f(x)\mathrm{d}x = \lim_{b\to+\infty}\int_a^b f(x)\mathrm{d}x$$

这时，称广义积分 $\int_a^{+\infty} f(x)\mathrm{d}x$ **收敛**或**存在**；如果上述极限不存在，则称广义积分**发散**或**不存在**. 但这时仍用同样的记号，只是不再表示确定的数值了.

类似地，可定义广义积分

$$\int_{-\infty}^b f(x)\mathrm{d}x = \lim_{a\to-\infty}\int_a^b f(x)\mathrm{d}x$$

及广义积分

$$\int_{-\infty}^{+\infty} f(x)\mathrm{d}x = \int_{-\infty}^{a} f(x)\mathrm{d}x + \int_{a}^{+\infty} f(x)\mathrm{d}x$$

其中 a 为 $(-\infty, +\infty)$ 内任一实数. 当上式右端两个广义积分都存在时, 才称广义积分 $\int_{-\infty}^{+\infty} f(x)\mathrm{d}x$ 收敛或存在, 否则它为发散或不存在.

例 5.15 求 $\int_{1}^{+\infty} \dfrac{1}{x^2}\mathrm{d}x$.

解 $\int_{1}^{b} \dfrac{1}{x^2}\mathrm{d}x = (-\dfrac{1}{x})\Big|_{1}^{b} = 1 - \dfrac{1}{b}$

故 $\int_{1}^{+\infty} \dfrac{1}{x^2}\mathrm{d}x = \lim\limits_{b\to+\infty} \int_{1}^{b} \dfrac{1}{x^2}\mathrm{d}x = \lim\limits_{b\to+\infty}(1 - \dfrac{1}{b}) = 1$

一般地, 若 $f(x)$ 有原函数 $F(x)$, 且存在极限

$$\lim\limits_{x\to+\infty} F(x) = F(+\infty)$$

则 $\int_{a}^{+\infty} f(x)\mathrm{d}x = \lim\limits_{b\to+\infty} \int_{a}^{b} f(x)\mathrm{d}x = \lim\limits_{b\to+\infty}[F(b) - F(a)] = F(+\infty) - F(a) = F(x)\Big|_{a}^{+\infty}$

同样, $\int_{-\infty}^{b} f(x)\mathrm{d}x = F(b) - F(-\infty) = F(x)\Big|_{-\infty}^{b}$

$$\int_{-\infty}^{+\infty} f(x)\mathrm{d}x = F(+\infty) - F(-\infty) = F(x)\Big|_{-\infty}^{+\infty}$$

利用这些结果可简化广义积分的计算步骤.

例 5.16 求 $\int_{-\infty}^{+\infty} \dfrac{1}{1+x^2}\mathrm{d}x$ （见图 5-10）.

解 $\int_{-\infty}^{+\infty} \dfrac{1}{1+x^2}\mathrm{d}x$

$= \int_{-\infty}^{0} \dfrac{1}{1+x^2}\mathrm{d}x + \int_{0}^{+\infty} \dfrac{1}{1+x^2}\mathrm{d}x$

$= \arctan x\Big|_{-\infty}^{0} + \arctan x\Big|_{0}^{+\infty}$

$= -(-\dfrac{\pi}{2}) + \dfrac{\pi}{2} = \pi$

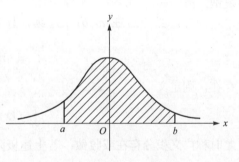

图 5-10 例 5.16 题图

由图 5-10 可见, 当 $a \to -\infty$, $b \to +\infty$ 时, 由曲线 $y = \dfrac{1}{1+x^2}$ 与 x 轴围成的图形虽然向左右无限延伸, 但却有确定的面积 π.

例 5.17 试证广义积分 $\int_{1}^{+\infty} \dfrac{1}{x^p}\mathrm{d}x$, 当 $p \leqslant 1$ 时, 发散; 当 $p > 1$ 时, 收敛.

证 当 $p = 1$ 时, 有

$$\int_{1}^{+\infty} \dfrac{1}{x}\mathrm{d}x = \ln x\Big|_{1}^{+\infty} = +\infty$$

当 $p \neq 1$ 时

$$\int_{1}^{+\infty} \dfrac{1}{x^p}\mathrm{d}x = \dfrac{1}{1-p} x^{1-p}\Big|_{1}^{+\infty} = \begin{cases} +\infty & p < 1 \\ \dfrac{1}{p-1} & p > 1 \end{cases}$$

综上可得，当 $p \leqslant 1$ 时，此广义积分发散；当 $p > 1$ 时，此广义积分收敛，且其值为 $\dfrac{1}{p-1}$.

例 5.18 设静脉注射某药物所得的血药浓度-时间曲线符合函数

$$c = c_0 \, \mathrm{e}^{-kt}$$

其中 c_0 为 $t = 0$ 的血药浓度，k 为正的常数，试求该曲线下的总面积 AUC.

解 $AUC = \displaystyle\int_0^{+\infty} c_0 \, \mathrm{e}^{-kt} \, \mathrm{d}t = c_0 \int_0^{+\infty} \mathrm{e}^{-kt} \, \mathrm{d}t = c_0 \left(-\dfrac{1}{k} \mathrm{e}^{-kt}\right)\Big|_0^{+\infty} = c_0 \left(0 + \dfrac{1}{k}\right) = \dfrac{c_0}{k}$

二、被积函数有无穷间断点的广义积分

定义 5.3 设函数 $f(x)$ 在 $(a, b]$ 上连续，且 $\lim\limits_{x \to a^+} f(x) = \infty$，对任意 $\varepsilon > 0$，如果极限

$$\lim_{\varepsilon \to 0} \int_{a+\varepsilon}^b f(x) \mathrm{d}x$$

存在，则称此极限为函数 $f(x)$ 在 $(a, b]$ 上的**广义积分**，仍记为 $\displaystyle\int_a^b f(x) \mathrm{d}x$，即

$$\int_a^b f(x) \mathrm{d}x = \lim_{\varepsilon \to 0} \int_{a+\varepsilon}^b f(x) \mathrm{d}x$$

此时，我们称广义积分 $\displaystyle\int_a^b f(x) \mathrm{d}x$ **存在**或**收敛**；如果上述极限不存在，则称广义积分**不存在**或**发散**.

同样，若 $f(x)$ 在 $[a, b)$ 上连续，且 $\lim\limits_{x \to b^-} f(x) = \infty$，取 $\varepsilon > 0$，若极限

$$\lim_{\varepsilon \to 0} \int_a^{b-\varepsilon} f(x) \mathrm{d}x$$

存在，则定义

$$\int_a^b f(x) \mathrm{d}x = \lim_{\varepsilon \to 0} \int_a^{b-\varepsilon} f(x) \mathrm{d}x$$

此时称广义积分存在或收敛；若上述极限不存在，则称广义积分**不存在**或**发散**.

若 $f(x)$ 在 $[a, b]$ 上除 $c(a < c < b)$ 点外均连续，而 $\lim\limits_{x \to c} f(x) = \infty$，则定义广义积分

$$\int_a^b f(x) \mathrm{d}x = \int_a^c f(x) \mathrm{d}x + \int_c^b f(x) \mathrm{d}x$$

当上式右端两个广义积分都存在时，我们才说广义积分 $\displaystyle\int_a^b f(x) \mathrm{d}x$ **存在**或**收敛**. 否则称广义积分 $\displaystyle\int_a^b f(x) \mathrm{d}x$ **不存在**或**发散**.

例 5.19 计算 $\displaystyle\int_0^1 \dfrac{\mathrm{d}x}{\sqrt{1-x^2}}$.

解 注意到 $\dfrac{1}{\sqrt{1-x^2}}$ 在 $[0, 1)$ 上连续，$\lim\limits_{x \to 1^-} \dfrac{1}{\sqrt{1-x^2}} = \infty$，于是有

$$\int_0^1 \dfrac{\mathrm{d}x}{\sqrt{1-x^2}} = \lim_{\varepsilon \to 0} \int_0^{1-\varepsilon} \dfrac{\mathrm{d}x}{\sqrt{1-x^2}} = \lim_{\varepsilon \to 0} \arcsin(1-\varepsilon) = \arcsin 1 = \dfrac{\pi}{2}$$

例 5.20 判断 $\int_0^2 \dfrac{dx}{(1-x)^2}$ 是否收敛.

解 注意到 $x=1$ 为 $\dfrac{1}{(1-x)^2}$ 的无穷间断点，它是一个广义积分. 由定义 5.3，有

$$\int_0^2 \frac{dx}{(1-x)^2} = \int_0^1 \frac{dx}{(1-x)^2} + \int_1^2 \frac{dx}{(1-x)^2} = \lim_{\varepsilon \to 0} \frac{1}{1-x}\Big|_0^{1-\varepsilon} + \lim_{\eta \to 0} \frac{1}{1-x}\Big|_{1+\eta}^2 = \lim_{\varepsilon \to 0}(\frac{1}{\varepsilon}-1) + \lim_{\eta \to 0}(-1+\frac{1}{\eta})$$

极限不存在，故此广义积分发散.

第五节　定积分的应用

本节将应用有关定积分的理论和计算方法，解决几何、物理以及医药学等学科中的一些实际问题.

一、微元法

微元法是用定积分解决实际问题的一种重要的思想方法，通常分为两步：
（1）列出所求量 A 的微元（即微分）

$$dA = f(x)dx$$

（2）求积分，即将上述求得的微分式两边分别积分

$$\int_0^A dA = \int_a^b f(x)dx$$

从而得到所求的量

$$A = \int_a^b f(x)dx$$

以上两步中，关键是第一步，即要正确地列出所求量 A 的微分式 $dA=f(x)dx$. 应当注意，在用微元法解决问题的过程中，是把所求的量当作变量来处理的. 在具体应用微元法时，总是取最小区间 $[x, x+dx]$ 上所对应的部分量来分析，列出微元方程，然后两边积分得所求量.

下面就如何应用微元法解决实际问题举例说明.

二、平面图形的面积

如果求由曲线 $y=f(x)$，$y=g(x)(f(x)>g(x))$ 和直线 $x=a$，$x=b$ 围成的平面图形（图 5-11 所示）的面积 A. 应用微元法，取小区间 $[x, x+dx]$，它所对应的一小条面积（图 5-11 所示的阴影部分）近似地等于高为 $f(x)-g(x)$，底为 dx 的矩形面积，故面积的微元为

$$dA = [f(x)-g(x)]dx$$

从而　　　　　　　　$$A = \int_a^b [f(x)-g(x)]dx$$

特别地，当 $g(x)=0$ 时，则 $A = \int_a^b f(x)dx$，即为本章开始讨论的曲边梯形的面积.

同理，由曲线 $x=\varphi(y)$，$x=\psi(y)$ $(\psi(y)<\varphi(y))$ 及 $y=c$，$y=d$ 所围成的平面图形的面积（如图 5-12 所示）为

$$A = \int_c^d [\varphi(y) - \psi(y)]\mathrm{d}y$$

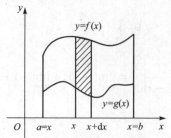

图 5-11　平面图形面积的微元

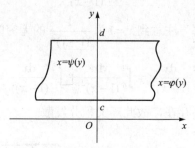

图 5-12　平面图形的面积

较复杂的平面图形可以化成上述两种情形来处理.

例 5.21　求由抛物线 $y = 4 - x^2$ 与直线 $y = 3x$ 所围图形的面积 A.

解　为了借助几何图形的直观性帮助我们分析问题，先画一个草图（图 5-13 所示）. 为了明确积分的上下限，需求出抛物线和直线的交点，即解方程组

$$\begin{cases} y = 4 - x^2 \\ y = 3x \end{cases}$$

得交点 $A(-4, -12)$，$B(1, 3)$.

取横坐标为积分变量，便得所求面积

$$A = \int_{-4}^1 [(4 - x^2) - 3x]\mathrm{d}x$$

$$= \left(4x - \frac{1}{3}x^3 - \frac{3}{2}x^2\right)\bigg|_{-4}^1 = 20\frac{5}{6} \text{（面积单位）}$$

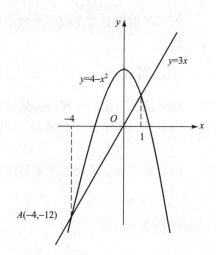

图 5-13　例 5.21 题图

例 5.22　求由曲线 $y = 3 + 2x - x^2$，$y = 0$，$x_0 = 1$ 及 $x = 4$ 所围图形的面积 A.

解　如图 5-14 所示，因为 $y = 3 + 2x - x^2$ 在 $x > 3$ 时是负的，因此，有

$$A = \int_1^3 (3 + 2x - x^2)\mathrm{d}x - \int_3^4 (3 + 2x - x^2)\mathrm{d}x$$

$$= \left(3x + x^2 - \frac{1}{3}x^3\right)\bigg|_1^3 + \left(-3x - x^2 + \frac{1}{3}x^3\right)\bigg|_3^4$$

$$= 7\frac{2}{3} \text{（面积单位）}$$

例 5.23　求曲线 $y^2 = x$ 与半圆 $x^2 + y^2 = 2(x > 0)$ 所围图形的面积 A.

解　如图 5-15 所示，求出两曲线交点的坐标 $A(1, 1)$，$B(1, -1)$，取 y 为积分变量，于是

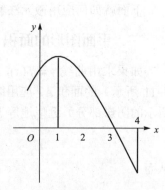

图 5-14　例 5.22 题图

$$A = \int_{-1}^1 (\sqrt{2 - y^2} - y^2)\mathrm{d}y = 2\int_0^1 (\sqrt{2 - y^2} - y^2)\mathrm{d}y$$

$$= 2\left(\frac{y}{2}\sqrt{2-y^2} + \arcsin\frac{y}{\sqrt{2}} - \frac{1}{3}y^3\right)\Big|_0^1 = \frac{\pi}{2} + \frac{1}{3} \quad (\text{面积单位})$$

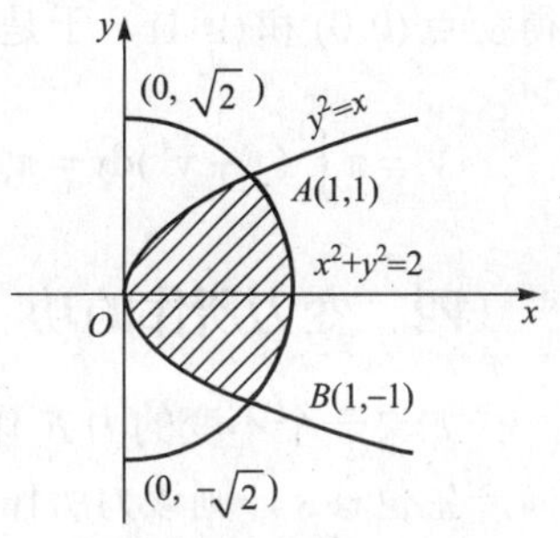

三、旋转体的体积

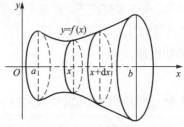

图 5-15 例 5.23 题图

旋转体（volumes of revolution）是由一个平面图形绕此平面内一条直线（称为**旋转轴**）旋转一周而形成的立体图形. 例如，直角三角形绕它的一条直角边旋转便得到圆锥体. 下面讨论如何求曲线 $y=f(x)$ 与直线 $x=a$, $x=b$ 及 x 轴所围成的平面图形绕 x 轴旋转一周而成的旋转体的体积，如图 5-16 所示.

以 x 为积分变量，在区间 $[a, b]$ 上任取一小区间 $[x, x+\mathrm{d}x]$，这个小区间上所对应的旋转体的体积可近似的用 $y=f(x)$ 为底半径，$\mathrm{d}x$ 为高的小圆柱体的体积来代替，即

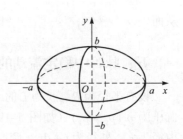

图 5-16 旋转体

$$\mathrm{d}V = \pi y^2 \mathrm{d}x = \pi[f(x)]^2 \mathrm{d}x$$

从而

$$V = \pi\int_a^b y^2 \mathrm{d}x = \pi\int_a^b [f(x)]^2 \mathrm{d}x$$

类似地，由平面曲线 $x=\varphi(y)$ 与直线 $y=c$, $y=d$ 及 y 轴围成的平面图形绕 y 轴的旋转体的体积为

$$V = \int_c^d \pi x^2 \mathrm{d}y = \pi\int_c^d [\varphi(y)]^2 \mathrm{d}y$$

例 5.24 求由椭圆 $\dfrac{x^2}{a^2} + \dfrac{y^2}{b^2} = 1$ 绕 x 轴旋转而成的旋转体体积（如图 5-17）.

解 这样的立体称为旋转椭球体. 以 x 为积分变量，积分区间为 $[-a, a]$，其体积

$$V = \int_{-a}^a \pi y^2 \mathrm{d}x = \pi\int_{-a}^a \frac{b^2}{a^2}(a^2-x^2)\mathrm{d}x$$

图 5-17 旋转椭球体

$$= \frac{2\pi b^2}{a^2}\int_0^a (a^2-x^2)\mathrm{d}x = \frac{2\pi b^2}{a^2}\left(a^2 x - \frac{1}{3}x^3\right)\Big|_0^a$$

$$= \frac{4}{3}\pi ab^2 \quad (\text{体积单位})$$

当 $a=b$ 时，旋转椭球变成了半径为 a 的球，其体积 $V = \dfrac{4}{3}\pi a^3$.

例 5.25 求由 $y=x^2$ 和 $y^2=x$ 所围成平面图形绕 y 轴旋转而成的旋转体体积（如图 5-18 所示）.

解 以 y 为积分变量，解方程组

$$\begin{cases} y = x^2 \\ y^2 = x \end{cases}$$

得交点 $(0,0)$ 和 $(1, 1)$，于是

$$V = \pi \int_0^1 (y - y^4)dy = \pi(\frac{1}{2}y^2 - \frac{1}{5}y^5)\Big|_0^1 = \frac{3\pi}{10} \quad （体积单位）$$

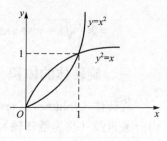

图 5-18　例 5.25 题图

四、变力所作的功

如果一个不变的力 F 作用在一个物体上，使物体沿着力的方向产生位移 s，则该力所作的功为

$$W = F \cdot s$$

但是，在许多情况下，F 是不断变化的，是位移 s 的函数 $F = f(s)$．我们先在小区间 $[s, s+ds]$ 上考察变力所作的功，把这一小区间上的力 F 近似看作不变，等于在 s 处的力 $f(s)$，则所求的功的微元为

$$dW = F \cdot ds = f(s) \cdot ds$$

于是，物体由 $s=a$ 位移到 $s=b$，变力作的功为

$$W = \int_a^b Fds = \int_a^b f(s)ds$$

例 5.26　设弹簧的弹性系数为 $k(N/m)$，求将弹簧从平衡位置拉长 20（cm）所做的功．

解　取平衡位置为坐标原点，弹簧伸长的方向为 x 轴的正方向，由胡克定律知：使弹簧伸长所用的力与弹簧的伸长 x 成正比，即

$$F = kx$$

从而

$$W = \int_0^{0.2} kxdx = \frac{1}{2}kx^2\Big|_0^{0.2} = 0.02k \text{ (J)}$$

五、脉管中稳定流动的血流量

设有半径为 R，长为 L 的一段血管，左端为相对动脉端，血压为 p_1，右端为相对静脉端，血压为 $p_2(p_1 > p_2)$（如图 5-19 所示）．先取血管的一个横截面来分析，在该截面上任取一个内径为 r，外径为 $r+dr$，圆心在血管中心的小圆环，它的面积近似等于 $2\pi rdr$．假定血管中血液流动是稳定的，此时，血管中血液在各点处的流速 v 是各点与血管中心距离 r 的函数，即 $v = v(r)$．因此，在单位时间内，通过该环面的血流量近似地为

$$dQ = v(r)2\pi rdr = 2\pi rv(r)dr$$

从而，单位时间内通过该横截面的血流量为

$$Q = \int_0^R 2\pi v(r)rdr = 2\pi \int_0^R v(r)rdr$$

由实验知，在通常情况下，有

$$v(r) = \frac{p_1 - p_2}{4\eta L}(R^2 - r^2)$$

其中 η 为血液黏滞系数，于是

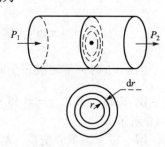

图 5-19　脉管截面图

$$Q = 2\pi \int_0^R \frac{p_1 - p_2}{4\eta L}(R^2 - r^2)r\mathrm{d}r = \frac{\pi}{4\eta L}(p_1 - p_2)(R^2 r^2 - \frac{1}{2}r^4)\Big|_0^R = \frac{\pi}{8\eta L}(p_1 - p_2)R^4$$

六、连续函数的平均值

在实际问题中，我们常用 n 个数值 y_1，y_2，$\cdots$，y_n 的算术平均值

$$\bar{y} = \frac{y_1 + y_2 + \cdots + y_n}{n}$$

作为代表，以表示这 n 个数值的大小. 但在自然科学和医药学中，不仅要求 n 个数值的平均值，还常常要求函数在某区间上所取得一切值的平均值.

设函数 $y = f(x)$ 在区间 $[a, b]$ 连续，把区间 $[a, b]$ 用分点

$$a = x_0 < x_1 < x_2 < \cdots < x_{n-1} < x_n = b$$

分为 n 等份，则每个小区间的长度为 $\Delta x = \dfrac{b-a}{n}$，在每个小区间的右端点处的函数值为

$$y_i = f(x_i) \qquad (i = 1, 2, \cdots, n)$$

其算术平均值为

$$\bar{y}_n = \frac{f(x_1) + f(x_2) + \cdots + f(x_n)}{n} = \frac{1}{n}\sum_{i=1}^{n} f(x_i) = \frac{1}{b-a}\sum_{i=1}^{n} f(x_i)\Delta x$$

显然，n 越大，$\bar{y}_n$ 就越能表示 $f(x)$ 在 $[a, b]$ 上的平均值. 自然地，当 $n \to \infty (\Delta x \to 0)$ 时，$\bar{y}_n$ 的极限就是函数 $f(x)$ 在区间 $[a, b]$ 上的平均值 $\bar{y}$，即

$$\bar{y} = \lim_{n \to \infty} \bar{y}_n = \frac{1}{b-a}\lim_{n \to \infty}\sum_{i=1}^{n} f(x_i)\Delta x$$

由于 $f(x)$ 在区间 $[a, b]$ 上连续，定积分必存在，故函数在区间 $[a, b]$ 上的平均值为

$$\bar{y} = \frac{1}{b-a}\int_a^b f(x)\mathrm{d}x$$

例 5.27 求正弦交流电流 $I = I_m \sin \omega t$ 在半周期内的平均值.

解 正弦交流电流 $I = I_m \sin \omega t$ 的平均值是指在正的半个周期内的平均值，由于周期 $T = \dfrac{2\pi}{\omega}$，故半周期为 $\dfrac{\pi}{\omega}$，因此，电流 I 在 $\left[0, \dfrac{\pi}{\omega}\right]$ 上的平均值为

$$\bar{I} = \frac{1}{\dfrac{\pi}{\omega}}\int_0^{\frac{\pi}{\omega}} I_m \sin \omega t\,\mathrm{d}t = \frac{\omega I_m}{\pi}\int_0^{\frac{\pi}{\omega}} \sin \omega t\,\mathrm{d}t = \frac{\omega I_m}{\pi}\left(-\frac{1}{\omega}\cos \omega t\right)\Big|_0^{\frac{\pi}{\omega}} = \frac{2}{\pi}I_m \approx 0.637 I_m$$

例 5.28 假定在一个实验中测得某病人血液中胰岛素浓度 $c(t)$（单位/毫升）符合下列函数

$$c(t) = \begin{cases} 10t - t^2 & 0 \leqslant t \leqslant 5 \\ 25\mathrm{e}^{-k(t-5)} & t > 5 \end{cases}$$

其中 $k = \dfrac{1}{20}\ln 2$，时间 t 的单位为 $\min$，求 $1\,\mathrm{h}$ 内血液中胰岛素的平均浓度.

解 $$\bar{c}(t) = \frac{1}{60}\int_0^{60} c(t)\mathrm{d}t = \frac{1}{60}\left[\int_0^5 (10t - t^2)\mathrm{d}t + \int_5^{60} 25\mathrm{e}^{-k(t-5)}\,\mathrm{d}t\right]$$

$$= \frac{1}{60}(5t^2 - \frac{1}{3}t^3)\Big|_0^5 + \frac{5}{12}(-\frac{1}{k}e^{-k(t-5)})\Big|_5^{60} = \frac{1}{60}(125 - \frac{125}{3}) - \frac{5}{12k}(e^{-55k} - 1)$$

$$\approx 11.63 \quad （单位/毫升）$$

习 题 五

1. 由定积分的几何意义计算下列定积分

（1）$\int_0^{2\pi} \sin x \mathrm{d}x$；

（2）$\int_{-R}^{R} \sqrt{R^2 - x^2}\, \mathrm{d}x$；

（3）$\int_{-1}^{0} 3x \mathrm{d}x$；

（4）$\int_0^{\pi} \cos x \mathrm{d}x$.

2. 用定积分的定义，计算由曲线 $y = x^2 + 1$ 与直线 $x = 1, x = 4$ 及 x 轴所围成的曲边梯形的面积.

3. 判断下列式子是否一定正确

（1）$\int_a^b f(x)\mathrm{d}x \geqslant 0$ （其中 $f(x) \geqslant 0$）；

（2）$\int_a^b |f(x)|\mathrm{d}x \geqslant \int_a^b f(x)\mathrm{d}x$ 　　$(a < b)$.

4. 试比较下列各组积分值的大小，并说明理由

（1）$\int_0^1 x\mathrm{d}x$，　　　$\int_0^1 x^2\mathrm{d}x$，　　　$\int_0^1 x^3\mathrm{d}x$；

（2）$\int_3^4 \ln x\mathrm{d}x$，　　$\int_3^4 (\ln x)^2\mathrm{d}x$，　　$\int_3^4 \frac{1}{\ln x}\mathrm{d}x$；

（3）$\int_0^1 x\mathrm{d}x$，　　　$\int_0^1 \ln(1+x)\mathrm{d}x$，　　$\int_0^1 e^x\,\mathrm{d}x$.

5. 计算

（1）$\lim_{x \to 0} \dfrac{\int_0^x (1 - \cos^3 t)\mathrm{d}t}{x - \sin x}$；

（2）$\lim_{x \to 0} \dfrac{\int_0^x (1 - \cos^3 t)\mathrm{d}t}{\tan x - x}$.

6. 求 $y = \int_{\frac{1}{x}}^{\sqrt{x}} \cos t^2 \mathrm{d}t$ $(x > 0)$ 的导函数 $y'(x)$.

7. 计算下列定积分

（1）$\int_1^3 (x^2 + \frac{1}{x^2})\mathrm{d}x$；

（2）$\int_4^9 \sqrt{x}(1 + \sqrt{x})\mathrm{d}x$；

（3）$\int_1^4 \dfrac{x\mathrm{d}x}{\sqrt{2 + 4x}}$；

（4）$\int_1^5 \dfrac{\sqrt{x-1}}{x}\mathrm{d}x$；

（5）$\int_{-1}^1 x|x|\mathrm{d}x$；

（6）$\int_{-\frac{\pi}{2}}^{\frac{\pi}{2}} |\sin x|\mathrm{d}x$；

（7）$\int_{\frac{1}{e}}^{e} |\ln x|\mathrm{d}x$；

（8）$\int_{-\frac{\pi}{2}}^{\frac{\pi}{2}} \sqrt{\cos x - \cos^3 x}\mathrm{d}x$；

(9) $\int_0^{\ln 2} e^x(1+e^x)^2 dx$；

(10) $\int_{-1}^1 \sqrt{x^2-x^4}\,dx$；

(11) $\int_1^e \frac{2+\ln x}{x}dx$；

(12) $\int_0^{\ln 2} \sqrt{e^x-1}\,dx$；

(13) $\int_0^a x^2\sqrt{a^2-x^2}\,dx$；

(14) $\int_0^1 \frac{\sqrt{x}}{1+\sqrt{x}}dx$；

(15) $\int_0^4 \frac{dx}{1+\sqrt{x}}$；

(16) $\int_1^{e^3} \frac{dx}{x\sqrt{1+\ln x}}$；

(17) $\int_{\frac{1}{\sqrt{2}}}^1 \frac{\sqrt{1-x^2}}{x^2}dx$；

(18) $\int_0^{\frac{\pi}{2}} \cos^5 x\sin 2x dx$；

(19) $\int_0^{\pi} x\cos x dx$；

(20) $\int_1^e x\ln x dx$；

(21) $\int_0^1 x e^{-x}\,dx$；

(22) $\int_0^{\frac{\pi}{2}} e^{2x}\sin x dx$；

(23) $\int_0^1 \arctan x dx$；

(24) $\int_0^3 \frac{\ln(x+1)}{\sqrt{x+1}}dx$.

8. 求函数 $I(x)=\int_0^x \frac{3x+1}{x^2-x+1}dx$ 在区间 $[0,1]$ 上的最大值与最小值.

9. 试证

(1) $\int_0^1 x^m(1-x)^n dx = \int_0^1 x^n(1-x)^m dx$；

(2) $\int_x^1 \frac{1}{1+x^2}dx = \int_1^{\frac{1}{x}} \frac{1}{1+x^2}dx$；

(3) $\int_0^{\frac{\pi}{2}} \sin^n x dx = \int_0^{\frac{\pi}{2}} \cos^n x dx$.

10. 判断下列广义积分的收敛性，若收敛，则算出广义积分的值

(1) $\int_1^{+\infty} \frac{dx}{x^4}$；

(2) $\int_1^{+\infty} \frac{dx}{\sqrt{x}}$；

(3) $\int_e^{+\infty} \frac{dx}{x(\ln x)^2}$；

(4) $\int_e^{+\infty} \frac{\ln x}{\sqrt{x}}dx$；

(5) $\int_1^{+\infty} \frac{\arctan x}{x^2}dx$；

(6) $\int_{-\infty}^{+\infty} \frac{dx}{x^2+2x+2}$；

(7) $\int_0^a \frac{dx}{\sqrt{a^2-x^2}}$；

(8) $\int_1^2 \frac{dx}{x\sqrt{x^2-1}}$；

(9) $\int_{-1}^1 \frac{dx}{x(x-2)}$；

(10) $\int_1^e \frac{dx}{x\sqrt{1-(\ln x)^2}}$.

11. 用抛物线线法计算 $\int_0^1 \sqrt{1+x^4}\,dx$ 的近似值（取 $n=10$，计算到小数点后三位）.

12. 求由抛物线 $y=x^2-4x+5$，直线 $x=3$，$x=5$ 及 x 轴所围成图形的面积.

13. 求由抛物线 $y = 3 - 2x - x^2$ 与 x 轴所围成图形的面积.

14. 求由曲线 $y = e^x$, $y = e^{-x}$ 及直线 $x = 1$ 所围成图形的面积.

15. 求由曲线 $y = x^2$ 与直线 $y = x$, $y = 2x$ 所围成图形的面积.

16. 求由抛物线 $y = -x^2 + 4x - 3$ 及其在点 $(0, -3)$ 和点 $(3, 0)$ 处的切线所围成图形的面积.

17. 求下列曲线围成的图形绕指定轴旋转所产生的旋转体的体积.

(1) $y = x^2$, $x = y^2$, 绕 x 轴;

(2) $y = x^2$, $y = x$, 绕 x 轴;

(3) $y = \dfrac{r}{h}x$, $x = h$ (r, $h > 0$) 及 x 轴, 绕 x 轴;

(4) $x^2 + (y - 5)^2 = 16$, 绕 x 轴.

18. 弹簧所受压力与所压缩距离 x 成正比, $F = kx$ (k 为比例常数). 今有一弹簧原长为 $1\,\text{m}$, 每压缩 $1\,\text{cm}$ 需 $5\,\text{g}$ 力, 若弹簧自 $80\,\text{cm}$ 压缩到 $60\,\text{cm}$ 时, 问做功多少? (取 $1\,\text{kg} \approx 10\,\text{N}$).

19. 计算函数 $y = 2xe^{-x}$ 在区间 $[0, 2]$ 上的平均值.

20. 血液在长为 L, 半径为 R 的血管中流动, 血管横截面上距中心处为 r 的流速 $v = \dfrac{A}{L} \cdot (R^2 - r^2)$ (L, A, R 均为常数), 求在单位时间内通过该截面的血流量.

21. 现有一名志愿受试者, 口服一定剂量的某药后, 测得血药浓度 c 与时间 t 的关系数据如习题表 5–1.

习题表 5–1 c–t 关系数据

t/h	0	1	2	5	10	15	20	30	40	50
$c / (\mu\text{g} \cdot \text{mL}^{-1})$	0	0.65	2.00	3.55	4.05	3.60	3.20	2.00	1.20	0.75

求在所测时间内的平均血药浓度(用梯形法).

22. 在一次口服给药的情况下, 血药浓度 c 与时间 t 的关系曲线常用如下函数表示, $c = \dfrac{k_a FD}{V(k_a - k)}(e^{-kt} - e^{k_a t})$, 其中 k, k_a, V, F, D 均为正的常数, 试求该曲线下的总面积 AUC.

第六章

多元函数微积分

前面我们讨论的函数只含有一个自变量，这种函数叫做一元函数或单元函数，但医药学、生物学等自然科学和工程技术中的许多问题，往往与多种因素有关，反映到数学上，就是一个变量依赖于多个变量的关系，这就是多元函数. 本章将在一元函数及其微积分的基础上介绍多元函数的微积分.

第一节　空间解析几何简介

在一元函数的微积分中，平面解析几何起到十分重要的作用，同样，在讨论多元函数的微积分时，首先要介绍空间解析几何.

一、空间直角坐标系

1. 坐标系的建立

在空间取定一点 O，过点 O 作三条互相垂直的直线 OX、OY、OZ，并在各直线上按右手系规则取定正方向（即将右手伸直，拇指朝上为 OZ 的正方向，其余四指的指向为 OX 的正方向，四指弯曲90°后的指向为 OY 的正方向），再取定长度单位，这样就确定了一个**空间直角坐标系**（three-dimensional cartesian system）$O-XYZ$（如图 6-1）.

点 O 称为**坐标原点**（coordinate origin）. 这三条直线称为**坐标轴**（coordinate axis），且分别称为 X 轴、Y 轴、Z 轴. 每两条坐标轴确定一个平面，称为**坐标平面**（coordinate plane）. 由 X 轴和 Y 轴确定的平面称为 XY 平面，共有三个坐标平面，分别是 XY 平面、YZ 平面、ZX 平面. 三个坐标平面把整个空间分成 8 个主要部分，每一部分称为一个**卦限**（octant），把 XY 坐标平面的第一、二、三、四象限对应的上部空间依次叫做第一、二、三、四卦限，四个象限的下部空间依次叫做第五、六、七、八卦限.

2. 空间点的坐标

在平面直角坐标系中，一个点的位置用它的坐标（两个有序实数）来确定. 而在空间直角坐标系中，一个点要用三个有次序的数来确定它的位置.

设 M 为空间任意一点，过点 M 作三个平面分别垂直

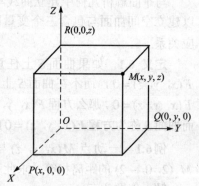

图 6-1　空间直角坐标系

于 X 轴、Y 轴和 Z 轴，由于过空间一点作已知直线的垂直平面是唯一的，它们与三坐标轴依次交于 P、Q、R 三点（见图6–1）. 设 $OP = x$，$OQ = y$，$OR = z$，则点 M 唯一确定了三个有次序的数 x，y，z. 反之，对任意三个有次序的数 x，y，z 在 X、Y、Z 轴上分别取三个点 P、Q、R，使 $OP = x$，$OQ = y$，$OR = z$，然后过 P、Q、R 三点分别作垂直于 X、Y、Z 三坐标轴的平面，这三个平面交于一点 M，则由三个有次序的数 x，y，z 唯一确定了空间的一个点 M.

于是，空间任意一点 M 和三个有次序的数 x，y，z 建立了一一对应的关系，我们称这三个数为点 M 的**坐标**，记为 $M(x, y, z)$，且分别称 x，y，z 为点 M 的**横坐标、纵坐标、竖坐标**. 显然，坐标原点的坐标为（0，0，0），X 轴上任意一点的坐标为 $(x, 0, 0)$，坐标平面 XY 上任意一点的坐标为 $(x, y, 0)$.

3. 空间任意两点间的距离

在平面直角坐标系中，平面上任意两点间的距离可用其坐标来确定. 同样，在空间直角坐标系中，空间中的任意两点间的距离也可用其坐标来确定.

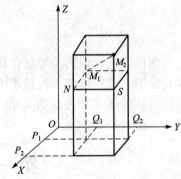

图6–2　空间任意两点间的距离

设 $M_1(x_1, y_1, z_1)$，$M_2(x_2, y_2, z_2)$ 为空间中任意两点，过 M_1，M_2 两点各作三个平面分别垂直于三个坐标轴，这六个平面形成以 $M_1 M_2$ 为对角线的长方体（如图6–2）. 它的各棱与坐标轴平行或垂直，其长度分别为 $|x_2 - x_1|$，$|y_2 - y_1|$，$|z_2 - z_1|$. 因此，点 M_1，M_2 之间的距离公式为

$$|M_1 M_2| = \sqrt{(x_2 - x_1)^2 + (y_2 - y_1)^2 + (z_2 - z_1)^2}$$

当 $z_2 = z_1 = 0$，即点 M_1，M_2 均位于 XY 平面上时，得 XY 平面上任意两点间距离公式

$$|M_1 M_2| = \sqrt{(x_2 - x_1)^2 + (y_2 - y_1)^2}$$

任意点 $M(x, y, z)$ 与原点 O 的距离为

$$|MO| = \sqrt{x^2 + y^2 + z^2}.$$

二、曲面方程

与平面解析几何中建立曲线与方程的对应关系一样，可以建立空间曲面与包含三个变量的方程 $F(x, y, z) = 0$ 的对应关系.

定义 6.1　如果曲面 S 上任意一点的坐标都满足方程 $F(x, y, z) = 0$，而不在曲面 S 上的点的坐标都不满足方程 $F(x, y, z) = 0$，那么方程 $F(x, y, z) = 0$ 称为**曲面 S 的方程**，而曲面 S 称为**方程 $F(x, y, z) = 0$ 的曲面**，如图6–3所示.

例6.1　一动点 $M(x, y, z)$ 与另一定点 $M_1(1, -1, 0)$，$M_2(2, 0, -2)$ 的距离相等，求此动点 M 的轨迹方程.

解　依题意有

$$|MM_1| = |MM_2|$$

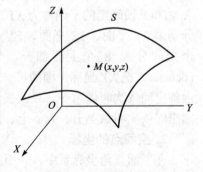

图6–3　方程的曲面

由两点间距离公式得

$$\sqrt{(x-1)^2+(y+1)^2+z^2}=\sqrt{(x-2)^2+y^2+(z+2)^2}$$

化简得点 M 的轨迹方程为

$$x+y-2z-3=0$$

即动点 M 的轨迹是线段 M_1M_2 的垂直平分面,上面所求的方程即为该平面的方程.

例 6.2 求三个坐标平面的方程.

解 容易看到 XY 平面上任一点的坐标必有 $z=0$,满足 $z=0$ 的点也必然在 XY 平面上,所以 XY 平面的方程为 $z=0$.

同理 YZ 平面的方程为 $x=0$,ZX 平面的方程为 $y=0$.

例 6.3 作 $z=C$(C 为常数) 的图形.

解 方程 $z=C$ 中不含 x,y,这意味着 x 与 y 可取任意值而总有 $z=C$,因此其图形是平行于 XY 平面的平面,可由 XY 平面向上($C>0$)或向下($C<0$)移动 $|C|$ 个单位得到.如图 6-4 所示.

前面三个例子中,所讨论的方程都是一次方程,所以考察的图形都是平面. 可以证明空间中任意一个平面的方程皆为三元一次方程

$$Ax+By+Cz+D=0$$

式中,A、B、C、D 均为常数,且 A、B、C 不同时为零.

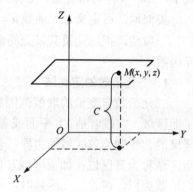

图 6-4 例 6.3 题图

例 6.4 求球心为点 $M_0(x_0,y_0,z_0)$,半径为 R 的球面方程(图 6-5 所示).

解 设球面上任一点为 $M(x,y,z)$,则有

$$|MM_0|=R$$

由两点间的距离公式,得

$$\sqrt{(x-x_0)^2+(y-y_0)^2+(z-z_0)^2}=R$$

化简得球面方程

$$(x-x_0)^2+(y-y_0)^2+(z-z_0)^2=R^2$$

特别地,当球心为原点,即 $x_0=y_0=z_0=0$ 时,球面方程为

$$x^2+y^2+z^2=R^2.$$

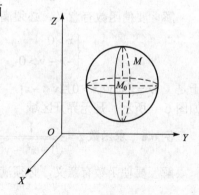

图 6-5 例 6.4 题图

第二节 多元函数的概念

一、二元函数

引例 圆锥体的体积. 其体积 V,底面半径 r,高 h 之间的关系为

$$V = \frac{1}{3}\pi r^2 h$$

当 r 和 h 在正实数范围$(r>0, h>0)$内任取一组数值时，V 的值也就由上述依赖关系而确定.

上述的一个变量与另两个变量的对应关系，在实际问题中广泛存在，由此给出如下二元函数的定义.

定义 6.2 设在某一过程中，有三个变量 x，y，z，当 x，y 在它们的一定范围 D 内任取一组数值时，变量 z 按照一定的规律，总有确定的数值与之对应，则称变量 z 是 x，y 的**二元函数**，记为

$$z = f(x, y)$$

式中，x，y 称为**自变量**；z 称为**因变量**.

类似地，可定义三元函数 $u = f(x, y, z)$ 以及三元以上的函数.

一般地，把二元及其以上的函数统称为**多元函数**（multivariate function）. 本章只讨论二元函数.

1. 二元函数的定义域

二元函数自变量的取值范围称为**二元函数的定义域**. 二元函数的定义域在几何上表示为平面区域，它或者是 XY 平面或者是 XY 平面上由一条或几条曲线围成的平面区域. 围成平面区域的曲线称为该区域的**边界**；包括边界在内的平面区域称为**闭区域**；不包括边界在内的平面区域称为**开区域**；如果区域延伸到无穷远处，则称为**无界区域**，否则称为**有界区域**. 与一元函数类似，讨论二元函数时，其定义域 D 是指使得该函数有意义的一切点 (x,y) 的集合.

例 6.5 求函数 $z = \dfrac{1}{\sqrt{x}}\ln(-x-y)$ 的定义域.

解 要使函数有意义，必须满足

$$\begin{cases} x > 0 \\ -x - y > 0 \end{cases}$$

于是 $D = \{(x,y)\,|\,x>0\text{且}y<-x\}$

如图 6-6 所示，是无界开区域.

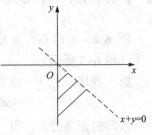

图 6-6 例 6.5 题图

例 6.6 求函数 $z = \dfrac{1}{\sqrt{1-x^2-y^2}}$ 的定义域.

解 要使函数有意义，必须满足

$$1 - x^2 - y^2 > 0$$

于是 $D = \{(x,y)\,|\,x^2+y^2<1\}$

如图 6-7 所示，是有界开区域.

例 6.7 求函数 $z = \arcsin y + \sqrt{y-x^2}$ 的定义域.

解 要使函数有意义，必须满足

$$\begin{cases} |y| \leqslant 1 \\ y - x^2 \geqslant 0 \end{cases} \quad \text{即 } x^2 \leqslant y \leqslant 1$$

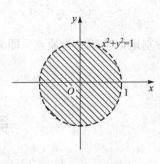

图 6-7 例 6.6 题图

于是 $D = \{(x,y)\,|\,x^2 \leqslant y \leqslant 1\}$

如图 6-8 所示，是有界闭区域.

2. 二元函数的图形

一元函数 $y = f(x)$ 通常表示 XY 平面上一条曲线. 二元函数 $z = f(x, y)$ 的定义域 D 是 XY 平面上的一个区域，任取 D 中一点 $P(x, y)$，对应的函数值为 $z = f(x, y)$，这样，以 x 为横坐标，y 为纵坐标，z 为竖坐标，在空间就确定了一点 $M(x, y, f(x, y))$，当取遍 D 上的一切点时，得一个空间点集 $\{(x, y, z) | z = f(x, y), (x, y) \in D\}$，这个点集称为**二元函数 $z = f(x, y)$ 的图形**，该图形通常是一个空间曲面，如图 6-9 所示.

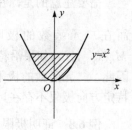

图 6-8　例 6.7 题图

例如，二元函数 $z = 1 + x^2 + y^2$ 的图形是顶点在 $(0, 0, 1)$，开口向上的旋转抛物面. 如图 6-10 所示.

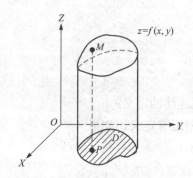

图 6-9　二元函数的空间曲面图形

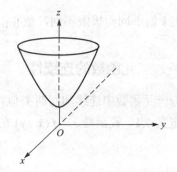

图 6-10　二元函数的旋转抛物面图形

二、二元函数的极限

二元函数的极限的概念本质上和一元函数相同，都是研究当自变量变化时，对应函数值的变化趋势. 下面主要研究当点 $M(x, y)$ 趋近于点 $M_0(x_0, y_0)$ 时函数的极限.

定义 6.3　设函数 $z = f(x, y)$ 在点 $M_0(x_0, y_0)$ 附近有定义（在点 $M_0(x_0, y_0)$ 处可以无定义），$M(x, y)$ 是 M_0 附近的任一点，如果当点 $M(x, y)$ 以任何方式趋近于 $M_0(x_0, y_0)$ 时，函数的对应值 $f(x, y)$ 都无限趋近于一个确定的常数 A，则称 A 为函数 $z = f(x, y)$ 当 $M(x, y)$ 趋于点 $M_0(x_0, y_0)$ 时的**极限**，记为

$$\lim_{M(x,y) \to M_0(x_0, y_0)} f(x, y) = A$$

定义中所指点 $M(x, y)$ 无限趋近于 $M_0(x_0, y_0)$，就是指这两点的距离趋近于零，即

$$\rho = |MM_0| = \sqrt{(x - x_0)^2 + (y - y_0)^2} \to 0$$

它等价于 $|x - x_0| \to 0$ 且 $|y - y_0| \to 0$（即 $x \to x_0$ 且 $y \to y_0$）. 因此极限 $\lim_{P(x,y) \to P_0(x_0, y_0)} f(x, y) = A$ 也常写成

$$\lim_{\substack{x \to x_0 \\ y \to y_0}} f(x, y) = A \text{ 或 } f(x, y) \to A \ (\rho \to 0)$$

需要注意的是，在一元函数的极限中，$\lim\limits_{x \to x_0} f(x) = A$ 等价于 $\lim\limits_{x \to x_0^+} f(x) = A$ 且 $\lim\limits_{x \to x_0^-} f(x) = A$.
而在二元函数的极限中，$f(x, y)$ 以 A 为极限必须满足 $M(x, y)$ 以任何方式趋近于 $M_0(x_0, y_0)$，如果沿特定方向有极限，还不能断定极限存在，因为任何方式是不可能穷举的. 因此，二元函数的极限问题要比一元函数的极限复杂得多，在此我们不作深入探讨. 但是沿特定方向极限不存在，或者沿不同方向而极限不同，则可断定极限不存在.

例 6.8　证明极限 $\lim\limits_{\substack{x \to 0 \\ y \to 0}} \dfrac{xy}{x^2 + y^2}$ 不存在.

证　当点 (x, y) 沿着直线 $y = kx$ 趋于点 $(0, 0)$ 时，

$$\lim_{\substack{x \to 0 \\ y \to 0}} \frac{xy}{x^2 + y^2} = \lim_{\substack{x \to 0 \\ y = kx}} \frac{xkx}{x^2 + (kx)^2} = \lim_{x \to 0} \frac{kx^2}{x^2 + k^2 x^2} = \frac{k}{1 + k^2}$$

上式随 k 值不同而极限不同，故 $\lim\limits_{\substack{x \to 0 \\ y \to 0}} \dfrac{xy}{x^2 + y^2}$ 不存在.

三、二元函数的连续性

与一元函数中连续和间断类似，可以给出二元函数连续的定义：

定义 6.4　设函数 $z = f(x, y)$ 在点 $M_0(x_0, y_0)$ 及其附近有定义，如果

$$\lim_{\substack{x \to x_0 \\ y \to y_0}} f(x, y) = f(x_0, y_0)$$

则称函数 $z = f(x, y)$ 在点 $M_0(x_0, y_0)$ 处**连续**. 否则称点 $M_0(x_0, y_0)$ 是函数 $z = f(x, y)$ 的**间断点.**

如果函数 $z = f(x, y)$ 在区域 D 内每一点都连续，则称函数在 D 内连续，或者称函数是区域 D 内的连续函数.

对于二元函数也有与一元函数类似的结论.

二元连续函数经过有限次四则运算后仍为二元连续函数，二元连续函数的复合函数仍是连续函数.

以变量 x 或 y 为自变量的基本初等函数经过有限次的四则运算和有限次的复合运算而构成能用一个解析式子表示的函数称为**二元初等函数**. 如：$z = x^2 + y \sin x$，$z = \arctan \dfrac{y}{x}$，$z = \dfrac{2x + \ln y}{\sqrt{\sin x}}$.

二元初等函数在其定义域内都是连续的. 由这个结论，计算二元初等函数在其定义域某一点处的极限值，只需求它在该点处的函数值.

例如，　$\lim\limits_{\substack{x \to 0 \\ y \to 1}} \dfrac{xy + \ln(x + y) + e^{xy}}{x^2 + 2y} = \dfrac{0 + \ln 1 + e^0}{2 \times 1} = \dfrac{1}{2}$.

如果函数 $z = f(x, y)$ 在有界闭区域 D 上连续，则函数 $z = f(x, y)$ 必在 D 上取得最大值和最小值.

例 6.9　求下列二元函数的间断点

$$z_1 = \frac{xy}{x-y}, \qquad z_2 = \sqrt{1-x^2-y^2}, \qquad z_3 = \frac{1}{x^2+y^2}.$$

解　函数 z_1 的间断点是 XY 平面上的直线 $x-y=0$；

函数 z_2 的间断点是 XY 平面上单位圆 $x^2+y^2=1$ 外部区域，即 $x^2+y^2>1$ 中的所有点；

函数 z_3 的间断点是 XY 平面上的一个孤立的点 $(0,0)$.

第三节　偏导数和全微分

一、偏导数

1. 偏导数的定义

定义 6.5　设函数 $z=f(x,y)$ 在点 (x_0,y_0) 的某一邻域内有定义，当 x 从 x_0 变到 $x_0+\Delta x$（$\Delta x \neq 0$），而 $y=y_0$ 保持不变时，得到一个相应的函数改变量（称为对 x 的偏增量）

$$\Delta_x z = f(x_0+\Delta x, y_0) - f(x_0, y_0)$$

如果当 $\Delta x \to 0$ 时，极限

$$\lim_{\Delta x \to 0} \frac{f(x_0+\Delta x, y_0) - f(x_0, y_0)}{\Delta x}$$

存在，则称此极限值为函数 $f(x,y)$ 在点 (x_0,y_0) 处对 x 的**偏导数**（partial derivative），记为

$$f_x'(x_0, y_0) \text{ 或 } \frac{\partial f(x_0, y_0)}{\partial x} \text{ 或 } \frac{\partial z}{\partial x}\Big|_{\substack{x=x_0 \\ y=y_0}} \text{ 或 } z_x'\Big|_{\substack{x=x_0 \\ y=y_0}}$$

同理，如果极限

$$\lim_{\Delta y \to 0} \frac{f(x_0, y_0+\Delta y) - f(x_0, y_0)}{\Delta y}$$

存在，则称此极限值为函数 $f(x,y)$ 在点 (x_0,y_0) 处对 y 的偏导数，记为

$$f_y'(x_0, y_0) \text{ 或 } \frac{\partial f(x_0, y_0)}{\partial y} \text{ 或 } \frac{\partial z}{\partial y}\Big|_{\substack{x=x_0 \\ y=y_0}} \text{ 或 } z_y'\Big|_{\substack{x=x_0 \\ y=y_0}}$$

如果函数 $z=f(x,y)$ 在区域 D 内每一点 (x,y) 处对 x（或 y）的偏导数都存在，则称函数 $f(x,y)$ 在 D 内有对 x（或 y）的**偏导函数**，简称**偏导数**，记为

$$f_x'(x,y) \text{ 或 } \frac{\partial f(x,y)}{\partial x} \text{ 或 } \frac{\partial z}{\partial x} \text{ 或 } z_x'$$

$$f_y'(x,y) \text{ 或 } \frac{\partial f(x,y)}{\partial y} \text{ 或 } \frac{\partial z}{\partial y} \text{ 或 } z_y'$$

由偏导数的定义可知，求多元函数对一个自变量的偏导数时，只需将其他自变量看成常数，用一元函数求导法则即可求得. 显然，$f(x,y)$ 在点 (x_0,y_0) 处对 x 的偏导数 $f_x'(x_0,y_0)$ 就是偏导函数 $f_x'(x,y)$ 在 (x_0,y_0) 处的函数值，$f(x,y)$ 在点 (x_0,y_0) 处对 y 的偏导数 $f_y'(x_0,y_0)$

就是偏导函数 $f_y'(x, y)$ 在 (x_0, y_0) 处的函数值.

例 6.10   求 $z = x^2 \sin 2y$ 在点 $(0, 1)$ 处的偏导数.

解 $\dfrac{\partial z}{\partial x}\bigg|_{\substack{x=0\\y=1}} = 2x \sin 2y \bigg|_{\substack{x=0\\y=1}} = 0$

$\dfrac{\partial z}{\partial y}\bigg|_{\substack{x=0\\y=1}} = x^2 \cos 2y \cdot 2 \bigg|_{\substack{x=0\\y=1}} = 0$.

例 6.11   求 $f(x, y) = e^{x^2 y}$ 的偏导数.

解 $\dfrac{\partial f(x, y)}{\partial x} = \dfrac{\partial(e^{x^2 y})}{\partial x} = e^{x^2 y} \cdot \dfrac{\partial(x^2 y)}{\partial x} = 2xy e^{x^2 y}$

$\dfrac{\partial f(x, y)}{\partial y} = \dfrac{\partial(e^{x^2 y})}{\partial y} = e^{x^2 y} \cdot \dfrac{\partial(x^2 y)}{\partial y} = x^2 e^{x^2 y}$.

需要指明的是，偏导数的记号是一个整体记号，不能理解为分子与分母之商，这是与一元函数导数记号的不同之处.

2. 偏导数的几何意义

二元函数 $z = f(x, y)$ 在几何上表示空间的一个曲面，设点 (x_0, y_0) 对应着曲面 $z = f(x, y)$ 上的点 $M_0(x_0, y_0, z_0)$，一元函数 $z = f(x, y_0)$ 表示曲面 $z = f(x, y)$ 与平面 $y = y_0$ 的交线，偏导数 $f_x'(x_0, y_0)$ 就是函数 $z = f(x, y_0)$ 在 $x = x_0$ 处的导数，由一元函数导数的几何意义知，$f_x'(x_0, y_0)$ 就是切线 $M_0 T_x$ 对 x 轴的斜率. 如图 6-11 所示.

同理，$f_y'(x_0, y_0)$ 是曲面 $z = f(x, y)$ 与平面 $x = x_0$ 的交线在点 M_0 处的切线 $M_0 T_y$ 对 y 轴的斜率.

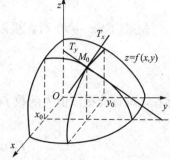

图 6-11   偏导数的几何意义

二、高阶偏导数

一般说来，函数 $z = f(x, y)$ 的偏导数 $f_x'(x, y)$、$f_y'(x, y)$ 还是关于自变量 x、y 的二元函数，如果这两个函数对自变量 x 和 y 的偏导数也存在，则称这些偏导数是函数 $z = f(x, y)$ 的**二阶偏导数**. 二元函数的二阶偏导数共有四个，分别记为

$$\frac{\partial}{\partial x}\left(\frac{\partial z}{\partial x}\right) = \frac{\partial^2 z}{\partial x^2} = f_{xx}''(x, y) = z_{xx}'', \qquad \frac{\partial}{\partial y}\left(\frac{\partial z}{\partial y}\right) = \frac{\partial^2 z}{\partial y^2} = f_{yy}''(x, y) = z_{yy}''$$

$$\frac{\partial}{\partial y}\left(\frac{\partial z}{\partial x}\right) = \frac{\partial^2 z}{\partial x \partial y} = f_{xy}''(x, y) = z_{xy}'', \qquad \frac{\partial}{\partial x}\left(\frac{\partial z}{\partial y}\right) = \frac{\partial^2 z}{\partial y \partial x} = f_{yx}''(x, y) = z_{yx}''$$

其中后两个偏导数称为**二阶混合偏导数**.

类似地可以定义更高阶的偏导数. 二阶及二阶以上的偏导数统称为**高阶偏导数**（higher partial derivative）.

例 6.12   求 $z = x^3 + y^3 - 3x^2 y$ 的二阶偏导数.

解   因为 $\dfrac{\partial z}{\partial x} = 3x^2 - 6xy$，$\dfrac{\partial z}{\partial y} = 3y^2 - 3x^2$

所以　　　$\dfrac{\partial^2 z}{\partial x^2} = 6x - 6y$，　　$\dfrac{\partial^2 z}{\partial x \partial y} = -6x$，　　$\dfrac{\partial^2 z}{\partial y^2} = 6y$，　　$\dfrac{\partial^2 z}{\partial y \partial x} = -6x$

例 6.13　求 $z = x^2 \mathrm{e}^y$ 的二阶偏导数.

解　因为　　　$\dfrac{\partial z}{\partial x} = 2x \mathrm{e}^y$，　　$\dfrac{\partial z}{\partial y} = x^2 \mathrm{e}^y$

所以　　　$\dfrac{\partial^2 z}{\partial x^2} = 2\mathrm{e}^y$，　　$\dfrac{\partial^2 z}{\partial x \partial y} = 2x \mathrm{e}^y$，　　$\dfrac{\partial^2 z}{\partial y^2} = x^2 \mathrm{e}^y$，　　$\dfrac{\partial^2 z}{\partial y \partial x} = 2x \mathrm{e}^y$

上面两例中都有 $\dfrac{\partial^2 z}{\partial x \partial y} = \dfrac{\partial^2 z}{\partial y \partial x}$，但这个等式并非对所有函数都成立. 可以证明，在函数的二阶混合偏导数连续的条件下等式才成立.

三、全微分及其应用

在一元函数 $y = f(x)$ 中，当自变量的改变量 Δx 很小时，函数的改变量 Δy 可以用其微分 $\mathrm{d}y$ 近似代替，在二元函数中，也有类似的结论.

1. 全微分的概念

定义 6.6　设 $z = f(x, y)$ 在点 $M_0(x_0, y_0)$ 的某一邻域内有定义，当自变量 x 和 y 在点 $M_0(x_0, y_0)$ 处分别有增量 Δx，Δy 时，相应的函数增量

$$\Delta z = f(x_0 + \Delta x, \ y_0 + \Delta y) - f(x_0, \ y_0)$$

可以表示为

$$\Delta z = A \Delta x + B \Delta y + o(\rho)$$

其中 A，B 是 x，y 的函数，与 Δx，Δy 无关；$\rho = \sqrt{(\Delta x)^2 + (\Delta y)^2}$，$o(\rho)$ 是 ρ 的高阶无穷小量，则称函数 $z = f(x, y)$ 在点 $M_0(x_0, y_0)$ 处是**可微**的，并称 $A \Delta x + B \Delta y$ 为函数 $z = f(x, y)$ 在点 $M_0(x_0, y_0)$ 处的**全微分**（total differential），记作 $\mathrm{d}z$，即

$$\mathrm{d}z = A \Delta x + B \Delta y$$

定理 6.1　若函数 $z = f(x, y)$ 在点 $M_0(x_0, y_0)$ 处可微，则函数在该点的偏导数 $f_x'(x_0, y_0)$、$f_y'(x_0, y_0)$ 存在，且

$$A = f_x'(x_0, \ y_0)，\quad B = f_y'(x_0, \ y_0)$$

此定理表明，偏导数 $f_x'(x_0, y_0)$、$f_y'(x_0, y_0)$ 存在是函数可微的必要条件，且若函数 $z = f(x, y)$ 在点 $M_0(x_0, y_0)$ 可微，其全微分记为

$$\mathrm{d}z = f_x'(x_0, \ y_0) \Delta x + f_y'(x_0, \ y_0) \Delta y \ \text{或} \ \mathrm{d}z = f_x'(x, \ y)\mathrm{d}x + f_y'(x_0, \ y_0)\mathrm{d}y$$

还须注意的是，偏导数存在不一定能保证函数 $z = f(x, y)$ 可微，就是说，偏导数存在不是函数可微的充分条件. 以下定理给出了函数可微的充分条件.

定理 6.2　如果函数 $z = f(x, y)$ 的两个偏导数 $f_x'(x, y)$、$f_y'(x, y)$ 在点 $M_0(x_0, y_0)$ 处都连续，则函数在该点处可微，并且全微分为

$$\mathrm{d}z = f_x'(x_0, \ y_0)\mathrm{d}x + f_y'(x_0, \ y_0)\mathrm{d}y \tag{6-1}$$

若函数 $z = f(x, y)$ 在区域 D 内各点都可微，则称函数 $z = f(x, y)$ 在区域 D 内是可微的，

且函数在区域 D 内任一点处的微分可表示为

$$dz = f_x'(x, y)dx + f_y'(x, y)dy \tag{6-2}$$

由于常见的二元函数都满足定理 6.2 的条件，因而容易判断它们的可微性并根据公式（6-1）或公式（6-2）求出其全微分.

例 6.14 求函数 $z = y^x$ 在点 $(1, 2)$ 处的全微分.

解 因为

$$\frac{\partial z}{\partial x} = y^x \ln y, \quad \frac{\partial z}{\partial y} = xy^{x-1}$$

所以

$$\frac{\partial z}{\partial x}\bigg|_{\substack{x=1\\y=2}} = 2^1 \times \ln 2 = 2\ln 2, \quad \frac{\partial z}{\partial y}\bigg|_{\substack{x=1\\y=2}} = 1 \times 2^0 = 1$$

因此

$$dz = 2\ln 2 dx + dy$$

例 6.15 求函数 $z = \sin x e^{xy}$ 的全微分.

解 因为

$$\frac{\partial z}{\partial x} = \cos x e^{xy} + y e^{xy} \sin x, \quad \frac{\partial z}{\partial y} = x \sin x e^{xy}$$

所以

$$dz = (\cos x e^{xy} + y e^{xy} \sin x)dx + x\sin x e^{xy} dy$$

2. 全微分在近似计算中的应用

如果函数 $z = f(x, y)$ 在点 $M_0(x_0, y_0)$ 处可微，则

$$\Delta z = f(x_0 + \Delta x, y_0 + \Delta y) - f(x_0, y_0) = f_x'(x_0, y_0)\Delta x + f_y'(x_0, y_0)\Delta y + o(\rho)$$

其中 $\rho = \sqrt{(\Delta x)^2 + (\Delta y)^2}$，当 Δx，Δy 很小时，有近似公式

$$\Delta z \approx dz = f_x'(x_0, y_0)\Delta x + f_y'(x_0, y_0)\Delta y \tag{6-3}$$

或

$$f(x_0 + \Delta x, y_0 + \Delta y) \approx f(x_0, y_0) + f_x'(x_0, y_0)\Delta x + f_y'(x_0, y_0)\Delta y \tag{6-4}$$

公式（6-3）可用来计算函数的改变量，公式（6-4）可用来计算函数的近似值.

例 6.16 要造一个无底无盖的圆柱形容器，其内径为 2 m，高为 4 m，厚度均为 0.01 m，求需材料多少 m^3？

解 圆柱体的体积 $V = \pi r^2 h$，由公式（6-3）得

$$\Delta V \approx dV = 2\pi rh\Delta r + \pi r^2 \Delta h$$

由题意知 $r = 2$，$h = 4$，$\Delta r = \Delta h = 0.01$，有

$$\Delta V \approx 2\pi \times 2 \times 4 \times 0.01 + \pi \times 2^2 \times 0.01 = 0.2\pi \ (m^3)$$

故所需材料约为 $0.2\pi \ m^3$，与直接计算 ΔV 的值 $0.200\ 801\pi \ m^3$ 相当接近.

第四节 二元复合函数的微分法

一、二元复合函数的微分法

对于一元函数的复合函数 $y = f[\varphi(x)]$，如果函数 $y = f(u)$ 在点 u 处可导，而 $u = \varphi(x)$ 又在点 x 处可导，则

$$\frac{dy}{dx} = \frac{dy}{du} \cdot \frac{du}{dx}$$

这是一元复合函数的微分法. 下面我们将这一微分法推广到多元复合函数的情形，建立多元复合函数的微分法则.

设函数 $z = f(u, v)$，其中 $u = \varphi(x, y)$，$v = \psi(x, y)$，则称函数 $z = f[\varphi(x, y), \psi(x, y)]$ 是 x, y 的**复合函数**.

定理 6.3 若函数 $u = \varphi(x, y)$, $v = \psi(x, y)$ 在点 (x, y) 处存在偏导数，而函数 $z = f(u, v)$ 在对应点 (u, v) 处可微，则复合函数 $z = f[\varphi(x, y), \psi(x, y)]$ 在点 (x, y) 处的两个偏导数 $\frac{\partial z}{\partial x}$，$\frac{\partial z}{\partial y}$ 存在，并且

$$\frac{\partial z}{\partial x} = \frac{\partial z}{\partial u} \cdot \frac{\partial u}{\partial x} + \frac{\partial z}{\partial v} \cdot \frac{\partial v}{\partial x} \tag{6-5}$$

$$\frac{\partial z}{\partial y} = \frac{\partial z}{\partial u} \cdot \frac{\partial u}{\partial y} + \frac{\partial z}{\partial v} \cdot \frac{\partial v}{\partial y} \tag{6-6}$$

证 给 x 以增量 Δx，让 y 保持不变，这时函数 $u = \varphi(x, y)$, $v = \psi(x, y)$ 对 x 的偏增量分别为

$$\Delta_x u = \varphi(x + \Delta x, y) - \varphi(x, y)$$

$$\Delta_x v = \psi(x + \Delta x, y) - \psi(x, y)$$

因为函数 $u = \varphi(x, y)$, $v = \psi(x, y)$ 对 x 的偏导数存在，由一元函数可导必连续的性质知道 $u = \varphi(x, y)$, $v = \psi(x, y)$ 为 x 的连续函数. 故当 $\Delta x \to 0$ 时，有 $\Delta_x u \to 0$、$\Delta_x v \to 0$. 因为函数 $f(u, v)$ 在对应点 (u, v) 处可微，所以函数 $z = f[\varphi(x, y), \psi(x, y)]$ 在 (x, y) 处对 x 的偏增量为

$$\Delta_x z = f(u + \Delta_x u, v + \Delta_x v) - f(u, v) = \frac{\partial z}{\partial u} \Delta_x u + \frac{\partial z}{\partial v} \Delta_x v + o(\rho)$$

其中，$\rho = \sqrt{(\Delta_x u)^2 + (\Delta_x v)^2}$. 上式两边同除以 Δx，得

$$\frac{\Delta_x z}{\Delta x} = \frac{\partial z}{\partial u} \cdot \frac{\Delta_x u}{\Delta x} + \frac{\partial z}{\partial v} \cdot \frac{\Delta_x v}{\Delta x} + \frac{o(\rho)}{\Delta x} \tag{6-7}$$

因为当 $\Delta x \to 0$ 时，$\Delta_x u \to 0$、$\Delta_x v \to 0$，即 $\rho = \sqrt{(\Delta_x u)^2 + (\Delta_x v)^2} \to 0$，并且

$$\lim_{\Delta x \to 0} \frac{\Delta_x u}{\Delta x} = \frac{\partial u}{\partial x}, \quad \lim_{\Delta x \to 0} \frac{\Delta_x v}{\Delta x} = \frac{\partial v}{\partial x} \tag{6-8}$$

$$\lim_{\Delta x \to 0} \frac{o(\rho)}{\Delta x} = \lim_{\Delta x \to 0}\left(\frac{o(\rho)}{\rho} \cdot \frac{\rho}{\Delta x}\right)$$

$$= \lim_{\Delta x \to 0} \frac{o(\rho)}{\rho} \cdot \lim_{\Delta x \to 0} \sqrt{\left(\frac{\Delta_x u}{\Delta x}\right)^2 + \left(\frac{\Delta_x v}{\Delta x}\right)^2} = 0 \times \sqrt{\left(\frac{\partial u}{\partial x}\right)^2 + \left(\frac{\partial v}{\partial x}\right)^2} = 0 \tag{6-9}$$

于是，当 $\Delta x \to 0$ 时，式（6-7）两边的极限都存在，所以式（6-7）左右两边取极限，再结合式（6-8）、式（6-9）可得

$$\frac{\partial z}{\partial x} = \frac{\partial z}{\partial u} \cdot \frac{\partial u}{\partial x} + \frac{\partial z}{\partial v} \cdot \frac{\partial v}{\partial x}$$

同理可证

$$\frac{\partial z}{\partial y} = \frac{\partial z}{\partial u} \cdot \frac{\partial u}{\partial y} + \frac{\partial z}{\partial v} \cdot \frac{\partial v}{\partial y}$$

对多元复合函数微分法，关键是认清变量之间的层次关系，可以通过画函数关系图的方法来确定.

例如，由函数 $y = f(u, v)$ ，其中 $u = \varphi(x, y)$ ， $v = \psi(x, y)$ 复合而成的复合函数 $z = f(\varphi(x, y), \psi(x, y))$ ，可以画出关系图如图 6–12 所示.

根据图示，欲求 z 对 x 的偏导数，就看图中从 z 经中间变量 u, v 到 x 有几条路线，沿每条路线对 x 进行一元复合函数求导，然后相加即得.

按照多元复合函数不同的复合情形，我们分两种情形讨论：

1. 复合函数的中间变量为多元函数的情形

例 6.17　设 $z = \mathrm{e}^u \sin v$ ， $u = xy$ ， $v = x + y$ ，求 $\dfrac{\partial z}{\partial x}$, $\dfrac{\partial z}{\partial y}$.

解　函数关系图如图 6–13 所示.

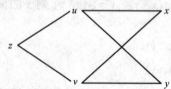 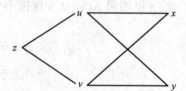

图 6–12　定理 6.3 的函数关系图　　　　图 6–13　例 6.17 题的函数关系图

由复合函数微分法则得

$$\frac{\partial z}{\partial x} = \frac{\partial z}{\partial u} \cdot \frac{\partial u}{\partial x} + \frac{\partial z}{\partial v} \cdot \frac{\partial v}{\partial x} = \mathrm{e}^u \sin v \cdot y + \mathrm{e}^u \cos v \cdot 1 = \mathrm{e}^{xy}[y \sin(x + y) + \cos(x + y)]$$

$$\frac{\partial z}{\partial y} = \frac{\partial z}{\partial u} \cdot \frac{\partial u}{\partial y} + \frac{\partial z}{\partial v} \cdot \frac{\partial v}{\partial y} = \mathrm{e}^u \sin v \cdot x + \mathrm{e}^u \cos v \cdot 1 = \mathrm{e}^{xy}[x \sin(x + y) + \cos(x + y)]$$

例 6.18　设 $u = f(x, y, z) = \mathrm{e}^{x^2 + y^2 + z^2}$ ， $z = x^2 \sin y$ ，求 $\dfrac{\partial u}{\partial x}$, $\dfrac{\partial u}{\partial y}$.

解　函数关系图如图 6–14 所示.

由复合函数微分法则得

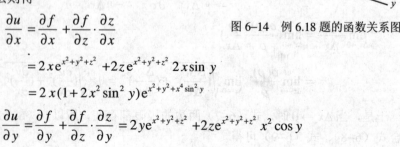

图 6–14　例 6.18 题的函数关系图

$$\frac{\partial u}{\partial x} = \frac{\partial f}{\partial x} + \frac{\partial f}{\partial z} \cdot \frac{\partial z}{\partial x}$$

$$= 2x \mathrm{e}^{x^2 + y^2 + z^2} + 2z \mathrm{e}^{x^2 + y^2 + z^2} 2x \sin y$$

$$= 2x(1 + 2x^2 \sin^2 y) \mathrm{e}^{x^2 + y^2 + x^4 \sin^2 y}$$

$$\frac{\partial u}{\partial y} = \frac{\partial f}{\partial y} + \frac{\partial f}{\partial z} \cdot \frac{\partial z}{\partial y} = 2y \mathrm{e}^{x^2 + y^2 + z^2} + 2z \mathrm{e}^{x^2 + y^2 + z^2} x^2 \cos y$$

$$= 2(y + x^4 \sin y \cos y) e^{x^2 + y^2 + x^4 \sin^2 y}$$

例 6.19　设 $u = f(x, \, xy, \, xyz)$ ，求 $\dfrac{\partial u}{\partial x}$ ，$\dfrac{\partial u}{\partial y}$ ，$\dfrac{\partial u}{\partial z}$.

解　令 $P = xy$ ，$Q = xyz$ ，则 $u = f(x, \, P, \, Q)$. 函数关系图

如图 6–15 所示. 由复合函数微分法则得

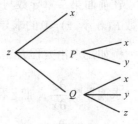

$$\frac{\partial u}{\partial x} = \frac{\partial f}{\partial x} + \frac{\partial f}{\partial P} \cdot \frac{\partial P}{\partial x} + \frac{\partial f}{\partial Q} \cdot \frac{\partial Q}{\partial x} = \frac{\partial f}{\partial x} + y \frac{\partial f}{\partial P} + yz \frac{\partial f}{\partial Q}$$

$$\frac{\partial u}{\partial y} = \frac{\partial f}{\partial P} \cdot \frac{\partial P}{\partial y} + \frac{\partial f}{\partial Q} \cdot \frac{\partial Q}{\partial y} = x \frac{\partial f}{\partial P} + xz \frac{\partial f}{\partial Q}$$

$$\frac{\partial u}{\partial z} = \frac{\partial f}{\partial Q} \cdot \frac{\partial Q}{\partial z} = xy \frac{\partial f}{\partial Q}$$

图 6–15　例 6.19 题的
函数关系图

注　上式中，$\dfrac{\partial u}{\partial x}$ 与 $\dfrac{\partial f}{\partial x}$ 含义不同，前者 x 为自变量，后者 x 为中间变量.

2. 复合函数的中间变量为一元函数的情形

这种情形即复合函数的中间变量有多个，但自变量只有一个的情形. 例如：若函数 $u = \varphi(t)$，$v = \psi(t)$ 在点 t 处具有连续的导数，$z = f(u, v)$ 在点 (u, v) 处偏导连续，则复合函数 $z = f[\varphi(t), \, \psi(t)]$ 在点 t 处的导数为

$$\frac{\mathrm{d}z}{\mathrm{d}t} = \frac{\partial z}{\partial u} \cdot \frac{\mathrm{d}u}{\mathrm{d}t} + \frac{\partial z}{\partial v} \cdot \frac{\mathrm{d}v}{\mathrm{d}t}$$

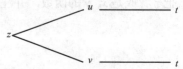

由于复合函数 $z = f[\varphi(t), \, \psi(t)]$ 只有一个自变量，

所以把 $\dfrac{\mathrm{d}z}{\mathrm{d}t}$ 称为 z 对 t 的**全导数**（total derivative）. 关系

图如图 6–16 所示.

图 6–16　全导数的函数关系图

例 6.20　设 $z = e^{x-2y}$ ，$x = \sin t$ ，$y = t^3$ ，求全导数 $\dfrac{\mathrm{d}z}{\mathrm{d}t}$.

解　函数关系图如图 6–17 所示.

由复合函数微分法则得

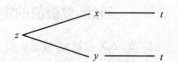

$$\frac{\mathrm{d}z}{\mathrm{d}t} = \frac{\partial z}{\partial x} \cdot \frac{\mathrm{d}x}{\mathrm{d}t} + \frac{\partial z}{\partial y} \cdot \frac{\mathrm{d}y}{\mathrm{d}t} = e^{x-2y}(\sin t)' - 2e^{x-2y}(t^3)'$$

$$= e^{x-2y}(\cos t - 6t^2) = e^{\sin t - 2t^3}(\cos t - 6t^2)$$

图 6–17　例 6.20 题的函数关系图

例 6.21　设 $z = xy + \sin t$ ，$x = e^t$ ，$y = \cos t$ ，求全导数 $\dfrac{\mathrm{d}z}{\mathrm{d}t}$.

解　函数关系图如图 6–18 所示.

由复合函数微分法则得

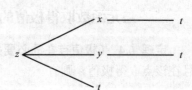

$$\frac{\mathrm{d}z}{\mathrm{d}t} = \frac{\partial z}{\partial x} \cdot \frac{\mathrm{d}x}{\mathrm{d}t} + \frac{\partial z}{\partial y} \cdot \frac{\mathrm{d}y}{\mathrm{d}t} + \frac{\partial z}{\partial t}$$

$$= y e^t - x \sin t + \cos t$$

$$= e^t(\cos t - \sin t) + \cos t$$

图 6–18　例 6.21 题的函数关系图

二、多元隐函数的微分法

在前面第二章导数与微分中，已经给出一元隐函数 $F(x, y) = 0$ 的求导方法，对于多元隐函数 $F(x, y, z) = 0$ 的求导有类似的方法.

例如，求由方程 $F(x, y, z) = 0$ 所确定的多元隐函数 $z = f(x, y)$ 的偏导数 $\dfrac{\partial z}{\partial x}$、$\dfrac{\partial z}{\partial y}$.

求偏导数 $\dfrac{\partial z}{\partial x}$：把 z 看成是 x，y 的函数，把 y 看成常量，方程两边对 x 求导.

求偏导数 $\dfrac{\partial z}{\partial y}$：把 z 看成是 x，y 的函数，把 x 看成常量，方程两边对 y 求导.

例 6.22 求由方程 $x^2 + y^2 + z^2 - 4z = 0$ 所确定的隐函数 $z = f(x, y)$ 的偏导数 $\dfrac{\partial z}{\partial x}$，$\dfrac{\partial z}{\partial y}$.

解 把 z 看成是 x，y 的函数，并注意把 y 看成常量，方程两边分别对 x 求导，有

$$2x + 2z\frac{\partial z}{\partial x} - 4\frac{\partial z}{\partial x} = 0$$

解得

$$\frac{\partial z}{\partial x} = \frac{x}{2 - z}$$

把 z 看成是 x，y 的函数，并注意把 x 看成常量，方程两边分别对 y 求导，有

$$2y + 2z\frac{\partial z}{\partial y} - 4\frac{\partial z}{\partial y} = 0$$

解得

$$\frac{\partial z}{\partial y} = \frac{y}{2 - z}$$

第五节　二元函数的极值

一、二元函数极值的定义

定义 6.7 设函数 $z = f(x, y)$ 在点 (x_0, y_0) 的某邻域内有定义，对于该邻域内异于 (x_0, y_0) 的点 (x, y) 恒有

$$f(x, y) \leqslant f(x_0, y_0) \qquad (\text{或} f(x, y) \geqslant f(x_0, y_0))$$

则称函数在点 (x_0, y_0) 处取得**极大值**（或**极小值**）$f(x_0, y_0)$. 极大值、极小值统称为**极值**，使函数取得极值的点称为**极值点**.

二、二元函数取得极值的条件

定理 6.4 （极值存在的必要条件）设函数 $z = f(x, y)$ 在点 (x_0, y_0) 处存在一阶偏导数，且在该点取得极值，则有

$$f_x'(x_0, y_0) = 0, \quad f_y'(x_0, y_0) = 0$$

证 因为 $z = f(x, y)$ 在点 (x_0, y_0) 取得极值，故一元函数 $z = f(x, y_0)$ 在 $x = x_0$ 取得极

值，根据一元函数极值的必要条件可知 $f_x'(x_0, y_0) = 0$ ，同理有 $f_y'(x_0, y_0) = 0$ ，定理结论成立.

使得 $f_x'(x, y) = 0$ 与 $f_y'(x, y) = 0$ 同时成立的点称为函数 $z = f(x, y)$ 的**驻点**.

极值存在的必要条件提供了寻找极值点的途径. 对于偏导数存在的函数来说，如果它有极值点的话，则极值点一定是驻点. 反之，驻点不一定是极值点. 例如，在 $(0, 0)$ 处，函数 $z = y^2 - x^2$ 的两个偏导数等于零，但该函数在点 $(0, 0)$ 处没有极值.

怎样判定一个驻点是不是极值点呢？下面的极值存在的充分条件回答了这个问题.

定理 6.5 （极值存在的充分条件）若函数 $z = f(x, y)$ 在点 (x_0, y_0) 的某邻域内具有二阶连续偏导数， 且

$$f_x'(x_0, y_0) = 0, \quad f_y'(x_0, y_0) = 0$$

令 $A = f_{xx}''(x_0, y_0)$, $B = f_{xy}''(x_0, y_0)$, $C = f_{yy}''(x_0, y_0)$ ，则

（1）当 $\Delta = B^2 - AC < 0$ ，且 $A < 0$ 时， $f(x_0, y_0)$ 为函数 $f(x, y)$ 的极大值；

当 $\Delta = B^2 - AC < 0$ ，且 $A > 0$ 时， $f(x_0, y_0)$ 为函数 $f(x, y)$ 的极小值；

（2）当 $\Delta = B^2 - AC > 0$ 时， $f(x_0, y_0)$ 不是极值；

（3）当 $\Delta = B^2 - AC = 0$ 时， $f(x_0, y_0)$ 可能是极值，也可能不是极值，需另行讨论.

证明从略.

综合定理 6.4 和定理 6.5 的结果，可以把求具有二阶连续偏导数的函数 $z = f(x, y)$ 极值的步骤归纳如下：

（1）求方程组 $\begin{cases} f_x'(x, y) = 0 \\ f_y'(x, y) = 0 \end{cases}$ ，得到所有驻点；

（2）求出二阶偏导数 $f_{xx}''(x, y)$, $f_{xy}''(x, y)$ 及 $f_{yy}''(x, y)$ ，并对每一个驻点，求出二阶偏导数的值 A ， B 及 C ；

（3）对每一个驻点，确定 $\Delta = B^2 - AC$ 的符号，按定理 6.5 的结论判断驻点是否为极值点，是极大值点还是极小值点；

（4）求极值点处的函数值，即得所求的极值.

例 6.23 求函数 $f(x, y) = x^3 + 8y^3 - 6xy + 5$ 的极值.

解 求方程组

$$\begin{cases} f_x'(x, y) = 3x^2 - 6y = 0 \\ f_y'(x, y) = 24y^2 - 6x = 0 \end{cases}$$

得驻点： $M_1(0, 0)$ 及 $M_2(1, \frac{1}{2})$.

求函数 $f(x, y)$ 的二阶偏导数

$$f_{xx}''(x, y) = 6x, \quad f_{xy}''(x, y) = -6, \quad f_{yy}''(x, y) = 48y$$

在 $M_1(0, 0)$ 点处， $A = 0$ ， $B = -6$ ， $C = 0$ ， $\Delta = B^2 - AC = 36 > 0$ ，根据定理 6.5 知， $f(0, 0) = 5$ 不是函数的极值；

在 $M_2(1, \frac{1}{2})$ 点处， $A = 6$ ， $B = -6$ ， $C = 24$ ， $\Delta = B^2 - AC = -108 < 0$, $A = 6 > 0$ ，根据

定理 6.5 知，$f(1, \frac{1}{2}) = 4$ 为函数的极小值.

与一元函数的情况相仿，极值反映的是函数的局部性态，最值反映的是函数的整体性态. 极小值不一定是最小值，极大值不一定是最大值. 求二元函数在某个区域上的最值比较复杂，在这里我们不作讨论.

在实际问题中，若根据问题的性质及实际意义，知道问题存在最大值（或最小值），且该问题的函数 $z = f(x, y)$ 在定义域内只有一个驻点，那么就可以判定 $z = f(x, y)$ 该驻点处的函数值就是函数的最大值或最小值.

例 6.24　函数 $E(x, t) = x^2(a - x)t^2 e^{-t}$（其中常数 a 为可给予的最大药量，$a > 0$）表示某种药物给予药量 x（药量单位）后，经过时间 t，机体产生某种反应 E，求 E 取得最大反应（最大值）时的药量和所用时间.

解　函数 $E(x, t)$ 的定义域为 $x > 0$，$t > 0$. 求函数 E 对 x 和 t 的偏导数，并令它们等于 0，即

$$\begin{cases} \dfrac{\partial E}{\partial x} = (2ax - 3x^2)t^2 e^{-t} = 0 \\ \dfrac{\partial E}{\partial t} = x^2(a - x)(2t - t^2)e^{-t} = 0 \end{cases}$$

在定义域内解得唯一驻点 $(\frac{2}{3}a, 2)$. 又知机体一定会产生最大反应，故函数 $E(x, t)$ 在点 $(\frac{2}{3}a, 2)$ 处取得最大值. 因此，当时间 $t = 2$（时间单位）时，机体反应最大，此时药量为 $x = \frac{2}{3}a$（药量单位）.

第六节　二重积分

一、二重积分的概念

在一元函数积分学中我们知道，定积分是某种特殊形式的和的极限. 这种和的极限的概念推广到二元函数的情形，便得到了二重积分的概念.

定义 6.8　设 $f(x, y)$ 是定义在平面有界闭区域 D 上的函数，将闭区域 D 任意分成 n 个小区域 $\Delta\sigma_i$ $(i = 1, 2, \cdots, n)$，并用它们表示小区域的面积. 在每个 $\Delta\sigma_i$ 上任取一点 (ξ_i, η_i)，并作和 $\sum\limits_{i=1}^{n} f(\xi_i, \eta_i)\Delta\sigma_i$，取 λ 为各小区域直径的最大值，如果 $\lim\limits_{\lambda \to 0} \sum\limits_{i=1}^{n} f(\xi_i, \eta_i)\Delta\sigma_i$ 存在，则称此极限值为 $f(x, y)$ 在闭区域 D 上的**二重积分**（double integral）. 记作 $\iint\limits_{D} f(x, y)\mathrm{d}\sigma$，即

$$\iint\limits_{D} f(x, y)\mathrm{d}\sigma = \lim\limits_{\lambda \to 0} \sum\limits_{i=1}^{n} f(\xi_i, \eta_i)\Delta\sigma_i \qquad (6\text{--}10)$$

式中，$f(x, y)$ 叫做**被积函数**；$f(x, y)\mathrm{d}\sigma$ 叫做**被积表达式**；$\mathrm{d}\sigma$ 叫做**面积元素**；x 与 y 叫做

积分变量；D 叫做积分区域；$\sum\limits_{i=1}^{n} f(\xi_i, \eta_i)\Delta\sigma_i$ 叫做积分和.

不妨设 $f(x, y) \geqslant 0$，由图 6–19 可以看出，乘积 $f(\xi_i, \eta_i)\Delta\sigma_i$ 表示以 $\Delta\sigma_i$ 为底面，高为 $f(\xi_i, \eta_i)$ 的小柱体的体积，而积分和 $\sum\limits_{i=1}^{n} f(\xi_i, \eta_i)\Delta\sigma_i$ 表示以区域 D 为底，曲面 $z = f(x, y)$ 为顶的曲顶柱体体积 V 的近似值. 当区域 D 分割的越细时，积分和与 V 的差就越小，所以二重积分 $\iint\limits_{D} f(x, y)\mathrm{d}\sigma$ 在几何上表示为以区域 D 为底，曲面 $z = f(x, y)$ 为顶的曲顶柱体体积.

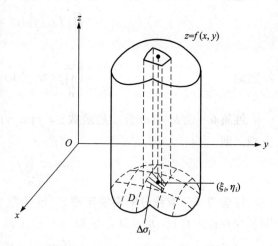

图 6–19　在闭区域 D 上的二重积分

在二重积分的定义中对闭区域 D 的划分是任意的，即积分和的极限与小区域的形状无关，所以可取各边分别平行于坐标轴的矩形作为这种小区域，矩形区域 $\Delta\sigma$ 两边的长度分别记为 Δx 和 Δy，其面积为 $\Delta\sigma = \Delta x\Delta y$，即 $\mathrm{d}\sigma = \mathrm{d}x\mathrm{d}y$，于是

$$\iint\limits_{D} f(x, y)\mathrm{d}\sigma = \iint\limits_{D} f(x, y)\mathrm{d}x\mathrm{d}y$$

式中，$\mathrm{d}x\mathrm{d}y$ 称为在直角坐标系中的面积元素.

这里要指出的是，当 $f(x, y)$ 在闭区域 D 上连续时，式（6–10）右端的和的极限必定存在，也就是说，函数 $f(x, y)$ 在 D 上的二重积分必定存在.

二、二重积分的性质

二重积分与定积分有类似的性质，证明的方法也类似（证明从略），现叙述如下（假设下面所讨论的函数在积分域 D 上都是可积的）.

性质 1　常数因子可提到积分号外面，即

$$\iint\limits_{D} kf(x, y)\mathrm{d}\sigma = k\iint\limits_{D} f(x, y)\mathrm{d}\sigma \qquad （k \text{ 为常数}）$$

性质 2　两个（或有限个）函数代数和的二重积分等于各函数的二重积分的代数和，即

$$\iint\limits_{D} [f(x, y) \pm g(x, y)]\mathrm{d}\sigma = \iint\limits_{D} f(x, y)\mathrm{d}\sigma \pm \iint\limits_{D} g(x, y)\mathrm{d}\sigma$$

性质 3　若把积分区域 D 分成两个子域 D_1 与 D_2，则函数在 D 上的二重积分等于它在 D_1 与 D_2 上的二重积分的和，即

$$\iint\limits_{D} f(x, y)\mathrm{d}\sigma = \iint\limits_{D_1} f(x, y)\mathrm{d}\sigma + \iint\limits_{D_2} f(x, y)\mathrm{d}\sigma$$

这个性质表示二重积分对于积分区域具有可加性.

性质 4　如果在区域 D 上，恒有 $f(x, y) = 1$，A 为 D 的面积，则

$$\iint\limits_{D} \mathrm{d}\sigma = A$$

这个性质的几何意义是高为1的平顶柱体的体积在数值上就等于柱体的底面积.

性质 5   如果在区域 D 上总有 $f(x, y) \leqslant g(x, y)$,则

$$\iint\limits_{D} f(x, y)\mathrm{d}\sigma \leqslant \iint\limits_{D} g(x, y)\mathrm{d}\sigma$$

特别地

$$\left| \iint\limits_{D} f(x, y)\mathrm{d}\sigma \right| \leqslant \iint\limits_{D} f(x, y)\mathrm{d}\sigma$$

性质 6   设 M 与 m 分别是函数 $z = f(x, y)$ 在区域 D 上的最大值和最小值,A 是区域 D 的面积,则

$$mA \leqslant \iint\limits_{D} f(x, y)\mathrm{d}\sigma \leqslant MA$$

性质 7（二重积分的中值定理）   设函数 $f(x, y)$ 在闭区域 D 上连续,A 为 D 的面积,则至少存在一点 $(\xi, \eta) \in D$,使得

$$\iint\limits_{D} f(x, y)\mathrm{d}\sigma = f(\xi, \eta) A$$

中值定理的**几何意义**为:以区域 D 为底,以曲面 $z = f(x, y)$ 为顶的曲顶柱体的体积,等于同底的以函数值 $f(\xi, \eta)$ 为高的平顶柱体的体积.

三、二重积分的计算

按照二重积分的定义来计算二重积分,对少数特别简单的被积函数和积分区域来说是可行的,但对一般的函数和区域来说,这不是一种切实可行的方法. 下面介绍一种计算二重积分的方法,这种方法是把二重积分化为两次定积分也就是累次积分（repeated integral）来计算. 这里只介绍直角坐标系中二重积分的计算方法.

我们从二重积分的几何意义上来讨论二重积分 $\iint\limits_{D} f(x, y)\mathrm{d}\sigma$ 的计算问题. 在讨论中假设 $f(x, y) \geqslant 0$.

设积分区域 $D = \{(x, y) \mid y_1(x) \leqslant y \leqslant y_2(x), a \leqslant x \leqslant b\}$（简称 X-型区域）是由 XY 平面上两条直线 $x = a$、$x = b$ 及两条曲线 $y = y_1(x)$、$y = y_2(x)$ 所围成,如图 6-20（a）所示.

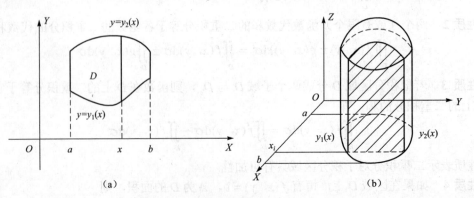

(a)   (b)

图 6-20   二重积分的计算问题的图形

用 $x = x_i (i = 1, 2, \cdots, n)$ 平面去截割曲顶柱体，其截面是一个曲边梯形，如图 6–20（b）所示，该曲边梯形的曲边是曲线

$$\begin{cases} z = f(x, y) \\ x = x_i \end{cases}$$

而底边是区间 $[y_1(x_i), y_2(x_i)]$，显然该曲边梯形的面积为

$$S(x_i) = \int_{y_1(x_i)}^{y_2(x_i)} f(x_i, y)\mathrm{d}y$$

夹在 $x = x_{i-1}$ 与 $x = x_i$ 之间的曲顶柱体的体积 ΔV_i 为

$$\Delta V_i \approx S(x_i)\Delta x_i = \left[\int_{y_1(x_i)}^{y_2(x_i)} f(x_i, y)\mathrm{d}y \right] \Delta x_i$$

因此，整个曲顶柱体的体积为

$$V = \sum_{i=1}^{n} \Delta V_i \approx \sum_{i=1}^{n} \left[\int_{y_1(x_i)}^{y_2(x_i)} f(x_i, y)\mathrm{d}y \right] \Delta x_i$$

根据定积分的定义得

$$V = \int_a^b \left[\int_{y_1(x)}^{y_2(x)} f(x, y)\mathrm{d}y \right] \mathrm{d}x \tag{6-11}$$

式（6–11）的右端称为先对 y 积分后对 x 积分的**二次积分**或累次积分；y 称为**内层积分变量**；x 称为**外层积分变量**. 也就是说，先把 x 看做常数，把 $f(x, y)$ 只看做是 y 的函数，并对 y 从 $y_1(x)$ 到 $y_2(x)$ 作定积分. 然后把计算出来的结果（此结果仅为 x 的函数）再对变量 x 在 $[a, b]$ 上作定积分.

式（6–11）又可写成

$$V = \int_a^b \mathrm{d}x \int_{y_1(x)}^{y_2(x)} f(x, y)\mathrm{d}y \tag{6-12}$$

以上讨论是在假设 $f(x, y) \geqslant 0$ 的前提下进行的，事实上，只要 $f(x, y)$ 是连续函数，式（6–11）就成立.

如果积分区域 $D = \{(x, y) | x_1(y) \leqslant x \leqslant x_2(y), c \leqslant y \leqslant d\}$（简称 Y-型区域）是由 XY 平面上两条直线 $y = c$，$y = d$ 及两条曲线 $x = x_1(y)$，$x = x_2(y)$ 所围成. 可以类似地得到曲顶柱体的体积

$$V = \int_c^d \left[\int_{x_1(y)}^{x_2(y)} f(x, y)\mathrm{d}x \right] \mathrm{d}y = \int_c^d \mathrm{d}y \int_{x_1(y)}^{x_2(y)} f(x, y)\mathrm{d}x \tag{6-13}$$

即把二重积分化为了先对 x，后对 y 的累次积分.

注 二重积分转化为累次积分计算的关键：

（1）画出积分区域 D 的平面图；

（2）根据积分区域的图形结构，确定出是 X-型区域还是 Y-型区域，从而确定 x 和 y 哪个作为内层积分变量，哪个作为外层积分变量；

（3）确定出各个定积分的上、下积分限.

例 6.25 计算二重积分 $\iint\limits_D (1 - \dfrac{x}{3} - \dfrac{y}{4})\mathrm{d}x\mathrm{d}y$

其中 D 为矩形区域：$D = \{(x, y) \mid -2 \leqslant y \leqslant 2, \ -1 \leqslant x \leqslant 1\}$.

解 先画出积分域 D 的图形（如图 6-21 所示），易知 D 既是 X-型区域，又是 Y-型区域. 按 X-型区域计算，得

$$\iint\limits_{D}(1 - \frac{x}{3} - \frac{y}{4})\mathrm{d}x\mathrm{d}y = \int_{-1}^{1}\mathrm{d}x\int_{-2}^{2}(1 - \frac{x}{3} - \frac{y}{4})\mathrm{d}y = \int_{-1}^{1}(y - \frac{3}{x}y - \frac{1}{8}y^2)\Big|_{-2}^{2}\mathrm{d}x = \int_{-1}^{1}(4 - \frac{4}{3}x)\mathrm{d}x = 8$$

或按 Y-型区域计算，得

$$\iint\limits_{D}(1 - \frac{x}{3} - \frac{y}{4})\mathrm{d}x\mathrm{d}y = \int_{-2}^{2}\mathrm{d}y\int_{-1}^{1}(1 - \frac{x}{3} - \frac{y}{4})\mathrm{d}x = \int_{-2}^{2}(x - \frac{1}{6}x^2 - \frac{y}{4}x)\Big|_{-1}^{1}\mathrm{d}y = \int_{-2}^{2}(2 - \frac{y}{2})\mathrm{d}y = 8$$

例 6.26 计算二重积分 $\iint\limits_{D}(2y - x)\mathrm{d}x\mathrm{d}y$，其中 D 是由抛物线 $y = x^2$ 和直线 $y = x + 2$ 围成.

解 先画出积分域 D 的图形（如图 6-22 所示），确定 D 是 X-型区域，有

$$\iint\limits_{D}(2y - x)\mathrm{d}x\mathrm{d}y = \int_{-1}^{2}\mathrm{d}x\int_{x^2}^{x+2}(2y - x)\mathrm{d}y = \int_{-1}^{2}(y^2 - xy)\Big|_{x^2}^{x+2}\mathrm{d}x$$

$$= \int_{-1}^{2}\left[(x+2)^2 - x(x+2) - x^4 + x^3\right]\mathrm{d}x = \frac{243}{20} = 12\frac{3}{20}$$

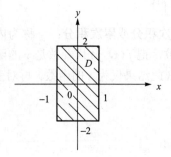

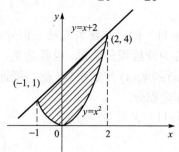

图 6-21　例 6.25 题图　　　　　　　图 6-22　例 6.26 题图

例 6.27 交换二重积分 $I = \int_{0}^{2}\mathrm{d}x\int_{0}^{\frac{x^2}{2}}f(x, y)\mathrm{d}y + \int_{2}^{2\sqrt{2}}\mathrm{d}x\int_{0}^{\sqrt{8-x^2}}f(x, y)\mathrm{d}y$ 的积分次序.

解 画出积分域 D 的图形（如图 6-23 所示），积分区域由两部分组成

$$D_1 : \begin{cases} 0 \leqslant x \leqslant 2 \\ 0 \leqslant y \leqslant \frac{1}{2}x^2 \end{cases} \qquad D_2 : \begin{cases} 2 \leqslant x \leqslant 2\sqrt{2} \\ 0 \leqslant y \leqslant \sqrt{8-x^2} \end{cases}$$

将 $D = D_1 + D_2$ 视为 Y-型区域，则

$$D : \begin{cases} 0 \leqslant y \leqslant 2 \\ \sqrt{2y} \leqslant x \leqslant \sqrt{8-y^2} \end{cases}$$

$$I = \iint\limits_{D}f(x, y)\mathrm{d}x\mathrm{d}y = \int_{0}^{2}\mathrm{d}y\int_{\sqrt{2y}}^{\sqrt{8-y^2}}f(x, y)\mathrm{d}x$$

例 6.28 交换二重积分 $I = \int_{0}^{\sqrt{3}}\mathrm{d}y\int_{0}^{1}f(x, y)\mathrm{d}x + \int_{\sqrt{3}}^{2}\mathrm{d}y\int_{0}^{\sqrt{4-y^2}}f(x, y)\mathrm{d}x$ 的积分次序.

解　依二重积分的积分限画出积分区域 $D = D_1 + D_2$ 的图形（如图6-24所示），则

$$I = \iint\limits_{D} f(x, y)\mathrm{d}\sigma = \int_0^1 \mathrm{d}x \int_0^{\sqrt{4-x^2}} f(x, y)\mathrm{d}y$$

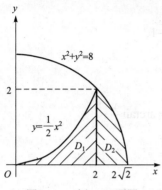

图 6-23　例 6.27 题图

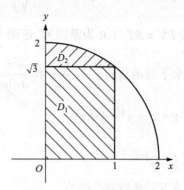

图 6-24　例 6.28 题图

习　题　六

1. 求点 $(2, 1, -1)$ 和点 $(1, 0, 2)$ 间的距离.

2. 求点 $A(4, -3, 5)$ 到坐标原点及各坐标轴的距离.

3. 求以点 $(1, -2, 3)$ 为球心，且过坐标原点的球面方程.

4. 确定并画出下列函数的定义域

（1）$z = \dfrac{1}{\sqrt{x}} + \dfrac{1}{\sqrt{x-y}}$；

（2）$z = \sqrt{1-x^2} + \ln(1-y^2)$；

（3）$z = \arcsin(x^2 + y^2) + \sqrt{x^2 + y^2 - \dfrac{1}{4}}$；

（4）$z = \ln(x - y^2)$.

5. 求下列各极限

（1）$\lim\limits_{\substack{x \to 0 \\ y \to 1}} \dfrac{\arctan y}{\mathrm{e}^{xy} + x^2}$；

（2）$\lim\limits_{\substack{x \to 0 \\ y \to 0}} \dfrac{2 - \sqrt{xy+4}}{xy}$.

6. 写出下列函数的间断点

（1）$z = \dfrac{1}{1 - x^2 - y^2}$；

（2）$z = \sin\dfrac{1}{xy}$.

7. 求下列函数的偏导数

（1）$z = x^3 y - xy^3$；

（2）$s = \dfrac{u^2 + v^2}{uv}$；

（3）$z = \ln\tan\dfrac{x}{y}$；

（4）$z = \sqrt{\ln(xy)}$；

（5）$z = \sin(xy) + \cos^2(xy)$；

（6）$z = (1 + xy)^y$；

（7）$u = x^{\frac{y}{z}}$；

（8）$u = \arctan(x-y)^z$.

8. 设 $f(x,\ y) = x + (y-1)\arcsin\sqrt{\dfrac{x}{y}}$，求 $f'_x(x,\ 1)$.

9. 设 $PV = RT$（R 为常数），证明 $\dfrac{\partial P}{\partial V} \cdot \dfrac{\partial V}{\partial T} \cdot \dfrac{\partial T}{\partial P} = -1$.

10. 求下列函数的 $\dfrac{\partial^2 z}{\partial x^2}$，$\dfrac{\partial^2 z}{\partial y^2}$ 和 $\dfrac{\partial^2 z}{\partial x \partial y}$

（1）$z = x^4 + y^4 - 4x^2 y^2$；

（2）$z = \arctan \dfrac{y}{x}$；

（3）$z = \dfrac{1}{2}\ln(x^2 + y^2)$；

（4）$z = y^x$.

11. 求下列函数的全微分

（1）$z = xy + \dfrac{x}{y}$；

（2）$z = e^{\frac{y}{x}}$；

（3）$z = \dfrac{y}{\sqrt{x^2 + y^2}}$；

（4）$w = x^{y^z}$.

12. 求函数 $z = \ln(1 + x^2 + y^2)$ 当 $x = 1$，$y = 2$ 时的全微分.

13. 利用全微分计算 $\sqrt{(1.02)^3 + (1.97)^3}$ 的近似值.

14. 设 $z = u^2 + v^2$，而 $u = 2x + y$，$v = x - 2y$，求 $\dfrac{\partial z}{\partial x}$ 和 $\dfrac{\partial z}{\partial y}$.

15. 设 $z = x^2 \ln y$，而 $x = \dfrac{u}{v}$，$y = 3u - 2v$，求 $\dfrac{\partial z}{\partial u}$ 和 $\dfrac{\partial z}{\partial v}$.

16. 求 $z = e^{xy}\sin(x+y)$ 的偏导数.

17. 已知 $z = \arctan \dfrac{x}{y}$，$x = u + v$，$y = u - v$，证明 $\dfrac{\partial z}{\partial u} + \dfrac{\partial z}{\partial v} = \dfrac{u-v}{u^2+v^2}$.

18. 求下列全导数

（1）设 $z = uv + \sin t$，而 $u = e^t$，$v = \cos t$，求 $\dfrac{dz}{dt}$；

（2）设 $z = e^{x-2y}$，而 $x = \sin t$，$y = t^3$，求 $\dfrac{dz}{dt}$；

（3）设 $z = x^2 - y^2 + t$，而 $x = \sin t$，$y = \cos t$，求 $\dfrac{dz}{dt}$.

19. 求下列隐函数的导数

（1）已知 $e^{-xy} - 2z + e^z = 0$，求 $\dfrac{\partial z}{\partial x}$ 和 $\dfrac{\partial z}{\partial y}$；

（2）已知 $x + y + z = e^z$，求 $\dfrac{\partial z}{\partial x}$ 和 $\dfrac{\partial z}{\partial y}$；

（3）已知 $\sin y + z\mathrm{e}^x - xy^2 = 0$ ，求 $\dfrac{\partial z}{\partial x}$ 和 $\dfrac{\partial z}{\partial y}$.

20. 求函数 $f(x, y) = x^3 + y^3 - 3xy$ 的极值.

21. 求函数 $f(x, y) = 2xy - 3x^2 - 2y^2 + 10$ 的极值.

22. 求函数 $f(x, y) = x^3 - y^3 + 3x^2 + 3y^2 - 9x$ 的极值.

23. 求函数 $f(x, y) = \mathrm{e}^{2x}(x^2 + y^2 + 2y)$ 的极值.

24. 计算二重积分 $\displaystyle\iint\limits_{D} xy \, \mathrm{d}\sigma$ ，其中 D 由直线 $y = x$ ， $y = 1$ 及 $x = 2$ 所围成平面闭区域.

25. 计算二重积分 $\displaystyle\iint\limits_{D}(x^2 + y)\mathrm{d}x\mathrm{d}y$ ，其中 D 是由抛物线 $y = x^2$ 和 $x = y^2$ 所围平面闭区域.

26. 将二重积分 $I = \displaystyle\iint\limits_{D} f(x, y)\mathrm{d}x\mathrm{d}y$ 按两种不同的顺序化为累次积分

（1） D 是由直线 $y = x$ 与抛物线 $y^2 = 4x$ 所围成平面闭区域；

（2） D 是由直线 $y = x$ ， $y = 2$ 及 $y = \dfrac{1}{x}(x > 0)$ 所围成平面闭区域；

（3） D 是由直线 $y = x$ ， $y = x - 2$ ， $y = 2$ 及 $y = 4$ 所围成平面闭区域.

27. 交换下列二重积分的积分次序

（1） $\displaystyle\int_0^1 \mathrm{d}x \int_0^{1-x} f(x, y)\mathrm{d}y$ ； 　　　　　（2） $\displaystyle\int_0^2 \mathrm{d}y \int_{y^2}^{2y} f(x, y)\mathrm{d}x$ ；

（3） $\displaystyle\int_0^1 \mathrm{d}y \int_{-\sqrt{1-y^2}}^{\sqrt{1-y^2}} f(x, y)\mathrm{d}x$ ； 　　　（4） $\displaystyle\int_1^2 \mathrm{d}x \int_{2-x}^{\sqrt{2x-x^2}} f(x, y)\mathrm{d}y$ ；

（5） $\displaystyle\int_{-6}^2 \mathrm{d}x \int_{\frac{x^2}{4}}^{2-x} f(x, y)\mathrm{d}y$ ； 　　　（6） $\displaystyle\int_1^{\mathrm{e}} \mathrm{d}x \int_0^{\ln x} f(x, y)\mathrm{d}y$ ；

（7） $\displaystyle\int_0^1 \mathrm{d}x \int_0^{\sqrt{2x-x^2}} f(x, y)\mathrm{d}y + \int_1^2 \mathrm{d}x \int_0^{2-x} f(x, y)\mathrm{d}y$ ；

（8） $\displaystyle\int_0^1 \mathrm{d}x \int_0^{x^2} f(x, y)\mathrm{d}y + \int_1^2 \mathrm{d}x \int_0^{\sqrt{2x-x^2}} f(x, y)\mathrm{d}y$.

第七章

微 分 方 程

客观事物的内部联系在数量方面的反映常常用函数来表示. 利用函数关系又可以对客观事物的规律进行研究. 因此，在研究医学及其他科学技术的实际问题时，建立函数关系具有十分重要的意义. 微分方程是帮助人们确定函数关系的重要工具. 在实际问题中，函数关系往往无法用初等数学方法直接得到，而要通过建立含有未知函数及其导数（或微分）的方程，这种方程称为微分方程，并通过求它的解来得到所要确定的函数关系. 微分方程在自然科学、医药卫生科学等领域中有着广泛的应用. 本章主要介绍微分方程的基本概念，几种常见微分方程的解法及其在医药学中的应用.

第一节　微分方程的一般概念

为了阐明微分方程的基本概念，我们先来讨论几个简单的例子.

例 7.1　已知镭的衰变速度与当时镭的质量成正比（比例常数 $k > 0$），求任意时刻 t 时镭的质量.

解　设时刻 t 时镭的质量为 $R(t)$，则由题意可知

$$\frac{dR(t)}{dt} = -kR(t) \tag{7-1}$$

这里的负号表示 $R(t)$ 随 t 的增加而减少.

例 7.2　设一曲线过点 $(1, 2)$，且在曲线上任意点 $P(x, y)$ 处的切线斜率为 $2x$，求该曲线方程.

解　设所求的曲线方程为 $y = f(x)$，由导数的几何意义，$y = f(x)$ 应满足方程

$$\frac{dy}{dx} = 2x \tag{7-2}$$

或
$$dy = 2xdx$$

另外 $y = f(x)$ 还应满足

$$当 x = 1 时，\quad y = 2 \tag{7-3}$$

例 7.3　一个质点在重力作用下自由下落，若不考虑空气阻力，则下落路程 s 与时间 t 之间的关系式为

$$\frac{d^2 s}{dt^2} = g \tag{7-4}$$

上述例子中式（7-1）、（7-2）、（7-4）都含有未知函数的导数. 我们把含有未知函数的导数或微分的方程称为**微分方程**（differential equation）. 未知函数是一元函数的叫做**常微分方程**（ordinary differential equation）；未知函数是多元函数的叫做**偏微分方程**（partial differential equation）. 方程（7-1）、（7-2）、（7-4）都是常微分方程，而方程 $\frac{\partial^2 u}{\partial x^2} + \frac{\partial^2 u}{\partial x \partial y} + \frac{\partial^2 u}{\partial y^2} = 0$（其中 u 是关于 x、y 的二元函数）则是偏微分方程. 本章只讨论常微分方程，为了方便简称为微分方程或方程.

微分方程中出现的未知函数导数的最高阶数称为微分方程的**阶**（order）. 例如方程（7-1）、（7-2）是一阶微分方程；方程（7-4）是二阶微分方程，又如，方程

$$x^2 y''' + (y'')^2 - xy' = 2x$$

是三阶微分方程.

一般地，n 阶微分方程的一般形式是 $F(x, y, y', \cdots, y^{(n)}) = 0$. 在这个方程中 $y^{(n)}$ 是必须要出现的，而 $x, y, y', \cdots, y^{(n-1)}$ 则可以不出现.

如果把某个函数及其导数代入微分方程能使该微分方程成为恒等式，则称此函数为微分方程的**解**（solution）. 可以验证

$$R(t) = Ce^{-kt} \tag{7-5}$$

是方程（7-1）的解；

$$y = x^2 + C \tag{7-6}$$

是方程（7-2）的解；

$$s = \frac{1}{2} gt^2 + C_1 t + C_2 \tag{7-7}$$

是方程（7-4）的解.

如果微分方程的解中含有任意常数，且所含独立的任意常数的个数与微分方程的阶数相同，这样的解称为微分方程的**通解**（general solution）. 式（7-5）、（7-6）分别是一阶微分方程（7-1）、（7-2）的通解；而（7-7）中含有两个任意常数 C_1、C_2，且 C_1 与 C_2 不能合并，它是二阶微分方程（7-4）的通解.

由于通解中含有任意常数，所以它还不能完全确实地反映某一客观事物的规律性. 要完全确实地反映某一客观事物的规律性，必须确定这些常数的值. 为此，要根据问题的实际情况，提出确定这些常数的条件，这种条件称为**初始条件**（initial condition）. 例如例 7.2 中的条件（7-3）；例 7.3 中若假设在下落开始时有下落路程 $s|_{t=0} = 0$，初始速度 $s'(t)|_{t=0} = 0$，则为该问题的初始条件.

设微分方程中的未知函数为 $y = y(x)$，对于一阶微分方程，用来确定任意常数的条件可表示为

$$x = x_0 \text{ 时 } y = y_0，\text{或} y|_{x=x_0} = y_0$$

式中，x_0、y_0 都是给定的值.

对于二阶微分方程，用来确定任意常数的条件可表示为

$$x = x_0 \text{ 时 } y = y_0, \quad y' = y_0'$$

或写成

$$y|_{x=x_0} = y_0, \quad y'|_{x=x_0} = y_0'$$

式中，x_0、y_0、y_0' 都是给定的值.

确定了通解中的任意常数之后，就得到微分方程的**特解**（particular solution）. 例如根据初始条件（7-3），$x=1$ 时 $y=2$，可以确定方程（7-2）通解（7-6）中的任意常数 $C=1$，得到微分方程（7-2）的特解为 $y = x^2 + 1$.

求微分方程 $F(x, y, y') = 0$ 满足条件 $y|_{x=x_0} = y_0$ 的特解，叫做一阶微分方程的**初值问题**（initial value problem）. 记作

$$\begin{cases} F(x, y, y') = 0 \\ y|_{x=x_0} = y_0 \end{cases} \tag{7-8}$$

微分方程通解的图形是一簇曲线，叫做微分方程的积分曲线簇. 初值问题（7-8）的几何意义就是求微分方程通过点 (x_0, y_0) 的那条积分曲线. 二阶微分方程的初值问题为

$$\begin{cases} F(x, y, y', y'') = 0 \\ y|_{x=x_0} = y_0, \quad y'|_{x=x_0} = y_0' \end{cases} \tag{7-9}$$

其几何意义是求微分方程的通过点 (x_0, y_0) 且在该点处的切线斜率为 y_0' 的那条积分曲线.

第二节　可分离变量的微分方程

一、可分离变量的微分方程

如果一阶微分方程 $F(x, y, y') = 0$ 可化为

$$g(y)\mathrm{d}y = f(x)\mathrm{d}x \tag{7-10}$$

的形式，则该一阶方程称为**可分离变量的微分方程**. 这里 $f(x)$，$g(x)$ 分别是 x，y 的连续函数.

对微分方程（7-10）的两端积分，有

$$\int g(y)\mathrm{d}y = \int f(x)\mathrm{d}x$$

设 $g(y)$，$f(x)$ 的原函数分别为 $G(y)$，$F(x)$，于是有

$$G(y) = F(x) + C \tag{7-11}$$

由（7-11）所确定的隐函数 $y = y(x)$ 是微分方程（7-10）的通解.

例 7.4　求微分方程 $\dfrac{\mathrm{d}y}{\mathrm{d}x} = 2xy$ 的通解.

解　分离变量，得

$$\frac{\mathrm{d}y}{y} = 2x\mathrm{d}x$$

两边积分，得

$$\ln|y| = x^2 + C_1$$

其中 C_1 是任意常数，于是

$$y = C\mathrm{e}^{x^2}$$

这里 $C = \pm\mathrm{e}^{C_1} \neq 0$ 为任意常数. 显然 $y = 0$ 也是方程的解，故方程的通解为

$$y = C\mathrm{e}^{x^2} \quad （C 为任意常数）$$

例 7.5　求微分方程 $\dfrac{\mathrm{d}y}{\mathrm{d}x} = \dfrac{x + xy^2}{y + yx^2}$ 满足初始条件 $y\big|_{x=0} = 1$ 的特解.

解　方程可化为

$$\frac{\mathrm{d}y}{\mathrm{d}x} = \frac{x}{1 + x^2} \cdot \frac{1 + y^2}{y}$$

分离变量，得

$$\frac{y\mathrm{d}y}{1 + y^2} = \frac{x\mathrm{d}x}{1 + x^2}$$

两边积分，得

$$\frac{1}{2}\ln(1 + y^2) = \frac{1}{2}\ln(1 + x^2) + \frac{1}{2}\ln C$$

为形式简便，此处可将任意常数设为 $\dfrac{1}{2}\ln C$，故原方程的通解为

$$1 + y^2 = C(1 + x^2)$$

将初始条件 $y\big|_{x=0} = 1$ 代入通解，得 $C = 2$

故所求方程的特解为

$$1 + y^2 = 2(1 + x^2)，\text{即 } y^2 = 2x^2 + 1$$

二、可化为可分离变量的微分方程

有些方程可通过变量替换转化为可分离变量的微分方程求解.

1. $y' = f(ax + by)$（其中 a、b 为常数）型微分方程

作变量替换 $u = ax + by$，因为

$$\frac{\mathrm{d}u}{\mathrm{d}x} = a + b\frac{\mathrm{d}y}{\mathrm{d}x}$$

于是方程化为

$$\frac{\mathrm{d}u}{\mathrm{d}x} = a + bf(u)$$

这是一个可分离变量的方程. 分离变量，得

$$\frac{\mathrm{d}u}{a + bf(u)} = \mathrm{d}x$$

上式两端积分，可求得该方程的通解.

例 7.6　求微分方程 $\dfrac{\mathrm{d}y}{\mathrm{d}x} = (x + y)^2$ 的通解.

解 令 $u = x + y$，则

$$\frac{du}{dx} = 1 + \frac{dy}{dx} = 1 + u^2$$

分离变量，得

$$\frac{du}{1 + u^2} = dx$$

两边积分，得

$$\arctan u = x + C$$

即

$$\arctan(x + y) = x + C$$

为原方程的通解.

2. $y' = f\left(\dfrac{y}{x}\right)$ **型微分方程**

在一阶微分方程中，形如

$$y' = f\left(\frac{y}{x}\right)$$

的方程称为**一阶齐次微分方程**（homogeneous equation）.

在求解这种方程时，通常令

$$u = \frac{y}{x}$$

可将该方程化为可分离变量型方程.

由于 $y = ux$，故

$$\frac{dy}{dx} = x\frac{du}{dx} + u$$

代入原方程，于是方程化为

$$x\frac{du}{dx} + u = f(u)$$

即

$$x\frac{du}{dx} = f(u) - u$$

分离变量，得

$$\frac{du}{f(u) - u} = \frac{dx}{x}$$

两边积分

$$\int \frac{du}{f(u) - u} = \int \frac{dx}{x}$$

求出积分后再以 $\dfrac{y}{x}$ 代替 u，便得所给齐次方程的通解.

例 7.7 解方程 $x\dfrac{dy}{dx} + \dfrac{y^2 - 2x^2}{x} = 0$.

解 令 $u = \dfrac{y}{x}$，则 $\dfrac{dy}{dx} = x\dfrac{du}{dx} + u$，原方程可化为

$$x\frac{du}{dx} + u + u^2 - 2 = 0$$

分离变量，得

$$\frac{du}{2 - u - u^2} = \frac{dx}{x}$$

两边积分，得

$$\frac{1}{3}\ln\left|\frac{u+2}{1-u}\right| = \ln x + \frac{1}{2}\ln C$$

即

$$\left(\frac{y+2x}{x-y}\right)^{\frac{2}{3}} = Cx^2$$

第三节　一阶线性微分方程

一、一阶线性微分方程

形如

$$y' + P(x)y = Q(x) \tag{7-12}$$

其中 $P(x)$，$Q(x)$ 都是 x 的已知函数，这样的微分方程叫**一阶线性微分方程**（first order linear differential equation）. 方程中所出现的 y 及 y' 都是一次幂.

若 $Q(x) \equiv 0$，方程化为

$$y' + P(x)y = 0 \tag{7-13}$$

此时称为**一阶线性齐次微分方程**.

当 $Q(x) \neq 0$ 时，称为**一阶线性非齐次方程**.

先来讨论齐次方程（7-13）的通解. 这是一个可分离变量的方程. 分离变量，得

$$\frac{dy}{y} = -P(x)dx$$

两边积分，得

$$\ln|y| = -\int P(x)dx + \ln C_1$$

令 $C = \pm C_1$

故得齐次方程（7-13）的通解为

$$y = Ce^{-\int P(x)dx} \tag{7-14}$$

为求得非齐次方程的通解，参照齐次方程（7-13）的解法，我们将方程（7-12）化为

$$\frac{dy}{y} = \frac{Q(x)}{y}dx - P(x)dx$$

两边积分，得

$$\ln|y| = \int \frac{Q(x)}{y} \mathrm{d}x - \int P(x)\mathrm{d}x$$

于是

$$y = \pm e^{\int \frac{Q(x)}{y}\mathrm{d}x} \cdot e^{-\int P(x)\mathrm{d}x} \tag{7-15}$$

若能计算出上式右端的积分 $\int \frac{Q(x)}{y}\mathrm{d}x$，则可以求得非齐次方程（7–12）的通解. 但实际

上 $\int \frac{Q(x)}{y}\mathrm{d}x$ 中由于 y 是 x 的未知函数，这个积分还算不出来，但我们知道 y 是 x 的函数，所

以 $\frac{Q(x)}{y}$ 也是 x 的函数，从而 $\int \frac{Q(x)}{y}\mathrm{d}x$ 也是 x 的函数，不妨设

$$\int \frac{Q(x)}{y}\mathrm{d}x = u(x)$$

于是式（7–15）化为

$$y = \pm e^{u(x)} \cdot e^{-\int P(x)\mathrm{d}x}$$

令 $C(x) = \pm e^{u(x)}$，于是非齐次方程（7–12）的解可表示为

$$y = C(x)e^{-\int P(x)\mathrm{d}x} \tag{7-16}$$

其中 $C(x)$ 为 x 的待定函数. 若能确定出 $C(x)$ 的表达式，根据上述过程可知式（7–16）便是非
齐次方程（7–12）的解. 至此我们并未真正求出式（7–12）的通解，但找到了式（7–12）的
解具有的形式.

比较式（7–16）与式（7–14），发现只需将齐次方程的通解（7–14）中的任意常数改变
为 x 的待定函数，便得到非齐次方程（7–12）的解的形式.

值得说明的是，求解微分方程中出现在对数函数中的绝对值符号，总可在最后令任意常
数 C 时消掉. 故为方便，在之后的微分方程求解时对数函数中的绝对值符号可以不加.

下面确定 $C(x)$. 将 $y = C(x)e^{-\int P(x)\mathrm{d}x}$ 代入非齐次方程（7–12），应有

$$C'(x)e^{-\int P(x)\mathrm{d}x} + C(x)e^{-\int P(x)\mathrm{d}x}[-P(x)] + P(x)C(x)e^{-\int P(x)\mathrm{d}x} = Q(x)$$

即

$$C'(x)e^{-\int P(x)\mathrm{d}x} = Q(x)$$

从而

$$C(x) = \int Q(x)e^{\int P(x)\mathrm{d}x}\mathrm{d}x + C$$

于是得到非齐次方程（7–12）的通解为

$$y = \left[\int Q(x)e^{\int P(x)\mathrm{d}x}\mathrm{d}x + C \right] e^{-\int P(x)\mathrm{d}x}$$

或

$$y = Ce^{-\int P(x)\mathrm{d}x} + e^{-\int P(x)\mathrm{d}x} \int Q(x)e^{\int P(x)\mathrm{d}x}\mathrm{d}x \tag{7-17}$$

从式（7-17）中可以看出，非齐次方程（7-12）的通解由两部分组成：右端第一项是对应齐次方程的通解，第二项是非齐次方程（7-12）的一个特解（在通解（7-17）中令 $C=0$ 便得到这个特解）. 由此可知，一阶非线性齐次方程的通解等于对应齐次方程的通解与非齐次方程的一个特解之和.

求解一阶线性非齐次方程，可以直接用通解公式（7-17），也可以按以下步骤：

（1）求出对应于式（7-12）的相应齐次方程（7-13）的通解

$$y = Ce^{-\int P(x)dx}$$

（2）将上述通解式中的任意常数 C 变易为 x 的待定函数 $C(x)$

（3）将 $y = C(x)e^{-\int P(x)dx}$ 代入非齐次方程（7-12），确定出 $C(x)$，写出通解.

这种把相应的齐次方程的通解中的任意常数变易为 x 的待定函数，进而获得非齐次方程的通解的方法称为**常数变易法**.

例7.8　求微分方程

$$\frac{dy}{dx} + y = e^{-x}$$

的通解.

解　这是一阶线性非齐次微分方程. 用常数变易法，

（1）求出对应的齐次线性方程 $\frac{dy}{dx} + y = 0$ 的通解

$$y = Ce^{-x}$$

（2）令上式中的 $C = C(x)$

（3）将 $y = C(x)e^{-x}$ 代入原方程，得

$$C'(x)e^{-x} + C(x)e^{-x}\cdot(-1) + C(x)e^{-x} = e^{-x}$$

$$C'(x) = 1$$

积分，得

$$C(x) = x + C$$

故原方程的通解为

$$y = (x + C)e^{-x}$$

例7.9　静脉输入葡萄糖是一种重要的医疗方法. 设葡萄糖以每分钟 kg 的固定速率输入到血液中. 与此同时，血液中的葡萄糖还会转化为其他物质或转运到其他部位，其速率与血液中的葡萄糖含量成正比. 假设一开始即 $t=0$ 时，血液中葡萄糖的含量 $G(0)=M$. 经过一小时后，血液中的葡萄糖含量为多少？经过相当长的时间后，血液中的葡萄糖含量会怎样变化？

解　设 t 时刻血液中的葡萄糖含量为 $G(t)$. 因为血液中葡萄糖含量的变化率 $\frac{dG}{dt}$ 等于增加速率与减少速率之差，而增加速率为常数，减少速率（即转化为其他物质或转移到其他地方的速率）为 αG（其中 α 为比例常数），于是有

$$\frac{dG}{dt} = k - \alpha G \qquad 或 \qquad \frac{dG}{dt} + \alpha G = k$$

这是一个一阶线性非齐次方程，用常数变易法，对应齐次方程通解为

$$G = Ce^{-\alpha t}$$

令 $C = C(t)$，将 $G = C(t)e^{-\alpha t}$ 代入原方程，得

$$C'(t)e^{-\alpha t} + C(t)e^{-\alpha t} \cdot (-\alpha) + \alpha C(t)e^{-\alpha t} = k$$

$$C'(t) = ke^{\alpha t}$$

积分，得

$$C(t) = \frac{k}{\alpha}e^{\alpha t} + C$$

于是，原方程的通解为

$$C(t) = (\frac{k}{\alpha}e^{\alpha t} + C)e^{-\alpha t}$$

将初始条件 $G(t)\big|_{t=0} = M$ 代入通解式中确定出 $C = M - \frac{k}{\alpha}$. 于是该初值问题的解为

$$G(t) = \frac{k}{\alpha} + (M - \frac{k}{\alpha})e^{-\alpha t}$$

这就是静脉滴注血液中葡萄糖含量 G 随时间 t 变化的函数关系，这是一条递减的指数曲线. 经过 1h 后血液中葡萄糖含量为 $G(60) = \frac{k}{\alpha} + (M - \frac{k}{\alpha})e^{-60\alpha}$（g）. 当 $t \to +\infty$ 时，$G(t) \to \frac{k}{\alpha}$，即相当长时间后血液中葡萄糖的含量达到平衡，平衡值为 $\frac{k}{\alpha}$.

二、贝努利（Bernoulli）方程

形如

$$y' + P(x)y = Q(x)y^n \quad (n \neq 0,1) \tag{7-18}$$

的方程称为 n 阶贝努利方程.

为求式（7-18）的通解，可通过变量替换，将其化为一阶线性方程. 事实上，以 y^n 除方程（7-18）的两端，得

$$y^{-n}\frac{dy}{dx} + P(x)y^{1-n} = Q(x) \tag{7-19}$$

令 $z = y^{1-n}$，那么

$$\frac{dz}{dx} = (1-n)y^{-n}\frac{dy}{dx}$$

从而

$$y^{-n}\frac{dy}{dx} = \frac{1}{1-n}\frac{dz}{dx}$$

于是式（7-19）化为

$$\frac{1}{1-n}\frac{dz}{dx} + P(x)z = Q(x)$$

两端同乘以 $1-n$，得

$$\frac{\mathrm{d}z}{\mathrm{d}x} + (1-n)P(x)z = (1-n)Q(x)$$

求出这个一阶线性非齐次方程的通解后，再以 y^{1-n} 代 z 便得到贝努利方程的通解.

例 7.10 求方程

$$xy' + 2y = x^3\sqrt[3]{y}$$

的通解.

解 这是 $n = \frac{1}{3}$ 的贝努利方程. 方程两边同除以 $x\sqrt[3]{y}$，得

$$y^{-\frac{1}{3}}y' + \frac{2}{x}y^{\frac{2}{3}} = 1$$

令 $z = y^{\frac{2}{3}}$，则 $\frac{\mathrm{d}z}{\mathrm{d}x} = \frac{2}{3}y^{-\frac{1}{3}} \cdot \frac{\mathrm{d}y}{\mathrm{d}x}$，代入上式，得

$$\frac{3}{2}\frac{\mathrm{d}z}{\mathrm{d}x} + \frac{2}{x}z = 1$$

$$\frac{\mathrm{d}z}{\mathrm{d}x} + \frac{4}{3x}z = \frac{2}{3}$$

这个一阶线性非齐次方程的通解为

$$z = \frac{2}{7}x + Cx^{-\frac{4}{3}}$$

于是原方程的通解为

$$y = \left(\frac{2}{7}x + Cx^{-\frac{4}{3}}\right)^{\frac{3}{2}}$$

第四节　几种可降阶的微分方程

我们称二阶及二阶以上的微分方程为**高阶微分方程**（high order differential equation）. 对于某些高阶微分方程，可以通过变量替换的方法使之降阶来求解. 本节中讨论三种可以降阶的方程的求法.

一、$y^{(n)} = f(x)$ 型的微分方程

微分方程

$$y^{(n)} = f(x) \tag{7-20}$$

的右端仅含自变量 x，只要把 $y^{(n-1)}$ 作为新的未知函数，那么式（7-20）就是新未知函数的一阶微分方程，两边积分，就得到一个 $n-1$ 阶的微分方程

$$y^{(n-1)} = \int f(x)\mathrm{d}x + C_1$$

同理可得

$$y^{(n-2)} = \iint\left[\int f(x)\mathrm{d}x + C_1\right]\mathrm{d}x + C_2$$

依次进行下去，接连积分 n 次，便得到方程（7–20）的含有 n 个任意常数的通解.

例 7.11 求微分方程 $y^{(n)} = \mathrm{e}^{ax}$（$a \neq 0$ 为常数）的通解.

解 方程两边积分，得

$$y^{(n-1)} = \frac{1}{a}\mathrm{e}^{ax} + C_1$$

上式两边积分，得

$$y^{(n-2)} = \frac{1}{a^2}\mathrm{e}^{ax} + C_1 x + C_2$$

上式两边积分，得

$$y^{(n-3)} = \frac{1}{a^3}\mathrm{e}^{ax} + C_1 x^2 + C_2 x + C_3$$

（其中 x^2 的系数积分后为 $\dfrac{C_1}{2}$，仍为任意常数，可仍记为 C_1）

$$\cdots$$

$$y' = \frac{1}{a^{n-1}}\mathrm{e}^{ax} + C_1 x^{n-2} + C_2 x^{n-3} + \cdots + C_{n-1}$$

于是

$$y = \frac{1}{a^n}\mathrm{e}^{ax} + C_1 x^{n-1} + C_2 x^{n-2} + \cdots + C_{n-1} x + C_n$$

为该方程的通解.

二、$y'' = f(x, y')$ 型的微分方程

微分方程

$$y'' = f(x, y') \tag{7–21}$$

的右端不显含未知函数 y. 作变量替换 $y' = p(x) = p$，则 $y'' = \dfrac{\mathrm{d}y'}{\mathrm{d}x} = \dfrac{\mathrm{d}p}{\mathrm{d}x}$，于是方程（7–21）化为

$$\frac{\mathrm{d}p}{\mathrm{d}x} = f(x, \ p)$$

这是一个关于变量 x、p 的一阶微分方程，设其通解为

$$p = \varPhi(x, \ C_1)$$

于是有

$$\frac{\mathrm{d}y}{\mathrm{d}x} = \varPhi(x, \ C_1)$$

对上式两端积分，便得到所求二阶方程（7–21）的通解

$$y = \int \varPhi(x, \ C_1)\mathrm{d}x + C_2$$

例 7.12 求微分方程

$$y'' = \frac{2x}{1 + x^2} y'$$

满足初始条件 $y\big|_{x=0}=1$，$y'\big|_{x=0}=3$ 的特解.

解 令 $y'=p(x)$，原方程化为

$$\frac{\mathrm{d}p}{\mathrm{d}x}=\frac{2x}{1+x^2}p$$

分离变量，得

$$\frac{\mathrm{d}p}{p}=\frac{2x}{1+x^2}\mathrm{d}x$$

两边积分，得

$$\ln p=\ln(1+x^2)+\ln C_1$$

$$p=C_1(1+x^2)$$

即

$$y'=C_1(1+x^2)$$

由条件 $y'\big|_{x=0}=3$ 得，$C_1=3$

所以

$$y'=3(1+x^2)$$

两端再积分，得

$$y=x^3+3x+C_2$$

又由条件 $y\big|_{x=0}=1$，得 $C_2=1$. 故所求的特解为

$$y=x^3+3x+1.$$

三、$y''=f(y,y')$ 型的微分方程

微分方程

$$y''=f(y,\ y') \tag{7-22}$$

中不显含自变量 x，作变量替换 $y'=p(y)=p$，由复合函数求导法则，将 y'' 化为对 y 的导数，即

$$y''=\frac{\mathrm{d}p}{\mathrm{d}x}=\frac{\mathrm{d}p}{\mathrm{d}y}\cdot\frac{\mathrm{d}y}{\mathrm{d}x}=p\frac{\mathrm{d}p}{\mathrm{d}y}$$

于是方程（7-22）化为

$$p\frac{\mathrm{d}p}{\mathrm{d}y}=f(y,\ p)$$

这是一个关于变量 y、p 的一阶微分方程，设其通解为

$$p=\varPhi(y,\ C_1)$$

而 $p=y'$，上式即为

$$y'=\varPhi(y,\ C_1)$$

分离变量并积分，得方程（7-22）的通解为

$$\int\frac{\mathrm{d}y}{\varPhi(y,\ C_1)}=x+C_2$$

例 7.13 求微分方程 $2yy'' + 1 = y'^2$ 的通解.

解 令 $y' = p(y)$，则 $y'' = p\dfrac{dp}{dy}$，原方程化为

$$2yp\frac{dp}{dy} + 1 = p^2 \quad 即 \quad 2yp\frac{dp}{dy} = p^2 - 1$$

当 $p^2 - 1 \neq 0$ 时，上式分离变量，得

$$\frac{p\,dp}{p^2 - 1} = \frac{dy}{2y}$$

两边积分，得

$$\frac{1}{2}\ln(p^2 - 1) = \frac{1}{2}\ln y + \frac{1}{2}\ln C_1$$

于是

$$p^2 - 1 = C_1 y$$

即

$$y'^2 = C_1 y + 1, \quad \frac{dy}{dx} = \pm\sqrt{C_1 y + 1}$$

分离变量，得

$$\frac{dy}{\pm\sqrt{C_1 y + 1}} = dx$$

两边积分，得

$$\pm\frac{2}{C_1}\sqrt{C_1 y + 1} = x + C_2$$

$$C_1 y + 1 = \frac{C_1^2}{4}(x + C_2)^2 \tag{7-23}$$

当 $p^2 - 1 = 0$ 时，即 $y' = p = \pm 1$，有

$$y = x + C_3 \tag{7-24}$$

及

$$y = -x + C_4 \tag{7-25}$$

注意到式（7-23）、式（7-24）、式（7-25）互相不包含，故它们均为所求方程的通解.

例 7.14 求微分方程

$$y'' = (y')^3 + y' \tag{7-26}$$

的通解.

解 令 $y' = p(y)$，则 $y'' = p\dfrac{dp}{dy}$，原方程化为

$$p\frac{dp}{dy} = p^3 + p$$

当 $p \neq 0$ 时，上式即为

$$\frac{dp}{p^2 + 1} = dy$$

两边积分，得

$$\arctan p = y + C_1$$

于是

$$y' = \tan(y + C_1)$$

分离变量，得

$$\frac{\mathrm{d}y}{\tan(y + C_1)} = \mathrm{d}x$$

两边积分，得

$$\ln[\sin(y + C_1)] = x + \ln C_2$$

于是

$$\sin(y + C_1) = C_2 \mathrm{e}^x \tag{7-27}$$

当 $p = 0$ 时，$y' = 0$，$y = C_3$，而这种形式的解已包含在（7-27）中（可通过令上式中的 $C_2 = 0$ 得到）. 故所求方程的通解为 $\sin(y + C_1) = C_2 \mathrm{e}^x$.

注意到方程（7-26）右端不显含 y，故本题也可以将 y'' 表示为 $y'' = \dfrac{\mathrm{d}p}{\mathrm{d}x}$，但求解过程要比上述求解过程麻烦，读者不妨一试.

第五节　二阶常系数线性齐次微分方程

形如

$$y'' + p(x)y' + q(x)y = f(x) \tag{7-28}$$

的微分方程，其中 $p(x)$，$q(x)$，$f(x)$ 为 x 的已知函数，称为**二阶线性微分方程**（second-order linear differential equation）. 若 $f(x) = 0$，式（7-28）成为

$$y'' + p(x)y' + q(x)y = 0 \tag{7-29}$$

称为**二阶线性齐次方程**（homogeneous second-order linear equation）. 否则，称为**二阶线性非齐次方程**（no homogeneous second-order linear equation）. 若式（7-29）中的 $p(x)$，$q(x)$ 为常数，则称方程

$$y'' + py' + qy = 0 \tag{7-30}$$

为二阶常系数线性齐次微分方程（其中 p，q 为常数）. 本节主要讨论二阶常系数线性齐次方程式（7-30）的解法. 为此，先讨论二阶线性微分方程解的结构.

一、二阶线性齐次微分方程解的性质

定理 7.1　设 $y_1(x)$ 与 $y_2(x)$ 是方程（7-29）的两个解，那么

$$y = C_1 y_1(x) + C_2 y_2(x)$$

也是方程（7-29）的解，其中 C_1，C_2 是任意常数.

证　将 $y = C_1 y_1(x) + C_2 y_2(x)$ 代入方程（7-29）的左端，注意到 $y_1(x)$ 与 $y_2(x)$ 都是方程（7-29）的解，即有

$$y_1'' + p(x)y_1' + q(x)y_1 = 0 \quad \text{及} \quad y_2'' + p(x)y_2' + q(x)y_2 = 0$$

于是有 $\quad [C_1y_1(x)+C_2y_2(x)]'' + p(x)[C_1y_1(x)+C_2y_2(x)]' + q(x)[C_1y_1(x)+C_2y_2(x)]$

$$= C_1[y_1''(x)+p(x)y_1'(x)+q(x)y_1(x)] + C_2[y_2''(x)+p(x)y_2'(x)+q(x)y_2(x)]$$

$$= C_1 \cdot 0 + C_2 \cdot 0 = 0$$

此式表明 $y = C_1y_1(x)+C_2y_2(x)$ 是方程（7–29）的解.

齐次方程解的这个性质称为**叠加原理**（principle of superposition），这是齐次方程所特有的，叠加后的解中含有两个任意常数，是否成为齐次方程（7–29）的通解呢？不一定！例如，设 $y_1(x)$ 是式（7–29）的一个解，则 $y_2(x)=2y_1(x)$ 也是式（7–29）的解．但因为 $y=(C_1+2C_2)y_1(x)=Cy_1(x)$（其中 $C=C_1+2C_2$）只含一个任意常数，显然不是式（7–29）的通解，只有当 C_1 与 C_2 是两个不能合并的任意常数时，y 才是式（7–29）的通解．为此我们引入线性无关与线性相关的概念．

设函数 $y_1(x)$ 及 $y_2(x)$ 满足 $\dfrac{y_1(x)}{y_2(x)} \neq$ 常数，称函数 $y_1(x)$ 与 $y_2(x)$ **线性无关**（linearly independent）．否则，即 $\dfrac{y_1(x)}{y_2(x)}=$ 常数，称它们**线性相关**（linearly dependent）．例如，函数 $\sin x$ 与 $\cos x$ 是线性无关的，而 e^x 与 $2e^x$ 则为线性相关的.

定理 7.2 设 $y_1(x)$ 与 $y_2(x)$ 是齐次方程（7–29）的两个线性无关的解，那么

$$y = C_1y_1(x)+C_2y_2(x)$$

是方程（7–29）的通解，其中 C_1、C_2 是任意常数.

据此定理，若能找到齐次方程的两个线性无关的特解，那么齐次方程的通解就找到了.

例如，容易验证 $y_1(x)=e^{-2x}$ 与 $y_2(x)=e^x$ 是二阶齐次方程 $y''+y'-2y=0$ 的两个特解，且 $\dfrac{y_1(x)}{y_2(x)}=\dfrac{e^{-2x}}{e^x}=e^{-3x}\neq$ 常数，即它们是线性无关的，因此该方程的通解为

$$y = C_1e^{-2x}+C_2e^x$$

二、二阶常系数线性齐次方程的解法

由定理 7.2 可知，要求出二阶常系数线性齐次方程（7–30）的通解，只要求出它的两个线性无关的特解.

观察方程（7–30）的左边各项，由于指数函数 $y=e^{\lambda x}$ 及各阶导数只相差一个常数因子，故猜想齐次方程（7–30）有 $y=e^{\lambda x}$ 形式的解．若能确定具体的 λ 值，则方程（7–30）的特解便找到了.

为此，将 $y=e^{\lambda x}$，$y'=\lambda e^{\lambda x}$，$y''=\lambda^2 e^{\lambda x}$ 代入方程（7–30），得

$$(\lambda^2+p\lambda+q)e^{\lambda x}=0$$

由于 $e^{\lambda x}\neq 0$，所以有

$$\lambda^2+p\lambda+q=0 \tag{7–31}$$

因此，只要 λ 满足代数方程（7–31），则函数 $e^{\lambda x}$ 就是微分方程（7–30）的解．我们把代数方程（7–31）叫做微分方程（7–30）的**特征方程**（characteristic equation）.

特征方程（7–31）是一个二次代数方程，其二次项系数、一次项系数及常数项恰好对应齐次方程中 y''、y' 及 y 的系数.

特征方程（7–31）的根称为齐次方程（7–30）的**特征根**（characteristic root）. 由一元二次方程根的知识可知齐次方程（7–30）的特征根有如下三种情形：

（1）当 $p^2-4q>0$ 时，特征方程有两个不相等的实根 λ_1，λ_2：

$$\lambda_1=\frac{-p+\sqrt{p^2-4q}}{2}，\quad \lambda_2=\frac{-p-\sqrt{p^2-4q}}{2}$$

这时 $y_1=\mathrm{e}^{\lambda_1 x}$ 和 $y_2=\mathrm{e}^{\lambda_2 x}$ 是方程（7–30）的两个特解. 因为 $\frac{y_1}{y_2}=\mathrm{e}^{(\lambda_1-\lambda_2)x}\ne$ 常数，所以 y_1 与 y_2 线性无关. 故齐次方程（7–30）的通解为

$$y=C_1\mathrm{e}^{\lambda_1 x}+C_2\mathrm{e}^{\lambda_2 x}$$

（2）当 $p^2-4q=0$ 时，特征方程有两个相等的实根 $\lambda_1=\lambda_2=\lambda$，此时只能找到齐次方程（7–30）的一个特解 $y_1=\mathrm{e}^{\lambda x}$，为求得它的通解，还需找到它的另一个特解 y_2，且与 y_1 线性无关，即 $\frac{y_1(x)}{y_2(x)}\ne$ 常数.

设 $\frac{y_2}{y_1}=u(x)$，即 $y_2=\mathrm{e}^{\lambda x}u(x)$. 下面求 $u(x)$，由于

$$y_2'=\mathrm{e}^{\lambda x}(u'+\lambda u)$$
$$y_2''=\mathrm{e}^{\lambda x}(u''+2\lambda u'+\lambda^2 u)$$

将 y_2，y_2' 及 y_2'' 代入微分方程（7–30），得

$$\mathrm{e}^{\lambda x}[(u''+2\lambda u'+\lambda^2 u)+p(u'+\lambda u)+qu]=0$$

因为 $\mathrm{e}^{\lambda x}\ne 0$，于是有

$$u''+(p+2\lambda)u'+(\lambda^2+p\lambda+q)u=0$$

注意到 $p+2\lambda=0$ 及 $\lambda^2+p\lambda+q=0$ 于是有

$$u''=0$$

因为我们的目的是找一个不为常数的 $u(x)$，所以不妨选取 $u=x$，从而得到微分方程（7–30）的另一个特解

$$y=x\mathrm{e}^{\lambda x}$$

因此微分方程（7–30）的通解为

$$y=C_1\mathrm{e}^{\lambda x}+C_2 x\mathrm{e}^{\lambda x}$$

或

$$y=(C_1+C_2 x)\mathrm{e}^{\lambda x}$$

（3）当 $p^2-4q<0$ 时，特征方程有一对共轭复根 $\lambda_{1,2}=\alpha\pm\mathrm{i}\beta(\beta\ne 0)$. 此时 $y_1=\mathrm{e}^{(\alpha+\mathrm{i}\beta)x}$，$y_2=\mathrm{e}^{(\alpha-\mathrm{i}\beta)x}$ 是方程（7–30）的两个复值解，在实际应用中不方便，现把它改写为实值解形式. 利用欧拉公式

$$\mathrm{e}^{\mathrm{i}\theta}=\cos\theta+\mathrm{i}\sin\theta$$

于是

$$y_1 = e^{(\alpha+i\beta)x} = e^{\alpha x} \cdot e^{i\beta x} = e^{\alpha x}(\cos \beta x + i\sin \beta x)$$

$$y_2 = e^{(\alpha-i\beta)x} = e^{\alpha x} \cdot e^{-i\beta x} = e^{\alpha x}(\cos \beta x - i\sin \beta x)$$

根据方程解的叠加原理（定理 7.1），下面的两个实值函数

$$\overline{y}_1 = \frac{1}{2}y_1 + \frac{1}{2}y_2 = e^{\alpha x}\cos \beta x$$

$$\overline{y}_2 = \frac{1}{2i}y_1 - \frac{1}{2i}y_2 = e^{\alpha x}\sin \beta x$$

仍为齐次方程（7-30）的解，且 $\dfrac{\overline{y}_1}{\overline{y}_2} = \cot \beta x \neq$ 常数，即 $\overline{y}_1$ 与 $\overline{y}_2$ 线性无关，据定理 7.2 便得到齐次方程（7-30）的通解为

$$y = e^{\alpha x}(C_1\cos \beta x + C_2\sin \beta x)$$

综上，可归纳出求解二阶常系数线性齐次方程（7-30）通解的一般步骤：

第一步，写出方程（7-30）所对应的特征方程（7-31）；

第二步，求特征根；

第三步，根据特征根的情况，依照表 7-1 写出方程的通解．

表 7-1　二阶常系数线性齐次方程通解的情况

特征方程 $\lambda^2 + p\lambda + q = 0$ 的根	微分方程 $y'' + py' + qy = 0$ 的通解
不相等的实根 λ_1，λ_2	$y = C_1 e^{\lambda_1 x} + C_2 e^{\lambda_2 x}$
相等的实根 $\lambda_1 = \lambda_2 = \lambda$	$y = (C_1 + C_2 x)e^{\lambda x}$
共轭复根 $\lambda_{1,2} = \alpha \pm i\beta\,(\beta \neq 0)$	$y = e^{\alpha x}(C_1\cos \beta x + C_2\sin \beta x)$

例 7.15　求微分方程

$$y'' - 2y' - 3y = 0$$

的满足初始条件 $y(0) = 0$，$y'(0) = 1$ 的特解．

解　特征方程为

$$\lambda^2 - 2\lambda - 3 = 0$$

特征方程有不相等的实根

$$\lambda_1 = 3，\quad \lambda_2 = -1$$

所求微分方程的通解为

$$y = C_1 e^{3x} + C_2 e^{-x}$$

将 $y(0) = 0$，$y'(0) = 1$ 代入上述通解中，得

$$\begin{cases} 0 = C_1 + C_2 \\ 1 = 3C_1 - C_2 \end{cases}$$

解得
$$C_1 = \frac{1}{4}, \quad C_2 = -\frac{1}{4}$$

故所求特解为

$$y = \frac{1}{4}e^{3x} - \frac{1}{4}e^{-x}$$

例 7.16 求解初值问题

$$\begin{cases} 4y'' - 4y' + y = 0 \\ y(1) = e^{\frac{1}{2}}, \ y'(1) = 2e^{\frac{1}{2}} \end{cases}$$

解 特征方程为

$$4\lambda^2 - 4\lambda + 1 = 0$$

特征方程有两个相等的实根 $\lambda_1 = \lambda_2 = \frac{1}{2}$，所求微分方程的通解为

$$y = (C_1 + C_2 x)e^{\frac{x}{2}}$$

对上式求导得

$$y' = (\frac{1}{2}C_1 + C_2 + \frac{1}{2}C_2 x)e^{\frac{x}{2}}$$

将初始条件 $y(1) = e^{\frac{1}{2}}$，$y'(1) = 2e^{\frac{1}{2}}$ 分别代入上面两式，得

$$\begin{cases} C_1 + C_2 = 1 \\ \frac{1}{2}C_1 + C_2 + \frac{1}{2}C_2 = 2 \end{cases}$$

解得
$$C_1 = -\frac{1}{2}, \quad C_2 = \frac{3}{2}$$

故该初值问题的解为

$$y = (-\frac{1}{2} + \frac{3}{2}x)e^{\frac{x}{2}}$$

例 7.17 求微分方程 $y'' - 2y' + 5y = 0$ 的通解.

解 特征方程为

$$\lambda^2 - 2\lambda + 5 = 0$$

特征方程有一对共轭复根 $\lambda_{1,2} = 1 \pm 2i$，因此所求微分方程的通解为
$$y = e^x(C_1\cos 2x + C_2\sin 2x)$$

第六节 微分方程模型应用简介

在科学技术的各个领域如物理学、化学、经济学等，常借助于数学模型使相应学科的理论得以丰富、发展与完善，生物医学研究也不例外. 有效地利用数学模型，揭示其中的数量

规律性也是当今许多生物医学研究的重要课题. 而微分方程模型是一类重要的数学模型，在生物医学领域大有用武之地. 由于篇幅限制，本节只作简略介绍.

一、放射性元素衰变模型

放射性元素（例如铀）由于不断地有原子放出微粒而变成其它元素，使其含量不断减少，这种现象叫做**衰变**. 由原子物理学知，放射性元素衰变的速度与它的现存量 $M = M(t)$ 成正比. 假设 $t = 0$ 时，某放射性元素的含量为 M_0，现建立反映此过程的数学模型，并求出 $M(t)$ 与时间 t 的函数关系.

解 由于衰变速度为 $M(t)$ 对 t 的导数 $\dfrac{\mathrm{d}M}{\mathrm{d}t}$ ，故有

$$\frac{\mathrm{d}M}{\mathrm{d}t} = -kM \qquad\qquad (7\text{–}32)$$

其中 $k > 0$ 是常数，称为衰变系数. 其前面加负号是由于 $\dfrac{\mathrm{d}M}{\mathrm{d}t} < 0$.

方程（7–32）是一阶可分离变量微分方程. 分离变量，得

$$\frac{\mathrm{d}M}{M} = -k\mathrm{d}t$$

两边积分，得

$$\ln M = -kt + \ln C$$

故得方程（7–32）的通解为

$$M = Ce^{-kt}$$

将初始条件 $M(0) = M_0$ 代入上式，得 $C = M_0$. 从而 $M(t)$ 与时间 t 的函数关系为

$$M = M_0 e^{-kt} \qquad\qquad (7\text{–}33)$$

这就是所求的放射性元素的衰变规律. 可见，放射性元素的含量随时间的增加而按指数规律衰减，如图 7–1 所示.

我们将质量减少至原来的一半时所需的时间称为半衰期，常记为 $t_{\frac{1}{2}}$，将 $M(t)\Big|_{t_{\frac{1}{2}}} = \dfrac{M_0}{2}$ 代入式（7–33），可求得

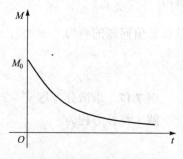

图 7–1 放射性元素衰减
函数曲线图.

$$t_{\frac{1}{2}} = \frac{\ln 2}{k} = \frac{0.693}{k}$$

说明放射性元素的半衰期仅与衰变系数成反比，而与初始质量无关.

二、细菌的增殖模型

细菌繁殖的速度与当时细菌的数目成正比，假设 $t = 0$ 时，细菌数为 N_0，试建立细菌数目 N 与时间 t 的函数关系 $N = N(t)$.

解 由于细菌繁殖速率是 t 时刻的细菌数 $N(t)$ 对时间 t 的导数，于是有

$$\frac{dN}{dt} = kN(t) \tag{7-34}$$

其中 $k > 0$ 是比例系数.

方程（7-34）是一阶可分离变量的微分方程. 分离变量, 得

$$\frac{dN}{N} = kdt$$

两边积分, 得

$$\ln N = kt + \ln C$$

故方程（7-34）的通解为

$$N = Ce^{kt}$$

将初始条件 $N(0) = N_0$ 代入上式, 得 $C = N_0$, 从而所求 N 与时间 t 的函数关系为

$$N = N_0 e^{kt} \tag{7-35}$$

可见, 细菌数随时间 t 的增加而按指数规律增长, 如图 7-2 所示.

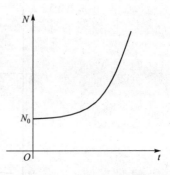

其他生物种群的增长也符合此模型, 但这是理想环境下的增长, 按照这一模型, 当时间 $t \to +\infty$ 时, 细菌数 $N \to +\infty$.

三、人口增长模型

以 $x(t)$ 表示 t 时刻的人口总数, $x'(t)$ 表示 t 时刻的人口的增长率. 称 t 时刻的人口增长率 $x'(t)$ 与 t 时刻的人口个体总数之比 $\dfrac{x'}{x}$ 为相对增长率. 设 t 时刻的人口出生率为 $p(t)$, 死亡率为 $q(t)$. 于是有

图 7-2 细菌增殖函数曲线图

$$\frac{x'}{x} = p - q \tag{7-36}$$

在一定环境下, 当人口数量少时, 资源相对丰富, 出生率增加, 死亡率减少; 当人口数量增大时, 资源相对匮乏, 生存环境变差, 出生率减少而死亡率增加. 现假设出生率 $p(t)$ 及死亡率 $q(t)$ 都是人口总数的线性函数, 即

$$p(t) = a - bx(t), \quad q(t) = \alpha - \beta x(t)$$

于是

$$\frac{x'}{x} = (a - bx) - (\alpha - \beta x)$$

记 $r = a - \alpha, k = b - \beta$, 这里 $r > 0, k > 0$, 于是有

$$\frac{x'}{x} = r - kx \tag{7-37}$$

这是一个可分离变量的微分方程. 分离变量, 得

$$\frac{dx}{x(r - kx)} = dt$$

两边积分, 得

$$\ln x - \ln(r - kx) = rt + \ln C$$

故方程（7-37）的通解为

$$\frac{x}{r - kx} = Ce^{rt} \tag{7-38}$$

将初始条件 $x(0) = x_0$ 代入式（7-38）可解得

$$x = \frac{r}{k + \dfrac{r - kx_0}{x_0}e^{-rt}} \tag{7-39}$$

式（7-39）表明 $t \to +\infty$ 时，$x \to \dfrac{r}{k}$，即人口总数随着时间的增长而趋于稳定. $\dfrac{r}{k}$ 成为种群在一定环境下的平衡态，称方程（7-37）为自然生长方程，它的解（7-39）所对应的曲线（图7-3）呈 S 型，称为 logistic 曲线.

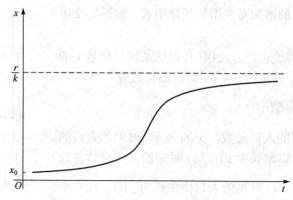

图7-3 人口总数随时间增长的 logistic 曲线

四、牛顿冷却模型

将温度 T_1 的物体置于恒温 T_0（$T_1 > T_0$）的介质中冷却，求物体的冷却规律.

解 设时刻 t 物体的温度为 $T = T(t)$，由物理学可知，物体温度降低的速率与其自身温度及周围介质的温度之差成正比，故有

$$\frac{dT}{dt} = -k(T - T_0) \tag{7-40}$$

其中 $k > 0$ 是比例系数. 分离变量后积分，可得方程（7-40）的通解为

$$T = T_0 + Ce^{-kt}$$

将初始条件 $T(0) = T_1$ 代入上式可解得 $C = T_1 - T_0$，故所求的特解为

$$T = T_0 + (T_1 - T_0)e^{-kt}$$

这就是物理学中的牛顿冷却定律.

五、溶液连续稀释模型

设一容器内盛有 $100\,L$ 盐水，其中含盐 $10\,kg$。现以 $3\,L/min$ 的均匀速度向容器内注入浓度为 $2\,kg/L$ 的盐水，同时以 $2\,L/min$ 的速度使盐水流出（图 7–4）。在容器中有一搅拌器不停地搅拌着，因此可以认为溶液的浓度在每一时刻都是均匀的。试求容器内的盐量随时间变化的规律。

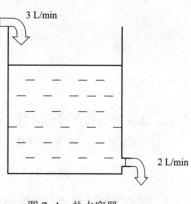

图 7–4　盐水容器

解　我们先列出描述此过程的微分方程。前面我们都是直接应用导数的概念（因变量相对于自变量的变化率）来列出方程，但对于该问题这样做是困难的。现在我们利用微积分的微元分析法原理，将整体上变化的量转化为在局部上近似不变的量，再借助等量关系来列出方程。

在溶液的连续稀释这一过程中，在任意时间段内都有

容器内盐的改变量 = 流进的盐量 – 流出的盐量

如果溶液浓度保持不变，则流出的盐量 = 溶液浓度 × 流出的溶液量。但溶液的浓度是变的，这样我们利用微元分析法，考虑微小的时间段，将溶液浓度近似看成不变来解决这一矛盾。

设 t 时刻容器中溶液的含盐量 $Q=Q(t)$，考虑在 $[t, t+dt]$ 时间段内，容器内含盐量由 $Q(t)$ 减少到 $Q(t+dt)$，减少了 dQ；另一方面，在该时间段内自容器中流出的溶液量为 $2dt$，由于 dt 很小，在 dt 时间段内盐水浓度可近似地看作不变，都等于 t 时刻的盐水浓度即 $\dfrac{Q}{100+3t-2t}=\dfrac{Q}{100+t}$，从而流出的盐量为 $\dfrac{Q}{100+t}\times 2dt$；而在 dt 时间段内流进容器内的溶液的盐量为 $2\times 3dt$，于是有

$$dQ=6dt-\frac{2Q}{100+t}dt$$

或
$$\frac{dQ}{dt}+\frac{2Q}{100+t}=6 \tag{7–41}$$

初始条件为
$$Q(0)=10$$

这是一阶线性非齐次方程。其通解为

$$Q=e^{-\int\frac{2}{100+t}dt}\left[\int 6\times e^{\int\frac{2}{100+t}dt}dt+C\right]$$

$$=\frac{1}{(100+t)^2}\left[\int 6\times(100+t)^2dt+C\right]$$

$$=\frac{1}{(100+t)^2}[2\times(100+t)^3+C]$$

$$=2\times(100+t)+\frac{C}{(100+t)^2}$$

代入初始条件 $Q|_{t=0}=10$，解得 $C=-1.9\times10^6$.

故容器中含盐量随时间变化的规律是

$$Q=2(100+t)-\frac{1.9\times10^6}{(100+t)^2}.$$

习 题 七

1. 试说出下列方程的阶数

（1） $x(y')^2-2x^2y'+y^3=0$ ；

（2） $xy''+2xy'^2-y=0$ ；

（3） $x^2y'''-2y'-xy=0$ ；

（4） $\frac{d^4y}{dx^4}-3y\frac{d^2y}{dx^2}+x^2=0$.

2. 判断下列函数是否为所给微分方程的解

（1） $xy'=3y$ ， $y=x^3$ ；

（2） $y''+y=0$ ， $y=2\sin x+3\cos x$ ；

（3） $y'-y^2=1$ ， $y=\tan(x+c)$ ；

（4） $y''-2y'+y=0$ ， $y=x^2e^x$ ；

（5） $(y')^2-2yy'-xy=1$ ， $y=\sin 2x$ ；

（6） $y''-(\lambda_1+\lambda_2)y'+\lambda_1\lambda_2 y=0$ ， $y=c_1e^{\lambda_1 x}+c_2e^{\lambda_2 x}$.

3. 求下列微分方程的通解

（1） $xy'-y\ln y=0$ ；

（2） $\sqrt{1-x^2}y'=\sqrt{1-y^2}$ ；

（3） $\sec^2 x\tan ydy+\sec^2 y\tan xdx=0$ ；

（4） $\frac{dy}{dx}=e^{x+y}$ ；

（5） $(xy-y^2)dx-(x^2-2xy)dy=0$ ；

（6） $(e^{x+y}-e^x)dx+(e^{x+y}+e^y)dy=0$ ；

（7） $x\frac{dy}{dx}=y\ln\frac{y}{x}$ ；

（8） $(x^2+y^2)dx-xydy=0$.

4. 求解下列方程

（1） $(x^2-1)y'+2xy-\cos x=0$ ；

（2） $ydy+(x-y^3)dy=0$ ；

（3） $y'-y\tan x=\sec x$ ；

（4） $(x-2)\frac{dy}{dx}=y+2(x-2)^3$ ；

（5） $\frac{dy}{dx}+\frac{y}{x}=\frac{\sin x}{x}$, $y|_{x=\pi}=1$ ；

（6） $\frac{dy}{dx}+\frac{2-3x^2}{x^3}y=1$, $y|_{x=1}=0$ ；

（7） $\frac{dy}{dx}-y=xy^5$ ；

（8） $xdy-[y+xy^3(1+\ln x)]dx=0$.

5. 求下列方程的通解或特解

（1） $y''=xe^x$ ；

（2） $y'''=\sin x$ ；

（3） $y''=y'+x$ ；

（4） $xy''-y'=0$ ；

（5） $yy''-(y')^2-1=0$ ；

（6） $y''=\frac{y'^2}{y}$ ；

（7） $y'' = e^{2y}$ ， $y|_{x=0} = 0$ ， $y'|_{x=0} = 0$.

6. 求以下二阶常系数线性齐次方程的通解或特解

（1） $y'' + 2y' - 3y = 0$ ； （2） $y'' + 2y' = 0$ ；

（3） $y'' + 2y = 0$ ； （4） $3y'' + 5y' + 3y = 0$ ；

（5） $y'' + 25y = 0$ ， $y|_{x=0} = 0$ ， $y'|_{x=0} = 5$ ；

（6） $y'' - 4y' + 13y = 0$ ， $y|_{x=0} = 0$ ， $y'|_{x=0} = 3$.

7. SI（susceptible and infective）模型. 设某种流行病感染通过一易感性相同的封闭性团体内 n 个成员之间的接触而传播，并假定任何个体一旦被染上此病，便在整个过程中保持传染性而不被消除，由于个体间的频繁接触致使疾病传播开来. 假设开始时有一个感染者进入该团体，即 $t = 0$ 时 $y = 1$ ，设 t 时刻感染者的个体数为 $y = y(t)$ ，则易感者的个体数为 $n + 1 - y$. 被感染疾病的个体增加的速度 $\dfrac{dy}{dt}$ 与感染者及易感者的个体数的乘积成正比（比例系数设为 $k > 0$ ，即感染率）. 试建立描述这一过程的微分方程，并确定 y 与 t 的函数关系.

8. 静脉注射后，某药物在体内的浓度衰减的速率和当时的药物浓度成正比，求体内药物浓度的变化规律.

第八章

线性代数基础

线性代数起源于解线性方程组，是近代数学的重要组成部分，随着计算机技术在医药科技领域的广泛应用，线性代数的应用范围也越来越广. 在现实世界中，变量间的依赖关系是多种多样的，可将它们分为线性和非线性两大类. 在医药卫生科学研究与生产实践中，一些变量间的关系可以直接或近似地表示为线性函数，线性代数主要研究线性函数，线性方程组是它的基本内容，行列式或矩阵是研究线性方程组的重要工具. 本章首先介绍行列式的概念，然后介绍矩阵与线性方程组方面的基础知识.

第一节　行　列　式

用"消元法"解二元一次线性方程组 $\begin{cases} a_{11}x_1 + a_{12}x_2 = b_1 \\ a_{21}x_1 + a_{22}x_2 = b_2 \end{cases}$

当 $a_{11}a_{22} - a_{12}a_{21} \neq 0$ 时，我们求得唯一解

$$x_1 = \frac{b_1 a_{22} - a_{12} b_2}{a_{11} a_{22} - a_{12} a_{21}}, \qquad x_2 = \frac{a_{11} b_2 - b_1 a_{21}}{a_{11} a_{22} - a_{12} a_{21}}$$

从上式可以看出，方程组的解具有规则的形式，x_1，x_2 的分母都一样，是由方程组未知数的系数交叉相乘再相减得到的. 类似的，通过利用"消元法"求解三元一次线性方程组

$\begin{cases} a_{11}x_1 + a_{12}x_2 + a_{13}x_3 = b_1 \\ a_{21}x_1 + a_{22}x_2 + a_{23}x_3 = b_2 \\ a_{31}x_1 + a_{32}x_2 + a_{33}x_3 = b_3 \end{cases}$ 时，其解亦有类似的规律：$x_1 = \dfrac{D_1}{D}$, $x_2 = \dfrac{D_2}{D}$, $x_3 = \dfrac{D_3}{D}$.

其中 $D_1 = \begin{vmatrix} b_1 & a_{12} & a_{13} \\ b_2 & a_{22} & a_{23} \\ b_3 & a_{32} & a_{33} \end{vmatrix}$, $D_2 = \begin{vmatrix} a_{11} & b_1 & a_{13} \\ a_{21} & b_2 & a_{23} \\ a_{31} & b_3 & a_{33} \end{vmatrix}$, $D_3 = \begin{vmatrix} a_{11} & a_{12} & b_1 \\ a_{21} & a_{22} & b_2 \\ a_{31} & a_{32} & b_3 \end{vmatrix}$, $D = \begin{vmatrix} a_{11} & a_{12} & a_{13} \\ a_{21} & a_{22} & a_{23} \\ a_{31} & a_{32} & a_{33} \end{vmatrix} \neq 0$.

为了更明确地体现这个规律，我们引进行列式的概念.

一、行列式的概念

定义 8.1　由 n^2 个数 a_{ij} $(i, j = 1, 2, \cdots, n)$ 排成的一个有 n 行、n 列的式子

$$D = \begin{vmatrix} a_{11} & a_{12} & \cdots & a_{1n} \\ a_{21} & a_{22} & \cdots & a_{2n} \\ \vdots & \vdots & & \vdots \\ a_{n1} & a_{n2} & \cdots & a_{nn} \end{vmatrix}, \text{称为 } n \text{ 阶行列式}(n\text{-order determinant}).$$

a_{ij} 称为第 i 行、第 j 列的数或元素，i 称为行标，j 称为列标.

　　n 阶行列式的本质是一个数学表达式，有 n 行 n 列共 n^2 个元素，是 $n!$ 项的代数和，且每一项都是取自不同行不同列的 n 个元素之积.

规定：

1. 一阶行列式：$|a| = a$

2. 二阶行列式：$\begin{vmatrix} a_{11} & a_{12} \\ a_{21} & a_{22} \end{vmatrix} = a_{11}a_{22} - a_{12}a_{21}$

3. 三阶行列式：$\begin{vmatrix} a_{11} & a_{12} & a_{13} \\ a_{21} & a_{22} & a_{23} \\ a_{31} & a_{32} & a_{33} \end{vmatrix} = a_{11}a_{22}a_{33} + a_{12}a_{23}a_{31} + a_{13}a_{21}a_{32} -$

$$a_{11}a_{23}a_{32} - a_{12}a_{21}a_{33} - a_{13}a_{22}a_{31}$$

4. 上三角行列式：$\begin{vmatrix} a_{11} & a_{12} & \cdots & a_{1n} \\ 0 & a_{22} & \cdots & a_{2n} \\ \vdots & \vdots & \ddots & \vdots \\ 0 & 0 & \cdots & a_{nn} \end{vmatrix} = a_{11}a_{22}\cdots a_{nn}$

　　下三角行列式：$\begin{vmatrix} a_{11} & 0 & \cdots & 0 \\ a_{21} & a_{22} & \cdots & 0 \\ \vdots & \vdots & \ddots & \vdots \\ a_{n1} & a_{n2} & \cdots & a_{nn} \end{vmatrix} = a_{11}a_{22}\cdots a_{nn}$

5. 对角行列式：$\begin{vmatrix} \lambda_1 & & & \\ & \lambda_2 & & \\ & & \ddots & \\ & & & \lambda_n \end{vmatrix} = \lambda_1\lambda_2\cdots\lambda_n$

$$\begin{vmatrix} & & & \lambda_1 \\ & & \lambda_2 & \\ & \ddots & & \\ \lambda_n & & & \end{vmatrix} = (-1)^{\frac{n(n-1)}{2}} \lambda_1\lambda_2\cdots\lambda_n$$

二、行列式的性质

性质 1 设 $D=\begin{vmatrix} a_{11} & \cdots & a_{1n} \\ \vdots & & \vdots \\ a_{n1} & \cdots & a_{nn} \end{vmatrix}$, $D^{\mathrm{T}}=\begin{vmatrix} a_{11} & \cdots & a_{n1} \\ \vdots & & \vdots \\ a_{1n} & \cdots & a_{nn} \end{vmatrix}$ 是将 D 中的行依次变换为同序号的

列所得的行列式,称为矩阵 D 的**转置行列式**,则 $D^{\mathrm{T}}=D$.

例如, $D=\begin{vmatrix} 3 & 5 \\ 6 & 4 \end{vmatrix}=-18=\begin{vmatrix} 3 & 6 \\ 5 & 4 \end{vmatrix}=D^{\mathrm{T}}$.

这个性质表明就行列式而言,行和列处在同等的地位,凡对行成立的性质对列也同样成立.

性质 2 设 $D=\begin{vmatrix} \cdots & \cdots & \cdots \\ a_{i1} & \cdots & a_{in} \\ \vdots & & \vdots \\ a_{j1} & \cdots & a_{jn} \\ \cdots & \cdots & \cdots \end{vmatrix}$, $D_1=\begin{vmatrix} \cdots & \cdots & \cdots \\ a_{j1} & \cdots & a_{jn} \\ \vdots & & \vdots \\ a_{i1} & \cdots & a_{in} \\ \cdots & \cdots & \cdots \end{vmatrix}$, 则 $D_1=-D$

即互换两行,行列式改变符号.

推论 1 D 对调两列得 D_2,则 $D_2=-D$.

例如, $\begin{vmatrix} 3 & 5 \\ 6 & 4 \end{vmatrix}=-18$, $\begin{vmatrix} 6 & 4 \\ 3 & 5 \end{vmatrix}=18$, $\begin{vmatrix} 5 & 3 \\ 4 & 6 \end{vmatrix}=18$.

推论 2 若 D 中某两行(列)元素对应相等,则 $D=0$.

例如,对于任意的 a,b,c, 都有 $\begin{vmatrix} 1 & 2 & 3 \\ a & b & c \\ 1 & 2 & 3 \end{vmatrix}=0$.

性质 3 $\begin{vmatrix} a_{11} & \cdots & a_{1n} \\ \vdots & & \vdots \\ ka_{i1} & \cdots & ka_{in} \\ \vdots & & \vdots \\ a_{n1} & \cdots & a_{nn} \end{vmatrix}=kD$, $\begin{vmatrix} a_{11} & \cdots & ka_{1j} & \cdots & a_{1n} \\ \vdots & & \vdots & & \vdots \\ a_{n1} & \cdots & ka_{nj} & \cdots & a_{nn} \end{vmatrix}=kD$

即某一行(列)元素的公因子可提到行列式外面.

例如, $\begin{vmatrix} 3 & 6 \\ 6 & 4 \end{vmatrix}=3\begin{vmatrix} 1 & 2 \\ 6 & 4 \end{vmatrix}=-24$.

推论 3 D 中某行(列)元素全为 0,则 $D=0$.

性质 4 D 中某两行(列)元素成比例,则 $D=0$.

例如, $\begin{vmatrix} 3 & 2 \\ 9 & 6 \end{vmatrix}=0$.

推论 4 某两行(列)对应位置元素相等的行列式的值为 0.

性质 5 若对某个 i，有 $a_{ij}=b_{ij}+c_{ij}$ $(j=1,2,\cdots,n)$，则

$$\begin{vmatrix} a_{11} & \cdots & a_{1n} \\ \vdots & & \vdots \\ a_{i1} & \cdots & a_{in} \\ \vdots & & \vdots \\ a_{n1} & \cdots & a_{nn} \end{vmatrix} = \begin{vmatrix} a_{11} & \cdots & a_{1n} \\ \vdots & & \vdots \\ b_{i1} & \cdots & b_{in} \\ \vdots & & \vdots \\ a_{n1} & \cdots & a_{nn} \end{vmatrix} + \begin{vmatrix} a_{11} & \cdots & a_{1n} \\ \vdots & & \vdots \\ c_{i1} & \cdots & c_{in} \\ \vdots & & \vdots \\ a_{n1} & \cdots & a_{nn} \end{vmatrix}$$

即若某一行（列）元素都是两项之和，则该行列式为相应两个行列式之和.

例如，$\begin{vmatrix} 3+2 & 1+3 \\ 3 & 4 \end{vmatrix}=8=\begin{vmatrix} 3 & 1 \\ 3 & 4 \end{vmatrix}+\begin{vmatrix} 2 & 3 \\ 3 & 4 \end{vmatrix}=9-1=8.$

但 $\begin{vmatrix} 3+2 & 1+3 \\ 2+1 & 2+2 \end{vmatrix}\ne\begin{vmatrix} 3 & 1 \\ 2+1 & 2+2 \end{vmatrix}+\begin{vmatrix} 2 & 3 \\ 2+1 & 2+2 \end{vmatrix}.$

此性质可推广到某一行的元素为多个项之和的情形.

性质 6 $\begin{vmatrix} \cdots & \cdots & \cdots \\ a_{i1} & \cdots & a_{in} \\ \vdots & & \vdots \\ a_{j1} & \cdots & a_{jn} \\ \cdots & \cdots & \cdots \end{vmatrix} \xlongequal{r_i+kr_j} \begin{vmatrix} \cdots & \cdots & \cdots \\ a_{i1}+ka_{j1} & \cdots & a_{in}+ka_{jn} \\ \vdots & & \vdots \\ a_{j1} & \cdots & a_{jn} \\ \cdots & \cdots & \cdots \end{vmatrix}$ $(i\ne j).$

将某一行（列）乘以同一常数后加到另一行（列），行列式的值不变.

例如，$\begin{vmatrix} 2 & 1 \\ 3 & 4 \end{vmatrix}=5=\begin{vmatrix} 2+2\times3 & 1+2\times4 \\ 3 & 4 \end{vmatrix}=\begin{vmatrix} 8 & 9 \\ 3 & 4 \end{vmatrix}=5.$

例 8.1 求证 $\begin{vmatrix} b+c & c+a & a+b \\ q+r & r+p & p+q \\ y+z & z+x & x+y \end{vmatrix}=2\begin{vmatrix} a & b & c \\ p & q & r \\ x & y & z \end{vmatrix}.$

证 原式 $\xlongequal{\text{性质5}}\begin{vmatrix} b & c+a & a+b \\ q & r+p & p+q \\ y & z+x & x+y \end{vmatrix}+\begin{vmatrix} c & c+a & a+b \\ r & r+p & p+q \\ z & z+x & x+y \end{vmatrix}\xlongequal[C_2-C_1]{C_3-C_1}\begin{vmatrix} b & c+a & a \\ q & r+p & p \\ y & z+x & x \end{vmatrix}+\begin{vmatrix} c & a & a+b \\ r & p & p+q \\ z & x & x+y \end{vmatrix}$

$\xlongequal[C_2-C_1]{C_3-C_1}\begin{vmatrix} b & c & a \\ q & r & p \\ y & z & x \end{vmatrix}+\begin{vmatrix} c & a & b \\ r & p & q \\ z & x & y \end{vmatrix}=2\begin{vmatrix} a & b & c \\ p & q & r \\ x & y & z \end{vmatrix}.$

例 8.2 证明 $D=\begin{vmatrix} 5 & 2 & 2 \\ 3 & 5 & 3 \\ 1 & 2 & 4 \end{vmatrix}$ 是 9 的倍数.

证 原式 $\xlongequal[r_1+r_2]{r_1+r_3}\begin{vmatrix} 9 & 9 & 9 \\ 3 & 5 & 3 \\ 1 & 2 & 4 \end{vmatrix}\xlongequal{\text{性质3}}9\begin{vmatrix} 1 & 1 & 1 \\ 3 & 5 & 3 \\ 1 & 2 & 4 \end{vmatrix}=9\times6=54.$

利用行列式性质简化计算，常应用性质6把行列式简化为上（下）三角行列式再进行计算.

例 8.3　计算 $\begin{vmatrix} 1 & -2 & 5 & 0 \\ -2 & 3 & -8 & -1 \\ 3 & 1 & -2 & 4 \\ 1 & 4 & 2 & -5 \end{vmatrix}$.

解　原式 $= \begin{vmatrix} 1 & -2 & 5 & 0 \\ 0 & -1 & 2 & -1 \\ 0 & 7 & -17 & 4 \\ 0 & 6 & -3 & -5 \end{vmatrix} = \begin{vmatrix} 1 & -2 & 5 & 0 \\ 0 & -1 & 2 & -1 \\ 0 & 0 & -3 & -3 \\ 0 & 0 & 9 & -11 \end{vmatrix} = \begin{vmatrix} 1 & -2 & 5 & 0 \\ 0 & -1 & 2 & -1 \\ 0 & 0 & -3 & -3 \\ 0 & 0 & 0 & -20 \end{vmatrix} = -60.$

例 8.4　计算 $D = \begin{vmatrix} 1 & -5 & 3 & -3 \\ 2 & 0 & 1 & -1 \\ 3 & 1 & -1 & 2 \\ 4 & 1 & 3 & -1 \end{vmatrix}$

解　$D = \begin{vmatrix} 1 & -5 & 3 & -3 \\ 0 & 10 & -5 & 5 \\ 0 & 16 & -10 & 11 \\ 0 & 21 & -9 & 11 \end{vmatrix} = 5\begin{vmatrix} 1 & -5 & 3 & -3 \\ 0 & 2 & -1 & 1 \\ 0 & 0 & -2 & 3 \\ 0 & 1 & 1 & 1 \end{vmatrix} = (-5)\begin{vmatrix} 1 & -5 & 3 & -3 \\ 0 & 1 & 1 & 1 \\ 0 & 0 & -2 & 3 \\ 0 & 2 & -1 & 1 \end{vmatrix}$

$= (-5)\begin{vmatrix} 1 & -5 & 3 & -3 \\ 0 & 1 & 1 & 1 \\ 0 & 0 & -2 & 3 \\ 0 & 0 & -3 & -1 \end{vmatrix} = (-5)\begin{vmatrix} 1 & -5 & 3 & -3 \\ 0 & 1 & 1 & 1 \\ 0 & 0 & -2 & 3 \\ 0 & 0 & 0 & -\dfrac{11}{2} \end{vmatrix} = -55.$

三、行列式按行（列）展开

为了更好地求解行列式，我们介绍一种比较简便的方法，首先介绍两个概念：余子式和代数余子式.

余子式：在 n 阶行列式中，将元素 a_{ij} 所在的行与列上的元素划去，其余元素按照原来的相对位置构成的 $n-1$ 阶行列式，称为元素 a_{ij} 的余子式，记作 M_{ij}.

代数余子式：元素 a_{ij} 的代数余子式 $A_{ij} = (-1)^{i+j} M_{ij}$.

定理 8.1　n 阶行列式 D 等于其任一行（列）的元素与对应元素代数余子式乘积之和.

即　$D = \begin{vmatrix} a_{11} & a_{12} & \cdots & a_{1n} \\ a_{21} & a_{22} & \cdots & a_{2n} \\ \vdots & \vdots & & \vdots \\ a_{n1} & a_{n2} & \cdots & a_{nn} \end{vmatrix} = a_{i1}A_{i1} + a_{i2}A_{i2} + \cdots + a_{in}A_{in} \qquad (i=1,2,\cdots,n)$ （第 i 行）

$= a_{1j}A_{1j} + a_{2j}A_{2j} + \cdots + a_{nj}A_{nj}, \qquad (j=1,2,\cdots,n)$ （第 j 列）

习惯上称之为**行列式按行（列）展开定理**.

定理 8.1 给出的行列式降阶法可使行列式的计算化为低一阶行列式来进行，连续运用定理 8.1 便可使行列式的阶数逐次降低，直到降为二阶或三阶行列式再计算.

例如，$\begin{vmatrix} 1 & 4 & 7 \\ 2 & 5 & 8 \\ 3 & 6 & 9 \end{vmatrix} = 2 \times (-1)^{2+1} \begin{vmatrix} 4 & 7 \\ 6 & 9 \end{vmatrix} + 5 \times (-1)^{2+2} \begin{vmatrix} 1 & 7 \\ 3 & 9 \end{vmatrix} + 8 \times (-1)^{2+3} \begin{vmatrix} 1 & 4 \\ 3 & 6 \end{vmatrix}$

$$= (-2) \times (-6) + 5 \times (-12) + (-8) \times (-6) = 0$$

定理 8.2 n 阶行列式任一行(列)元素与另一行(列)对应元素代数余子式乘积之和等于 0.

设 $i \neq j$，则 $\begin{cases} a_{i1}A_{j1} + a_{i2}A_{j2} + \cdots + a_{in}A_{jn} = 0 \\ a_{1i}A_{1j} + a_{2i}A_{2j} + \cdots + a_{ni}A_{nj} = 0 \end{cases}$

注 结合定理 8.1 与定理 8.2 可得

$$a_{i1}A_{j1} + a_{i2}A_{j2} + \cdots + a_{in}A_{jn} = \begin{cases} D & i = j \\ 0 & i \neq j \end{cases}$$

$$a_{1i}A_{1j} + a_{2i}A_{2j} + \cdots + a_{ni}A_{nj} = \begin{cases} D & i = j \\ 0 & i \neq j \end{cases}$$

例 8.5 计算 $D = \begin{vmatrix} 1 & -5 & 3 & -3 \\ 2 & 0 & 1 & -1 \\ 3 & 1 & -1 & 2 \\ 4 & 1 & 3 & -1 \end{vmatrix}$.

解 $D = \begin{vmatrix} 16 & 0 & -2 & 7 \\ 2 & 0 & 1 & -1 \\ 3 & 1 & -1 & 2 \\ 1 & 0 & 4 & -3 \end{vmatrix} = 1 \times (-1)^{3+2} \begin{vmatrix} 16 & -2 & 7 \\ 2 & 1 & -1 \\ 1 & 4 & -3 \end{vmatrix} = (-1) \begin{vmatrix} 20 & 0 & 5 \\ 2 & 1 & -1 \\ -7 & 0 & 1 \end{vmatrix}$

$$= (-1) \times (-1)^{2+2} \begin{vmatrix} 20 & 5 \\ -7 & 1 \end{vmatrix} = -55.$$

例 8.6 计算 $\begin{vmatrix} 1 & 2 & 3 & 4 \\ 1 & 0 & 1 & 2 \\ 3 & -1 & -1 & 0 \\ 1 & 2 & 0 & -5 \end{vmatrix}$.

解 原式 $= \begin{vmatrix} 1 & 2 & 2 & 2 \\ 1 & 0 & 0 & 0 \\ 3 & -1 & -4 & -6 \\ 1 & 2 & -1 & -7 \end{vmatrix} = 1 \times (-1)^{2+1} \begin{vmatrix} 2 & 2 & 2 \\ -1 & -4 & -6 \\ 2 & -1 & -7 \end{vmatrix} = - \begin{vmatrix} 2 & 0 & 0 \\ -1 & -3 & -5 \\ 2 & -3 & -9 \end{vmatrix}$

$$= (-2) \times (-1)^{(1+1)} \begin{vmatrix} -3 & -5 \\ -3 & -9 \end{vmatrix} = (-2) \times 12 = -24.$$

例 8.7　计算范德蒙行列式 $D_n = \begin{vmatrix} 1 & 1 & \cdots & 1 & 1 \\ a_1 & a_2 & \cdots & a_{n-1} & a_n \\ a_1^2 & a_2^2 & \cdots & a_{n-1}^2 & a_n^2 \\ \vdots & \vdots & & \vdots & \vdots \\ a_1^{n-1} & a_2^{n-1} & \cdots & a_{n-1}^{n-1} & a_n^{n-1} \end{vmatrix}$

解　由最后一行开始，每一行减去它相邻前一行的 a_1 倍，得

$$D_n = \begin{vmatrix} 1 & 1 & 1 & \cdots & 1 \\ 0 & a_2 - a_1 & a_3 - a_1 & \cdots & a_n - a_1 \\ 0 & a_2(a_2 - a_1) & a_3(a_3 - a_1) & \cdots & a_n(a_n - a_1) \\ \vdots & \vdots & \vdots & & \vdots \\ 0 & a_2^{n-2}(a_2 - a_1) & a_3^{n-2}(a_3 - a_1) & \cdots & a_n^{n-2}(a_n - a_1) \end{vmatrix}$$

按照第一列展开，得到一个 $n-1$ 阶行列式

$$D_n = 1 \times (-1)^{1+1} \begin{vmatrix} a_2 - a_1 & a_3 - a_1 & \cdots & a_n - a_1 \\ a_2(a_2 - a_1) & a_3(a_3 - a_1) & \cdots & a_n(a_n - a_1) \\ \vdots & \vdots & & \vdots \\ a_2^{n-2}(a_2 - a_1) & a_3^{n-2}(a_3 - a_1) & \cdots & a_n^{n-2}(a_n - a_1) \end{vmatrix}$$

提出每一列的公因子得

$$D_n = (a_2 - a_1)(a_3 - a_1)\cdots(a_n - a_1) \begin{vmatrix} 1 & 1 & \cdots & 1 \\ a_2 & a_3 & \cdots & a_n \\ a_2^2 & a_3^2 & \cdots & a_n^2 \\ \vdots & \vdots & & \vdots \\ a_2^{n-2} & a_3^{n-2} & \cdots & a_n^{n-2} \end{vmatrix}$$

最后的因子是一个 $n-1$ 阶范德蒙行列式，我们用 D_{n-1} 代表它

$$D_n = (a_2 - a_1)(a_3 - a_1)\cdots(a_n - a_1)D_{n-1}$$

同样得 $\qquad D_{n-1} = (a_3 - a_2)(a_4 - a_2)\cdots(a_n - a_2)D_{n-2}$

此处 D_{n-2} 是一个 $n-2$ 阶范德蒙行列式. 如此下去，最后得

$$\begin{aligned} D_n = &(a_2 - a_1)(a_3 - a_1)\cdots(a_n - a_1) \\ &(a_3 - a_2)\cdots(a_n - a_2) \\ &\qquad\qquad \vdots \\ &\qquad\quad (a_n - a_{n-1}) \\ = &\prod_{1 \leqslant j < i \leqslant n} (a_i - a_j). \end{aligned}$$

四、克莱姆法则（Gramer's rule）

定理 8.3　考虑 n 元线性方程组 $\begin{cases} a_{11}x_1 + a_{12}x_2 + \cdots + a_{1n}x_n = b_1 \\ a_{21}x_1 + a_{22}x_2 + \cdots + a_{2n}x_n = b_2 \\ \vdots \qquad \vdots \qquad\quad \vdots \qquad \vdots \\ a_{n1}x_1 + a_{n2}x_2 + \cdots + a_{nn}x_n = b_n \end{cases}$　(8-1)

若常数项 $b_1, b_2, \cdots, b_n$ 不全为零，则称此方程组为**非齐次线性方程组**；

若常数项 $b_1, b_2, \cdots, b_n$ 全为零，此时称方程组为**齐次线性方程组**.

系数行列式 $D = \begin{vmatrix} a_{11} & a_{12} & \cdots & a_{1n} \\ a_{21} & a_{22} & \cdots & a_{2n} \\ \vdots & \vdots & & \vdots \\ a_{n1} & a_{n2} & \cdots & a_{nn} \end{vmatrix}$ 不等于 0，那么线性方程组有解，并且解是唯一的，

可以表示为 $x_j = \dfrac{D_j}{D}$ $(j = 1, 2, \cdots, n)$.

其中 $D_1 = \begin{vmatrix} b_1 & a_{12} & \cdots & a_{1n} \\ b_2 & a_{22} & \cdots & a_{2n} \\ \vdots & \vdots & & \vdots \\ b_n & a_{n2} & \cdots & a_{nn} \end{vmatrix}$, $\quad D_2 = \begin{vmatrix} a_{11} & b_1 & a_{13} & \cdots & a_{1n} \\ a_{21} & b_2 & a_{23} & \cdots & a_{2n} \\ \vdots & \vdots & \vdots & & \vdots \\ a_{n1} & b_n & a_{n3} & \cdots & a_{nn} \end{vmatrix}$, $\cdots$

D_j 是把 D 中第 j 列元素换成相应常数项所得的 n 阶行列式.

推论 5　若方程组是齐次方程组 $\begin{cases} a_{11}x_1 + a_{12}x_2 + \cdots + a_{1n}x_n = 0 \\ a_{21}x_1 + a_{22}x_2 + \cdots + a_{2n}x_n = 0 \\ \vdots \qquad \vdots \qquad\quad \vdots \\ a_{n1}x_1 + a_{n2}x_2 + \cdots + a_{nn}x_n = 0 \end{cases}$

则齐次线性方程组有非零解的充分必要条件是 $D = 0$.

例 8.8　用克莱姆法则解方程组 $\begin{cases} 2x_1 + x_2 - 5x_3 + x_4 = 8 \\ x_1 - 3x_2 \qquad\quad - 6x_4 = 9 \\ \qquad\quad 2x_2 - x_3 + 2x_4 = -5 \\ x_1 + 4x_2 - 7x_3 + 6x_4 = 0 \end{cases}$

解　$D = \begin{vmatrix} 2 & 1 & -5 & 1 \\ 1 & -3 & 0 & -6 \\ 0 & 2 & -1 & 2 \\ 1 & 4 & -7 & 6 \end{vmatrix} = \begin{vmatrix} 0 & 7 & -5 & 13 \\ 1 & -3 & 0 & -6 \\ 0 & 2 & -1 & 2 \\ 0 & 7 & -7 & 12 \end{vmatrix} = -\begin{vmatrix} 7 & -5 & 13 \\ 2 & -1 & 2 \\ 7 & -7 & 12 \end{vmatrix} = \begin{vmatrix} -3 & -5 & 3 \\ 0 & -1 & 0 \\ -7 & -7 & -2 \end{vmatrix}$

$= \begin{vmatrix} -3 & 3 \\ -7 & -2 \end{vmatrix} = 27 \neq 0$

$$D_1 = \begin{vmatrix} 8 & 1 & -5 & 1 \\ 9 & -3 & 0 & -6 \\ -5 & 2 & -1 & 2 \\ 0 & 4 & -7 & 6 \end{vmatrix} = 81 \qquad D_2 = \begin{vmatrix} 2 & 8 & -5 & 1 \\ 1 & 9 & 0 & -6 \\ 0 & -5 & -1 & 2 \\ 1 & 0 & -7 & 6 \end{vmatrix} = -108$$

$$D_3 = \begin{vmatrix} 2 & 1 & 8 & 1 \\ 1 & -3 & 9 & -6 \\ 0 & 2 & -5 & 2 \\ 1 & 4 & 0 & 6 \end{vmatrix} = -27 \qquad D_4 = \begin{vmatrix} 2 & 1 & -5 & 8 \\ 1 & -3 & 0 & 9 \\ 0 & 2 & -1 & -5 \\ 1 & 4 & -7 & 0 \end{vmatrix} = 27$$

故 $x_1 = \dfrac{D_1}{D} = \dfrac{81}{27} = 3$, $\quad x_2 = \dfrac{D_2}{D} = \dfrac{-108}{27} = -4$, $\quad x_3 = \dfrac{D_3}{D} = \dfrac{-27}{27} = -1$, $\quad x_4 = \dfrac{D_4}{D} = \dfrac{27}{27} = 1$.

例 8.9 已知 $\begin{cases} \lambda x_1 + x_2 + x_3 = 0 \\ x_1 + \lambda x_2 + x_3 = 0 \\ x_1 + x_2 + \lambda x_3 = 0 \end{cases}$ 有非零解，求 λ.

解 $D = \begin{vmatrix} \lambda & 1 & 1 \\ 1 & \lambda & 1 \\ 1 & 1 & \lambda \end{vmatrix} = (\lambda+2)(\lambda-1)^2 = 0$，要使方程组有非零解，$D$ 应为 0，故 $\lambda=1$ 或 $\lambda=-2$.

第二节 矩阵及其运算

在实际问题中，常需对表示某些量的矩形表格进行研究，以解决所要考察的问题. 例如，某医院药房根据各科室需要购置的药品种数可以用矩形表格表示，见表 8-1.

表 8-1 某医院购置的药品

药品 / 科室	B_1	B_2	...	B_n
A_1	a_{11}	a_{12}	...	a_{1n}
A_2	a_{21}	a_{22}	...	a_{2n}
$\vdots$	$\vdots$	$\vdots$	$\vdots$	$\vdots$
A_m	a_{m1}	a_{m2}	...	a_{mn}

为了方便，各科室对每种药品的需要量用一个 m 行 n 列的数表来表示为

$$\begin{pmatrix} a_{11} & a_{12} & \cdots & a_{1n} \\ a_{21} & a_{22} & \cdots & a_{2n} \\ \vdots & \vdots & & \vdots \\ a_{m1} & a_{m2} & \cdots & a_{mn} \end{pmatrix}$$

例如，1970 年世界人口出生率与自然增长率关系见表 8-2.

表8-2 出生率与自然增长率的关系

地区	人口（百万）	出生率（‰）	自然增长率（‰）
非洲	364	47	26
美洲	533	29	19
亚洲	2 154	38	23
欧洲	469	17	7
大洋州	20	25	15

以上关系可以用一个 5 行 3 列的数表来表示为

$$\begin{pmatrix} 364 & 47 & 26 \\ 533 & 29 & 19 \\ 2154 & 38 & 23 \\ 469 & 17 & 7 \\ 20 & 25 & 15 \end{pmatrix}$$

例如，学生成绩表，见表8-3.

表8-3 学生成绩表

科目＼姓名	数学	物理	英语	政治
张三	95	85	78	75
李四	90	78	90	86
王五	78	88	89	79

上表可以表示成 3 行 4 列的数表为

$$\begin{pmatrix} 95 & 85 & 78 & 75 \\ 90 & 78 & 90 & 86 \\ 78 & 88 & 89 & 79 \end{pmatrix}$$

又如学生健康普查表、卫生状况表等数字统计表，皆可用这类矩形数表简明表示. 这种数表有着广泛的应用，我们称它为矩阵.

一、矩阵（matrix）的概念

定义 8.2 设 $m \times n$ 个数 a_{ij} $(i=1,2,\cdots,m;\ j=1,2,\cdots,n)$ 按一定的顺序排成 m 行 n 列的数表

$$\begin{matrix} a_{11} & a_{12} & \cdots & a_{1n} \\ a_{21} & a_{22} & \cdots & a_{2n} \\ \vdots & \vdots & & \vdots \\ a_{m1} & a_{m2} & \cdots & a_{mn} \end{matrix}$$

用括号将其括起来，称为 $m \times n$ 矩阵.

记作：$A = \begin{pmatrix} a_{11} & a_{12} & \cdots & a_{1n} \\ a_{21} & a_{22} & \cdots & a_{2n} \\ \vdots & \vdots & & \vdots \\ a_{m1} & a_{m2} & \cdots & a_{mn} \end{pmatrix}$，　简记为 $A = (a_{ij})_{m \times n}$.

注　（1）a_{ij} 称为 A 的第 i 行第 j 列元素.

（2）若 $a_{ij} \in \mathbf{R}$，则称 A 为实矩阵.

（3）若 $a_{ij} \in \mathbf{C}$，则称 A 为复矩阵.

（4）若 $m = n$，则称 A 为 n 阶方阵.

（5）若 $m = 1, n > 1$，则称 A 为行矩阵或行向量.

（6）若 $m > 1, n = 1$，则称 A 为列矩阵或列向量.

（7）零矩阵：所有元素都是 0 的矩阵.

（8）单位矩阵 $E_n = \begin{pmatrix} 1 & 0 & \cdots & 0 \\ 0 & 1 & & \vdots \\ \vdots & & \ddots & 0 \\ 0 & \cdots & 0 & 1 \end{pmatrix}$

（9）对角矩阵 $A = \begin{pmatrix} \lambda_1 & 0 & \cdots & 0 \\ 0 & \lambda_2 & & \vdots \\ \vdots & & \ddots & 0 \\ 0 & \cdots & 0 & \lambda_n \end{pmatrix}$

（10）上三角矩阵：$\begin{pmatrix} a_{11} & a_{12} & \cdots & a_{1n} \\ 0 & a_{22} & \cdots & a_{2n} \\ \vdots & & \ddots & \vdots \\ 0 & 0 & \cdots & a_{nn} \end{pmatrix}$，下三角矩阵：$\begin{pmatrix} b_{11} & 0 & \cdots & 0 \\ b_{21} & b_{22} & & 0 \\ \vdots & \vdots & \ddots & \vdots \\ b_{n1} & b_{n2} & \cdots & b_{nn} \end{pmatrix}$

（11）行阶梯形矩阵：

① 可划出一条阶梯线，线的下方全为零；

② 每个台阶只有一行，台阶数即是非零行的行数，阶梯线竖线后面的第一个元素为非零元，即非零行的第一个非零元.

例如，$\begin{pmatrix} 1 & 1 & -2 & 1 & 4 \\ 0 & 4 & -1 & 1 & 0 \\ 0 & 0 & 0 & 1 & -3 \\ 0 & 0 & 0 & 0 & 0 \end{pmatrix}$

$$
（12）行最简形矩阵：\begin{pmatrix} 1 & 0 & \cdots & 0 & b_{1,r+1} & \cdots & b_{1n} & d_1 \\ 0 & 1 & \cdots & 0 & b_{2,r+1} & \cdots & b_{2n} & d_2 \\ \vdots & \vdots & & \vdots & \vdots & & \vdots & \vdots \\ 0 & 0 & \cdots & 1 & b_{r,r+1} & \cdots & b_{rn} & d_r \\ 0 & 0 & \cdots & 0 & 0 & \cdots & 0 & d_{r+1} \\ \vdots & \vdots & & \vdots & \vdots & & \vdots & \vdots \\ 0 & 0 & \cdots & 0 & 0 & \cdots & 0 & 0 \end{pmatrix}
$$

① 可划出一条阶梯线，线的下方全为零；

② 每个台阶只有一行，台阶数即是非零行的行数，阶梯线竖线后面的第一个元素为非零元 1，即非零行的第一个非零元为 1，且这些元素所在的列的其他元素都是 0.

$$
例如，\begin{pmatrix} 1 & 0 & -2 & 0 & 4 \\ 0 & 1 & -1 & 0 & 0 \\ 0 & 0 & 0 & 1 & -3 \\ 0 & 0 & 0 & 0 & 0 \end{pmatrix}
$$

（13）同型矩阵：指行数相等、列数相等的矩阵.

（14）矩阵相等：设 $\boldsymbol{A} = (a_{ij})_{m \times n}$，$\boldsymbol{B} = (b_{ij})_{m \times n}$，若 $a_{ij} = b_{ij}$ $(i = 1, 2, \cdots, m; j = 1, 2, \cdots, n)$，称矩阵 $\boldsymbol{A}$ 与矩阵 $\boldsymbol{B}$ 相等，记作 $\boldsymbol{A} = \boldsymbol{B}$.

二、矩阵的运算

1. 线性运算

设矩阵 $\boldsymbol{A} = (a_{ij})_{m \times n}$，$\boldsymbol{B} = (b_{ij})_{m \times n}$，则

（1）加法：$\boldsymbol{A} + \boldsymbol{B} = (a_{ij} + b_{ij})_{m \times n} = \begin{pmatrix} a_{11} + b_{11} & \cdots & a_{1n} + b_{1n} \\ \vdots & & \vdots \\ a_{m1} + b_{m1} & \cdots & a_{mn} + b_{mn} \end{pmatrix}$

（2）减法：$\boldsymbol{A} - \boldsymbol{B} = (a_{ij} - b_{ij})_{m \times n} = \begin{pmatrix} a_{11} - b_{11} & \cdots & a_{1n} - b_{1n} \\ \vdots & & \vdots \\ a_{m1} - b_{m1} & \cdots & a_{mn} - b_{mn} \end{pmatrix}$

负矩阵：$-\boldsymbol{A} = (-1)\boldsymbol{A} = (-a_{ij})_{m \times n}$

运算律：设 $\boldsymbol{A}, \boldsymbol{B}, \boldsymbol{C}$ 为同型矩阵，则有

　① $\boldsymbol{A} + \boldsymbol{B} = \boldsymbol{B} + \boldsymbol{A}$　　　② $(\boldsymbol{A} + \boldsymbol{B}) + \boldsymbol{C} = \boldsymbol{A} + (\boldsymbol{B} + \boldsymbol{C})$

　③ $\boldsymbol{A} + \boldsymbol{O} = \boldsymbol{A}$　　　　④ $\boldsymbol{A} + (-\boldsymbol{A}) = \boldsymbol{O}$

注 只有当两个矩阵是同型矩阵时，才能进行加减法运算.

2. 数乘运算

设矩阵 $A = (a_{ij})_{m \times n}$，$k$ 为实数，则 $kA = (k a_{ij})_{m \times n} = \begin{pmatrix} k a_{11} & \cdots & k a_{1n} \\ \vdots & & \vdots \\ k a_{m1} & \cdots & k a_{mn} \end{pmatrix}$

运算律：设矩阵 $A = (a_{ij})_{m \times n}$，$B = (b_{ij})_{m \times n}$，$k, l$ 为常数，则有

① $lA = A$ ② $(kl)A = k(lA)$

③ $(k+l)A = kA + lA$ ④ $k(A+B) = kA + kB$

例 8.10 设 $A = \begin{pmatrix} 1 & -2 & 0 \\ 4 & 3 & 5 \end{pmatrix}$，$B = \begin{pmatrix} 8 & 2 & 6 \\ 5 & 3 & 4 \end{pmatrix}$ 满足 $2A + X = B - 2X$，求 X．

解 $X = \dfrac{1}{3}(B - 2A) = \begin{pmatrix} 2 & 2 & 2 \\ -1 & -1 & -2 \end{pmatrix}$

3. 乘法运算

设矩阵 $A = (a_{ij})_{m \times s}$，$B = (b_{ij})_{s \times n}$，$C = (c_{ij})_{m \times n}$，则

$$c_{ij} = (a_{i1} \quad a_{i2} \quad \cdots \quad a_{is}) \begin{pmatrix} b_{1j} \\ b_{2j} \\ \vdots \\ b_{sj} \end{pmatrix} = a_{i1}b_{1j} + a_{i2}b_{2j} + \cdots + a_{is}b_{sj} = \sum_{k=1}^{s} a_{ik}b_{kj}$$

其中 $i = 1, 2, \cdots m$；$j = 1, 2, \cdots, n$

即 c_{ij} 等于矩阵 A 的第 i 行与矩阵 B 的第 j 列对应元素乘积之和．

运算律：① $(A_{m \times s} B_{s \times n}) C_{n \times l} = A_{m \times s} (B_{s \times n} C_{n \times l})$

② $A_{m \times s}(B_{s \times n} + C_{s \times n}) = A_{m \times s} B_{s \times n} + A_{m \times s} C_{s \times n}$

$(A_{m \times s} + B_{m \times s}) C_{s \times n} = A_{m \times s} C_{s \times n} + B_{m \times s} C_{s \times n}$

③ $k(A_{m \times s} B_{s \times n}) = (kA_{m \times s}) B_{s \times n} = A_{m \times s} (kB_{s \times n})$

④ $E_m A_{m \times n} = A_{m \times n}$，$A_{m \times n} E_n = A_{m \times n}$

注 （1）只有当第一个矩阵的列数等于第二个矩阵的行数时，两个矩阵才能相乘．

（2）乘积 AB 的行数等于矩阵 A 的行数；乘积 AB 的列数等于矩阵 B 的列数．

（3）矩阵乘法不满足交换律．

例如，$A = \begin{pmatrix} 3 & -1 \\ 0 & 3 \\ 1 & 0 \end{pmatrix}$，$B = \begin{pmatrix} 1 & 0 & 1 & -1 \\ 0 & 2 & 1 & 0 \end{pmatrix}$，则 $AB = \begin{pmatrix} 3 & -2 & 2 & -3 \\ 0 & 6 & 3 & 0 \\ 1 & 0 & 1 & -1 \end{pmatrix}$，但 BA 无意义．

（4）两个非零矩阵之积有可能是零矩阵．

例如，$A = \begin{pmatrix} 1 & 2 \\ 1 & 2 \end{pmatrix}$，$B = \begin{pmatrix} 1 & -1 \\ -1 & 1 \end{pmatrix}$，$AB = \begin{pmatrix} -1 & 1 \\ -1 & 1 \end{pmatrix}$，$BA = \begin{pmatrix} 0 & 0 \\ 0 & 0 \end{pmatrix}$

则 $AB \neq BA$；$A \neq O$，$B \neq O$，但是 $BA = O$．

例 8.11 已知 $A = \begin{pmatrix} 1 & 0 & -1 & 2 \\ -1 & 1 & 3 & 0 \\ 0 & 5 & -1 & 4 \end{pmatrix}$，$B = \begin{pmatrix} 0 & 3 & 4 \\ 1 & 2 & 1 \\ 3 & 1 & -1 \\ -1 & 2 & 1 \end{pmatrix}$，求 $C = AB$.

解 $C = AB = \begin{pmatrix} 1 & 0 & -1 & 2 \\ -1 & 1 & 3 & 0 \\ 0 & 5 & -1 & 4 \end{pmatrix} \begin{pmatrix} 0 & 3 & 4 \\ 1 & 2 & 1 \\ 3 & 1 & -1 \\ -1 & 2 & 1 \end{pmatrix} = \begin{pmatrix} -5 & 6 & 7 \\ 10 & 2 & -6 \\ -2 & 17 & 10 \end{pmatrix}$

例 8.12 已知 $A = \begin{pmatrix} -2 & 4 \\ 1 & -2 \end{pmatrix}$，$B = \begin{pmatrix} 2 & 4 \\ -3 & -6 \end{pmatrix}$，求 $A + 2B$，AB，BA.

解 $A + 2B = \begin{pmatrix} -2 & 4 \\ 1 & -2 \end{pmatrix} + 2 \begin{pmatrix} 2 & 4 \\ -3 & -6 \end{pmatrix} = \begin{pmatrix} -2 & 4 \\ 1 & -2 \end{pmatrix} + \begin{pmatrix} 4 & 8 \\ -6 & -12 \end{pmatrix} = \begin{pmatrix} 2 & 12 \\ -5 & -14 \end{pmatrix}$

$AB = \begin{pmatrix} -2 & 4 \\ 1 & -2 \end{pmatrix} \begin{pmatrix} 2 & 4 \\ -3 & -6 \end{pmatrix} = \begin{pmatrix} -16 & -32 \\ 8 & 16 \end{pmatrix}$

$BA = \begin{pmatrix} 2 & 4 \\ -3 & -6 \end{pmatrix} \begin{pmatrix} -2 & 4 \\ 1 & -2 \end{pmatrix} = \begin{pmatrix} 0 & 0 \\ 0 & 0 \end{pmatrix}$

（5）矩阵乘法运算应用.

若 $A = \begin{pmatrix} a_{11} & a_{12} & \cdots & a_{1n} \\ a_{21} & a_{22} & \cdots & a_{2n} \\ \vdots & \vdots & & \vdots \\ a_{m1} & a_{m2} & \cdots & a_{mn} \end{pmatrix}$，$x = \begin{pmatrix} x_1 \\ x_2 \\ \vdots \\ x_n \end{pmatrix}$，$b = \begin{pmatrix} b_1 \\ b_2 \\ \vdots \\ b_m \end{pmatrix}$，$y = \begin{pmatrix} y_1 \\ y_2 \\ \vdots \\ y_m \end{pmatrix}$

则线性方程组式（8-1）的矩阵形式为 $Ax = b$.

例 8.13 求解矩阵方程 $X \cdot \begin{pmatrix} 0 & 1 & -1 \\ 2 & 1 & 0 \\ 1 & -1 & 0 \end{pmatrix} = \begin{pmatrix} 1 & 1 & 3 \\ 4 & 3 & 2 \end{pmatrix}$.

解 根据乘法法则，设 $X = \begin{pmatrix} x_{11} & x_{12} & x_{13} \\ x_{21} & x_{22} & x_{23} \end{pmatrix}$

代入方程，有 $\begin{pmatrix} x_{11} & x_{12} & x_{13} \\ x_{21} & x_{22} & x_{23} \end{pmatrix} \begin{pmatrix} 0 & 1 & -1 \\ 2 & 1 & 0 \\ 1 & -1 & 0 \end{pmatrix} = \begin{pmatrix} 1 & 1 & 3 \\ 4 & 3 & 2 \end{pmatrix}$

即 $\begin{cases} 2x_{12} + x_{13} = 1 \\ x_{11} + x_{12} - x_{13} = 1 \\ -x_{11} = 3 \end{cases}$，$\begin{cases} 2x_{22} + x_{23} = 4 \\ x_{21} + x_{22} - x_{23} = 3 \\ -x_{21} = 2 \end{cases}$

利用克莱姆法则求解此线性方程组，得

$$x_{11} = -3，\quad x_{12} = \frac{5}{3}，\quad x_{13} = -\frac{7}{3}；\quad x_{21} = -2，\quad x_{22} = 3，\quad x_{23} = -2$$

故
$$X = \begin{pmatrix} -3 & \dfrac{5}{3} & -\dfrac{7}{3} \\ -2 & 3 & -2 \end{pmatrix}$$

4. 矩阵的转置

将 $m \times n$ 矩阵 A 的各行分别转换成同序列的列而得到的 $n \times m$ 矩阵称为矩阵 A 的**转置矩阵**. 记作 A^{T}.

例如, $\quad A = \begin{pmatrix} a_{11} & a_{12} & \cdots & a_{1n} \\ a_{21} & a_{22} & \cdots & a_{2n} \\ \vdots & \vdots & & \vdots \\ a_{m1} & a_{m2} & \cdots & a_{mn} \end{pmatrix}$, 则 $A^{\mathrm{T}} = \begin{pmatrix} a_{11} & a_{21} & \cdots & a_{m1} \\ a_{12} & a_{22} & \cdots & a_{m2} \\ \vdots & \vdots & & \vdots \\ a_{1n} & a_{2n} & \cdots & a_{mn} \end{pmatrix}$

运算律: ① $(A^{\mathrm{T}})^{\mathrm{T}} = A$　　　　② $(A_{m \times n} + B_{m \times n})^{\mathrm{T}} = A_{m \times n}{}^{\mathrm{T}} + B_{m \times n}{}^{\mathrm{T}}$

③ $(kA)^{\mathrm{T}} = kA^{\mathrm{T}}$　　　　④ $(A_{m \times s} B_{s \times n})^{\mathrm{T}} = B_{s \times n}{}^{\mathrm{T}} A_{m \times s}{}^{\mathrm{T}}$

对称矩阵: 指 $A_{n \times n}$ 满足 $A^{\mathrm{T}} = A$, 即 $a_{ij} = a_{ji}$ $(i, j = 1, 2, \cdots, n)$

反对称矩阵: 指 $A_{n \times n}$ 满足 $A^{\mathrm{T}} = -A$, 即 $a_{ij} = -a_{ji}$ $(i, j = 1, 2, \cdots, n)$

例 8.14 设 $A = \begin{pmatrix} 2 & 0 & -1 \\ 1 & 3 & 2 \end{pmatrix}$, $B = \begin{pmatrix} 1 & 7 & -1 \\ 4 & 2 & 3 \\ 2 & 0 & 1 \end{pmatrix}$, 求 $(AB)^{\mathrm{T}}$, AE.

解 $\quad AB = \begin{pmatrix} 2 & 0 & -1 \\ 1 & 3 & 2 \end{pmatrix} \begin{pmatrix} 1 & 7 & -1 \\ 4 & 2 & 3 \\ 2 & 0 & 1 \end{pmatrix} = \begin{pmatrix} 0 & 14 & -3 \\ 17 & 13 & 10 \end{pmatrix}$

$$(AB)^{\mathrm{T}} = \begin{pmatrix} 0 & 17 \\ 14 & 13 \\ -3 & 10 \end{pmatrix}$$

$$AE = \begin{pmatrix} 2 & 0 & -1 \\ 1 & 3 & 2 \end{pmatrix} \begin{pmatrix} 1 & 0 & 0 \\ 0 & 1 & 0 \\ 0 & 0 & 1 \end{pmatrix} = \begin{pmatrix} 2 & 0 & -1 \\ 1 & 3 & 2 \end{pmatrix}$$

5. 方阵行列式

方阵行列式是指 $A = (a_{ij})_{n \times n}$ 的所有元素按照其在矩阵中原来的相对位置构成的行列式, 记作 $\det A$, 或者 $|A|$.

运算律: ① $\det A^{\mathrm{T}} = \det A$　　　　② $\det(lA) = l^n \det A$

③ $\det(AB) = (\det A)(\det B)$　　　　④ $\det A^k = (\det A)^k$

注 （1）$A_{n \times n} B_{n \times n} \neq BA$, 而 $|AB| = |BA|$.

（2）方阵与行列式是完全不同的两个概念. n 阶方阵是由 n^2 个数按一定方式排成的数表. 而 n 阶行列式则是由 n^2 个数按一定运算法则所确定的一个数.

（3）若 $|A| = 0$, 则 A 为**奇异方阵或退化方阵**; 若 $|A| \neq 0$, 则 A 为**非奇异方阵或非退化方阵**.

6. 伴随矩阵

$A = (a_{ij})_{n \times n}$，$A$ 中元素 a_{ij} 的代数余子式为 A_{ij}.

$$A = \begin{pmatrix} a_{11} & a_{12} & \cdots & a_{1n} \\ a_{21} & a_{22} & \cdots & a_{2n} \\ \cdots & \cdots & & \cdots \\ a_{n1} & a_{n2} & \cdots & a_{nn} \end{pmatrix}, \quad 则\ A^* = \begin{pmatrix} A_{11} & A_{21} & \cdots & A_{n1} \\ A_{12} & A_{22} & \cdots & A_{n2} \\ \vdots & \vdots & & \vdots \\ A_{1n} & A_{2n} & \cdots & A_{nn} \end{pmatrix} 称为\ A\ 的伴随矩阵.$$

运算律： $AA^* = A^*A = |A|E$

7. 共轭矩阵

复矩阵 $A = (a_{ij})_{m \times n}$ 的共轭矩阵记作 $\overline{A} = (\overline{a_{ij}})_{m \times n}$.

运算律： ① $\overline{(A + B)} = \overline{A} + \overline{B}$ 　　② $\overline{(kA)} = \overline{k}\,\overline{A}$

　　　　　③ $\overline{(AB)} = \overline{A}\,\overline{B}$ 　　④ $(\overline{A})^{\mathrm{T}} = \overline{(A^{\mathrm{T}})}$

三、矩阵的秩(rank)

定义 8.3 矩阵 $A = (a_{ij})_{m \times n}$ 中不等于零的子式的最大阶数 r 称为矩阵 A 的**秩**，记作 $R(A) = r$.

注 （1）$R(A) \leqslant \min\{m, n\}$.

（2）$R(A^{\mathrm{T}}) = R(A)$

（3）n 阶非奇异方阵 A 的秩等于 n，故非奇异方阵又称**满秩方阵**；而奇异方阵又称**降秩方阵**.

例如，行阶梯型矩阵 $B = \begin{pmatrix} 1 & -2 & 1 & 0 & 2 \\ 0 & 3 & -2 & 2 & -1 \\ 0 & 0 & 0 & 3 & -1 \\ 0 & 0 & 0 & 0 & 0 \end{pmatrix}$ 的秩是 3.

例 8.15 设 $A = \begin{pmatrix} 1 & 4 & 1 & 0 \\ 2 & 1 & -1 & -3 \\ 0 & 7 & 3 & 3 \end{pmatrix}$，求 $R(A)$.

解 $\begin{vmatrix} 1 & 4 & 1 \\ 2 & 1 & -1 \\ 0 & 7 & 3 \end{vmatrix} = \begin{vmatrix} 1 & 4 & 0 \\ 2 & 1 & -3 \\ 0 & 7 & 3 \end{vmatrix} = \begin{vmatrix} 4 & 1 & 0 \\ 1 & -1 & -3 \\ 7 & 3 & 3 \end{vmatrix} = \begin{vmatrix} 1 & 1 & 0 \\ 2 & -1 & -3 \\ 0 & 3 & 3 \end{vmatrix} = 0$

$\begin{vmatrix} 1 & 4 \\ 2 & 1 \end{vmatrix} \neq 0$，即 A 的不等于零的子式的最大阶数为 2，故 $R(A) = 2$.

第三节　矩阵的逆

数的概念中，若 $a \neq 0$，则 $a^{-1} \cdot a = 1$，其中 $a^{-1} = \dfrac{1}{a}$ 是 a 的倒数.

矩阵的运算中，单位矩阵 E 相当于数的乘法中的1，那么，对于矩阵 A，若存在 A^{-1}，

使得 $A \cdot A^{-1} = E$ ， A^{-1} 有怎样的含义？

一、矩阵逆的概念

定义 8.4 对于 $A_{n \times n}$ ， 若有 $B_{n \times n}$ 满足 $AB = BA = E$ ， 则称 A 为**可逆矩阵**， 且 B 为 A 的**逆矩阵**(inverse matrix). 记 $A^{-1} = B$.

定理 8.4 若 $A_{n \times n}$ 为可逆矩阵， 则 A 的逆矩阵是唯一的.

证 设 B 与 C 都是 A 的逆矩阵， 则有

$$AB = BA = E , \quad AC = CA = E$$
$$B = BE = B(AC) = (BA)C = EC = C$$

定理 8.5 $A_{n \times n}$ 是可逆矩阵的充要条件为 $|A| \neq 0$ ；并且 $A_{n \times n}$ 的逆矩阵 $A^{-1} = \dfrac{1}{|A|} A^{*}$. 其中

$$A^{*} = \begin{pmatrix} A_{11} & A_{21} & ... & A_{n1} \\ A_{12} & A_{22} & ... & A_{n2} \\ \vdots & \vdots & & \vdots \\ A_{1n} & A_{2n} & ... & A_{nn} \end{pmatrix}$$ 是 A 的伴随矩阵.

证 必要性：已知 A^{-1} 存在，则有

$$AA^{-1} = E \Rightarrow |A||A^{-1}| = 1 \Rightarrow |A| \neq 0$$

充分性：已知 $|A| \neq 0$ ，则有

$$AA^{*} = A^{*}A = |A| E \Rightarrow A \frac{A^{*}}{|A|} = \frac{A^{*}}{|A|} A = E$$

由定义 8.4 知 A 为可逆矩阵，且 $A^{-1} = \dfrac{1}{|A|} A^{*}$.

推论 6 对于 $A_{n \times n}$ ， 若有 $B_{n \times n}$ 满足 $AB = E$ ， 则 A 可逆， 且 $A^{-1} = B$.

推论 7 对于 $A_{n \times n}$ ， 若有 $B_{n \times n}$ 满足 $BA = E$ ， 则 A 可逆， 且 $A^{-1} = B$.

运算律：

① A 可逆，则 A^{-1} 可逆， 且 $(A^{-1})^{-1} = A$.

② A 可逆， $k \neq 0$ ，则 kA 可逆， 且 $(kA)^{-1} = \dfrac{1}{k} A^{-1}$.

③ $A_{n \times n}$ 与 $B_{n \times n}$ 都可逆，则 AB 可逆， 且 $(AB)^{-1} = B^{-1}A^{-1}$.

④ A 可逆，则 A^{T} 可逆， 且 $(A^{\mathrm{T}})^{-1} = (A^{-1})^{\mathrm{T}}$.

⑤ A 可逆，则 $\det A^{-1} = \dfrac{1}{\det A}$.

⑥ $A_{n \times n}$ 与 $B_{n \times n}$ 都可逆，则 $(AB)^{*} = B^{*}A^{*}$.

⑦ A 可逆，则 A^{*} 可逆， $(A^{*})^{-1} = \dfrac{A}{\det A}$ 且 $\det A^{*} = (\det A)^{n-1}$.

例 8.16 求方阵 $A = \begin{pmatrix} a & b \\ c & d \end{pmatrix}$ 的逆矩阵，其中 $ad - bc = 1$.

解 因为 $|A| = ad - bc = 1 \neq 0$，故 A 为满秩矩阵，且

$$A^* = \begin{pmatrix} A_{11} & A_{21} \\ A_{12} & A_{22} \end{pmatrix} = \begin{pmatrix} d & -b \\ -c & a \end{pmatrix}$$

故

$$A^{-1} = \frac{1}{|A|}A^* = \begin{pmatrix} d & -b \\ -c & a \end{pmatrix}.$$

例 8.17 求方阵 $A = \begin{pmatrix} 1 & 2 & 3 \\ 2 & 2 & 1 \\ 3 & 4 & 3 \end{pmatrix}$ 的逆矩阵.

解 因为 $|A| = 2 \neq 0$，所以 A^{-1} 存在，且有 $A_{11} = 2$，$A_{21} = 6$，$A_{31} = -4$，$A_{12} = -3$，$A_{22} = -6$，

$A_{32} = 5$，$A_{13} = 2$，$A_{23} = 2$，$A_{33} = -2$，得 $A^* = \begin{pmatrix} 2 & 6 & -4 \\ -3 & -6 & 5 \\ 2 & 2 & -2 \end{pmatrix}$，故

$$A^{-1} = \frac{1}{|A|}A^* = \frac{1}{2}\begin{pmatrix} 2 & 6 & -4 \\ -3 & -6 & 5 \\ 2 & 2 & -2 \end{pmatrix} = \begin{pmatrix} 1 & 3 & -2 \\ -\dfrac{3}{2} & -3 & \dfrac{5}{2} \\ 1 & 1 & -1 \end{pmatrix}.$$

注 （1）n 阶线性方程组 $A_{n \times n}x = b$ 求解：若 $|A| \neq 0 \Rightarrow x = A^{-1}b$.

（2）矩阵方程求解：设 $A_{m \times m}$ 可逆，$B_{n \times n}$ 可逆，且 $C_{m \times n}$ 已知，则

$$AX = C \Rightarrow X = A^{-1}C$$
$$XB = C \Rightarrow X = CB^{-1}$$
$$AXB = C \Rightarrow X = A^{-1}CB^{-1}$$

例 8.18 设 $A = \begin{pmatrix} 5 & -1 & 0 \\ -2 & 3 & 1 \\ 2 & -1 & 6 \end{pmatrix}$，$C = \begin{pmatrix} 2 & 1 \\ 2 & 0 \\ 3 & 5 \end{pmatrix}$ 满足 $AX = C + 2X$，求 X.

解 变形 $(A - 2E)X = C$，利用定理 8.5，有 $(A - 2E)^{-1} = \dfrac{1}{5}\begin{pmatrix} 5 & 4 & -1 \\ 10 & 12 & -3 \\ 0 & 1 & 1 \end{pmatrix}$

则 $X = (A - 2E)^{-1}C = \dfrac{1}{5}\begin{pmatrix} 5 & 4 & -1 \\ 10 & 12 & -3 \\ 0 & 1 & 1 \end{pmatrix}\begin{pmatrix} 2 & 1 \\ 2 & 0 \\ 3 & 5 \end{pmatrix} = \begin{pmatrix} 3 & 0 \\ 7 & -1 \\ 1 & 1 \end{pmatrix}.$

例 8.19 设 $A = \begin{pmatrix} 1 & 1 & -1 \\ -1 & 1 & 1 \\ 1 & -1 & 1 \end{pmatrix}$ 满足 $A^*X = A^{-1} + 2X$，求 X．

解　变形　　$(A^* - 2E)X = A^{-1}$

左乘 A　　$(|A|E - 2A)X = E$

因为　　$|A| = 4 \neq 0$

利用定理 8.5，有 $X = (4E - 2A)^{-1} = \dfrac{1}{2}(2E - A)^{-1} = \dfrac{1}{4}\begin{pmatrix} 1 & 1 & 0 \\ 0 & 1 & 1 \\ 1 & 0 & 1 \end{pmatrix}$

例 8.20　试用逆矩阵求解矩阵方程组 $X\begin{pmatrix} 1 & 2 & 3 \\ 2 & 3 & 1 \\ 3 & 4 & 3 \end{pmatrix} = \begin{pmatrix} 1 & 0 & -1 \\ 0 & 0 & 1 \end{pmatrix}$．

解　设 $A = \begin{pmatrix} 1 & 2 & 3 \\ 2 & 2 & 1 \\ 3 & 4 & 3 \end{pmatrix}, B = \begin{pmatrix} 1 & 0 & -1 \\ 0 & 0 & 1 \end{pmatrix}$．则矩阵方程可写成 $XA = B$，由例 8.17 知

$$A^{-1} = \begin{pmatrix} 1 & 3 & -2 \\ -\dfrac{3}{2} & -3 & \dfrac{5}{2} \\ 1 & 1 & -1 \end{pmatrix}$$

用 A^{-1} 右乘方程两端得 $X = BA^{-1} = \begin{pmatrix} 1 & 0 & -1 \\ 0 & 0 & 1 \end{pmatrix}\begin{pmatrix} 1 & 3 & -2 \\ -\dfrac{3}{2} & -3 & \dfrac{5}{2} \\ 1 & 1 & -1 \end{pmatrix} = \begin{pmatrix} 0 & 2 & -1 \\ 1 & 1 & -1 \end{pmatrix}$．

第四节　线性方程组

一、初等变换

1. 线性方程组的消元法
我们先回顾一下消元法(method of elimination)求解二元、三元一次线性方程组的具体步骤:

如　　$\begin{cases} 2x_1 - x_2 + 3x_3 = 1 & ① \\ 4x_1 + 2x_2 + 5x_3 = 4 & ② \\ 2x_1 + 2x_3 = 6 & ③ \end{cases}$

$$
\begin{array}{c}②-2\times① \\ ③-① \end{array}
\left\{
\begin{array}{rl}
2x_1 - x_2 + 3x_3 = 1 & ④ \\
4x_2 - x_3 = 2 & ⑤ \\
x_2 - x_3 = 5 & ⑥
\end{array}
\right.
$$

$$
\begin{array}{c}⑤-4\times⑥ \\ ⑤\leftrightarrow⑥ \end{array}
\left\{
\begin{array}{rl}
2x_1 - x_2 + 3x_3 = 1 \\
x_2 - x_3 = 5 \\
3x_3 = -18
\end{array}
\right.
\quad 得
\left\{
\begin{array}{l}
x_1 = 9 \\
x_2 = -1 \\
x_3 = -6
\end{array}
\right.
$$

由上例知，所作变换有以下三种：

对调变换：互换两个方程的位置；

数乘变换：用一非零的数乘某一方程；

倍加变换：用任意非零数乘以一个方程后加到另一个方程上.

定义 8.5 把线性方程组的变换（1）、（2）、（3）称为线性方程组的**初等变换**.

线性方程组的初等变换把一个线性方程组变为一个与它同解的线性方程组.

用矩阵的初等变换表示上面方程组的求解转化过程如下

$$
(A \vdots b) = \begin{pmatrix} 2 & -1 & 3 & \vdots & 1 \\ 4 & 2 & 5 & \vdots & 4 \\ 2 & 0 & 2 & \vdots & 6 \end{pmatrix}
\xrightarrow[r_3+r_1(-1)]{r_2+r_1(-2)}
\begin{pmatrix} 2 & -1 & 3 & \vdots & 1 \\ 0 & 4 & -1 & \vdots & 2 \\ 0 & 1 & -1 & \vdots & 5 \end{pmatrix}
\xrightarrow{r_2\leftrightarrow r_3}
\begin{pmatrix} 2 & -1 & 3 & \vdots & 1 \\ 0 & 1 & -1 & \vdots & 5 \\ 0 & 4 & -1 & \vdots & 2 \end{pmatrix}
$$

$$
\xrightarrow{r_3+r_2(-4)}
\begin{pmatrix} 2 & -1 & 3 & \vdots & 1 \\ 0 & 1 & -1 & \vdots & 5 \\ 0 & 0 & 3 & \vdots & -18 \end{pmatrix}
\xrightarrow{r_3(\frac{1}{3})}
\begin{pmatrix} 2 & -1 & 3 & \vdots & 1 \\ 0 & 1 & -1 & \vdots & 5 \\ 0 & 0 & 1 & \vdots & -6 \end{pmatrix}
\xrightarrow[r_2+r_3(1)]{r_1+r_3(-3)}
\begin{pmatrix} 2 & -1 & 0 & \vdots & 19 \\ 0 & 1 & 0 & \vdots & -1 \\ 0 & 0 & 1 & \vdots & -6 \end{pmatrix}
$$

$$
\xrightarrow{r_1+r_2(1)}
\begin{pmatrix} 2 & 0 & 0 & \vdots & 18 \\ 0 & 1 & 0 & \vdots & -1 \\ 0 & 0 & 1 & \vdots & -6 \end{pmatrix}
\xrightarrow{r_1(\frac{1}{2})}
\begin{pmatrix} 1 & 0 & 0 & \vdots & 9 \\ 0 & 1 & 0 & \vdots & -1 \\ 0 & 0 & 1 & \vdots & -6 \end{pmatrix}.
$$

2. 矩阵的初等变换

初等变换　　　　初等行变换　　　　初等列变换

① 对调变换　　　　$r_i \leftrightarrow r_j$　　　　$c_i \leftrightarrow c_j$

对调矩阵某两行（或列）；

② 数乘$(k \neq 0)$变换　　　$k r_i$　　　　$k c_i$

用不等于零的数 k 乘矩阵的某一行（或列）；

③ 倍加变换　　　　$r_i + k r_j$　　　　$c_i + k c_j$

用任意数 k 乘矩阵的某一行（或列）加到另一行（或列）上去.

定义 8.6 如果矩阵 A 经过有限次初等变换变成矩阵 B，就称矩阵 A 与矩阵 B **等价**，记作 $A \sim B$.

定理 8.6 初等变换不改变矩阵的秩.

推论 8 等价矩阵的秩相等.

定理 8.7 对于任何矩阵 $A_{m \times n}$，总可经过有限次初等行变换把它变为行阶梯形和行最简形矩阵.

利用初等变换可以方便地求出矩阵的秩，事实上，由于利用初等变换总可以把矩阵中的某些元素化为零，比如，限定只用初等行变换即可把矩阵变为阶梯形矩阵，又因为初等变换不改变矩阵的秩，所以，此阶梯形矩阵的秩就是所求矩阵的秩.

例 8.21　利用初等变换求矩阵 $A = \begin{pmatrix} 1 & 1 & -1 & 2 & 1 \\ 1 & -2 & 1 & 0 & 2 \\ 2 & -1 & 0 & 2 & 3 \\ -1 & 2 & -1 & 3 & -3 \end{pmatrix}$ 的秩.

解　$A \xrightarrow[\substack{r_3+r_1(-2) \\ r_4+r_1}]{r_2+r_1(-1)} \begin{pmatrix} 1 & 1 & -1 & 2 & 1 \\ 0 & -3 & 2 & -2 & 1 \\ 0 & -3 & 2 & -2 & 1 \\ 0 & 3 & -2 & 5 & -2 \end{pmatrix} \xrightarrow[r_4+r_2]{r_3+r_2(-1)} \begin{pmatrix} 1 & 1 & -1 & 2 & 1 \\ 0 & -3 & 2 & -2 & 1 \\ 0 & 0 & 0 & 0 & 0 \\ 0 & 0 & 0 & 3 & -1 \end{pmatrix}$

$\xrightarrow{r_3 \leftrightarrow r_4} \begin{pmatrix} 1 & 1 & -1 & 2 & 1 \\ 0 & -3 & 2 & -2 & 1 \\ 0 & 0 & 0 & 3 & -1 \\ 0 & 0 & 0 & 0 & 0 \end{pmatrix} = B$，$R(B)=3$，又因为 $R(A)=R(B)$，所以 $R(A)=3$.

二、逆矩阵的求解方法之二——初等变换法

定理 8.8　n 阶满秩方阵 A 可用有限次初等行（或列）变换化成单位矩阵，而 n 阶单位矩阵经过上述相同的初等行（或列）变换也可以化为 A^{-1}.

定理 8.8 给出了一个利用初等行变换求逆矩阵的具体做法：将 n 阶方阵 A 置于同阶单位矩阵的左边，构成 $n \times 2n$ 矩阵，当施行有限次初等行变换把左边的子块 A 化为单位矩阵 E 的同时，右边的子块 E 便化为 A^{-1}.即

$$(A \mid E) \to \cdots \to (E \mid A^{-1})$$

例 8.22　$A = \begin{pmatrix} 1 & 2 & 3 \\ 2 & 1 & 2 \\ 1 & 3 & 4 \end{pmatrix}$，求 A^{-1}.

解　$(A \mid E) = \begin{pmatrix} 1 & 2 & 3 & 1 & 0 & 0 \\ 2 & 1 & 2 & 0 & 1 & 0 \\ 1 & 3 & 4 & 0 & 0 & 1 \end{pmatrix} \xrightarrow[r_3+r_1(-1)]{r_2+r_1(-2)} \begin{pmatrix} 1 & 2 & 3 & 1 & 0 & 0 \\ 0 & -3 & -4 & -2 & 1 & 0 \\ 0 & 1 & 1 & -1 & 0 & 1 \end{pmatrix}$

$\xrightarrow{r_2 \leftrightarrow r_3} \begin{pmatrix} 1 & 2 & 3 & 1 & 0 & 0 \\ 0 & 1 & 1 & -1 & 0 & 1 \\ 0 & -3 & -4 & -2 & 1 & 0 \end{pmatrix} \xrightarrow{r_3+r_2(3)} \begin{pmatrix} 1 & 0 & 1 & 3 & 0 & -2 \\ 0 & 1 & 1 & -1 & 0 & 1 \\ 0 & 0 & -1 & -5 & 1 & 3 \end{pmatrix}$

$\xrightarrow[r_2+r_3(1)]{r_1+r_3(1)} \begin{pmatrix} 1 & 0 & 0 & -2 & 1 & 1 \\ 0 & 1 & 0 & -6 & 1 & 4 \\ 0 & 0 & -1 & -5 & 1 & 3 \end{pmatrix} \xrightarrow{r_3(-1)} \begin{pmatrix} 1 & 0 & 0 & -2 & 1 & 1 \\ 0 & 1 & 0 & -6 & 1 & 4 \\ 0 & 0 & 1 & 5 & -1 & -3 \end{pmatrix}$

故 $A^{-1} = \begin{pmatrix} -2 & 1 & 1 \\ -6 & 1 & 4 \\ 5 & -1 & -3 \end{pmatrix}$

例 8.23 求方阵 $A = \begin{pmatrix} 1 & 2 & 3 \\ 2 & 2 & 1 \\ 3 & 4 & 3 \end{pmatrix}$ 的逆矩阵.

解 $\begin{pmatrix} 1 & 2 & 3 & 1 & 0 & 0 \\ 2 & 2 & 1 & 0 & 1 & 0 \\ 3 & 4 & 3 & 0 & 0 & 1 \end{pmatrix} \xrightarrow[r_3 + r_1(-3)]{r_2 + r_1(-2)} \begin{pmatrix} 1 & 2 & 3 & 1 & 0 & 0 \\ 0 & -2 & -5 & -2 & 1 & 0 \\ 0 & -2 & -6 & -3 & 0 & 1 \end{pmatrix}$

$\xrightarrow{r_3 + r_2(-1)} \begin{pmatrix} 1 & 0 & -2 & -1 & 1 & 0 \\ 0 & -2 & -5 & -2 & 1 & 0 \\ 0 & 0 & -1 & -1 & -1 & 1 \end{pmatrix} \xrightarrow[\substack{r_1 + r_3(2) \\ r_2 + r_3(5)}]{r_3(-1)} \begin{pmatrix} 1 & 0 & 0 & 1 & 3 & -2 \\ 0 & -2 & 0 & 3 & 6 & -5 \\ 0 & 0 & 1 & 1 & 1 & -1 \end{pmatrix}$

$\xrightarrow{r_2(-\frac{1}{2})} \begin{pmatrix} 1 & 0 & 0 & 1 & 3 & -2 \\ 0 & 1 & 0 & -\dfrac{3}{2} & -3 & \dfrac{5}{2} \\ 0 & 0 & 1 & 1 & 1 & -1 \end{pmatrix}$ 故 $A^{-1} = \begin{pmatrix} 1 & 3 & -2 \\ -\dfrac{3}{2} & -3 & \dfrac{5}{2} \\ 1 & 1 & -1 \end{pmatrix}$.

例 8.24 利用逆矩阵求解线性方程组 $\begin{cases} x_1 + x_2 - x_3 = 1 \\ \quad\ 2x_2 + 2x_3 = 1 \\ x_1 - x_2 - x_3 = 2 \end{cases}$

解 系数矩阵 $A = \begin{pmatrix} 1 & 1 & -1 \\ 0 & 2 & 2 \\ 1 & -1 & -1 \end{pmatrix}$，则原方程组可以看成 $AX = B$，方程两边同时左乘 A^{-1}，

有 $A^{-1}AX = A^{-1}B$，即 $X = A^{-1}B$.

因为 $(AE) = \begin{pmatrix} 1 & 1 & -1 & 1 & 0 & 0 \\ 0 & 2 & 2 & 0 & 1 & 0 \\ 1 & -1 & -1 & 0 & 0 & 1 \end{pmatrix} \xrightarrow[r_2(\frac{1}{2})]{r_3 + r_1(-1)} \begin{pmatrix} 1 & 1 & -1 & 1 & 0 & 0 \\ 0 & 1 & 1 & 0 & \dfrac{1}{2} & 0 \\ 0 & -2 & 1 & -1 & 0 & 1 \end{pmatrix}$

$\xrightarrow[r_3(\frac{1}{3})]{r_3 + r_2(2)} \begin{pmatrix} 1 & 1 & -1 & 1 & 0 & 0 \\ 0 & 1 & 1 & 0 & \dfrac{1}{2} & 0 \\ 0 & 0 & 1 & -\dfrac{1}{3} & \dfrac{1}{3} & \dfrac{1}{3} \end{pmatrix} \xrightarrow{r_1 + r_2(-1)} \begin{pmatrix} 1 & 0 & -2 & 1 & -\dfrac{1}{2} & 0 \\ 0 & 1 & 1 & 0 & \dfrac{1}{2} & 0 \\ 0 & 0 & 1 & -\dfrac{1}{3} & \dfrac{1}{3} & \dfrac{1}{3} \end{pmatrix}$

$$\xrightarrow[r_1+r_3(2)]{r_2+r_3(-1)} \begin{pmatrix} 1 & 0 & 0 & \dfrac{1}{3} & \dfrac{1}{6} & \dfrac{2}{3} \\ 0 & 1 & 0 & \dfrac{1}{3} & \dfrac{1}{6} & -\dfrac{1}{3} \\ 0 & 0 & 1 & -\dfrac{1}{3} & \dfrac{1}{3} & \dfrac{1}{3} \end{pmatrix}, \quad 所以 \quad \boldsymbol{A}^{-1} = \begin{pmatrix} \dfrac{1}{3} & \dfrac{1}{6} & \dfrac{2}{3} \\ \dfrac{1}{3} & \dfrac{1}{6} & -\dfrac{1}{3} \\ -\dfrac{1}{3} & \dfrac{1}{3} & \dfrac{1}{3} \end{pmatrix}$$

因此 $\quad \boldsymbol{X} = \boldsymbol{A}^{-1}\boldsymbol{B} = \begin{pmatrix} \dfrac{1}{3} & \dfrac{1}{6} & \dfrac{2}{3} \\ \dfrac{1}{3} & \dfrac{1}{6} & -\dfrac{1}{3} \\ -\dfrac{1}{3} & \dfrac{1}{3} & \dfrac{1}{3} \end{pmatrix} \begin{pmatrix} 1 \\ 1 \\ 2 \end{pmatrix} = \begin{pmatrix} \dfrac{11}{6} \\ -\dfrac{1}{6} \\ \dfrac{2}{3} \end{pmatrix}$

即 $\quad x_1 = \dfrac{11}{6}, x_2 = -\dfrac{1}{6}, x_3 = \dfrac{2}{3}.$

前面介绍的方程组求解方法的前提条件是系数矩阵为可逆矩阵，那么对于**一般线性方程组**(general linear equations)怎么求解呢？一般线性方程组的解可能会出现三种情况：有唯一解、有无穷多解或无解，对此有下面结论.

定理 8.9 线性方程组 $\begin{cases} a_{11}x_1 + a_{12}x_2 + \cdots + a_{1n}x_n = b_1 \\ a_{21}x_1 + a_{22}x_2 + \cdots + a_{2n}x_n = b_2 \\ \vdots \qquad \vdots \qquad \qquad \vdots \qquad \vdots \\ a_{m1}x_1 + a_{m2}x_2 + \cdots + a_{mn}x_n = b_m \end{cases}$ (8-2)

有解的充分必要条件是它的**系数矩阵**(matrix of coefficients) $\boldsymbol{A} = \begin{pmatrix} a_{11} & a_{12} & \cdots & a_{1n} \\ a_{21} & a_{22} & \cdots & a_{2n} \\ \vdots & \vdots & & \vdots \\ a_{m1} & a_{m2} & \cdots & a_{mn} \end{pmatrix}$

与**增广矩阵**(augumented matrix) $\tilde{\boldsymbol{A}} = \begin{pmatrix} a_{11} & a_{12} & \cdots & a_{1n} & b_1 \\ a_{21} & a_{22} & \cdots & a_{2n} & b_2 \\ \vdots & \vdots & & \vdots & \vdots \\ a_{m1} & a_{m2} & \cdots & a_{mn} & b_m \end{pmatrix}$ 有相同的秩，即

$R(\boldsymbol{A}) = R(\tilde{\boldsymbol{A}})$.

推论 9 $R(\boldsymbol{A}) \neq R(\tilde{\boldsymbol{A}})$ 的充分必要条件是方程组无解.

推论 10 如果方程组（8-2）有解，则它有唯一解的充分必要条件是 $R(\boldsymbol{A}) = R(\tilde{\boldsymbol{A}}) = n$.

例 8.25 判断方程组 $\begin{cases} x_1 - 2x_2 + 3x_3 - x_4 = 1 \\ 3x_1 - x_2 + 5x_3 - 3x_4 = 2 \\ 2x_1 + x_2 + 2x_3 - 2x_4 = 3 \end{cases}$ 是否有解.

解 对方程组的增广矩阵 $\tilde{\boldsymbol{A}}$ 施行初等行变换

$$\tilde{A} = \begin{pmatrix} 1 & -2 & 3 & -1 & 1 \\ 3 & -1 & 5 & -3 & 2 \\ 2 & 1 & 2 & -2 & 3 \end{pmatrix} \xrightarrow[r_3+r_1(-2)]{r_2+r_1(-3)} \begin{pmatrix} 1 & -2 & 3 & -1 & 1 \\ 0 & 5 & -4 & 0 & -1 \\ 0 & 5 & -4 & 0 & 1 \end{pmatrix}$$

$$\xrightarrow{r_3+r_2(-1)} \begin{pmatrix} 1 & -2 & 3 & -1 & 1 \\ 0 & 5 & -4 & 0 & -1 \\ 0 & 0 & 0 & 0 & 2 \end{pmatrix}$$

可见 $R(A) = 2$，$R(\tilde{A}) = 3$，由定理 8.9 知方程组无解.

例 8.26 判断 $\begin{cases} -2x_1 + x_2 + x_3 = 1 \\ x_1 - 2x_2 + x_3 = -2 \\ x_1 + x_2 - 2x_3 = 4 \end{cases}$ 是否有解.

解　对增广矩阵 $\tilde{A}$ 施行初等行变换

$$\tilde{A} = \begin{pmatrix} -2 & 1 & 1 & 1 \\ 1 & -2 & 1 & -2 \\ 1 & 1 & -2 & 4 \end{pmatrix} \xrightarrow[r_3+r_2(-1)]{r_1+r_2(2)} \begin{pmatrix} 0 & -3 & 3 & -3 \\ 1 & -2 & 1 & -2 \\ 0 & 3 & -3 & 6 \end{pmatrix} \xrightarrow[r_1\leftrightarrow r_2]{r_3+r_1} \begin{pmatrix} 1 & -2 & 1 & -2 \\ 0 & -3 & 3 & -3 \\ 0 & 0 & 0 & 3 \end{pmatrix}$$

$$R(A) = R\begin{pmatrix} 1 & -2 & 1 \\ 0 & -3 & 3 \\ 0 & 0 & 0 \end{pmatrix} = 2, \qquad R(\tilde{A}) = R\begin{pmatrix} 1 & -2 & 1 & -2 \\ 0 & -3 & 3 & -3 \\ 0 & 0 & 0 & 3 \end{pmatrix} = 3$$

$R(\tilde{A}) \neq R(A)$，所以方程组无解.

三、非齐次线性方程组的解

定理 8.10　n 元线性方程组 $AX = b$，即 $\begin{cases} a_{11}x_1+a_{12}x_2+\cdots+a_{1n}x_n = b_1 \\ a_{21}x_1+a_{22}x_2+\cdots+a_{2n}x_n = b_2 \\ \vdots \qquad \vdots \qquad \vdots \qquad \vdots \\ a_{m1}x_1+a_{m2}x_2+\cdots+a_{mn}x_n = b_m \end{cases}$

（1）无解 $\Leftrightarrow R(A) < R(A,b)$.

（2）有唯一解 $\Leftrightarrow R(A) = R(A,b) = n$.

（3）有无限多解 $\Leftrightarrow R(A) = R(A,b) < n$.

证　设 $R(A) = r$. 不妨假设 $\tilde{A} = (A,b)$ 的行最简形为

$$\tilde{A} = \begin{pmatrix} 1 & 0 & \cdots & 0 & b_{11} & \cdots & b_{1,n-r} & d_1 \\ 0 & 1 & \cdots & 0 & b_{21} & \cdots & b_{2,n-r} & d_2 \\ \vdots & \vdots & & \vdots & \vdots & & \vdots & \vdots \\ 0 & 0 & \cdots & 1 & b_{r1} & \cdots & b_{r,n-r} & d_r \\ 0 & 0 & \cdots & 0 & 0 & \cdots & 0 & d_{r+1} \\ 0 & 0 & \cdots & 0 & 0 & \cdots & 0 & 0 \\ \vdots & \vdots & & \vdots & \vdots & & \vdots & \vdots \\ 0 & 0 & \cdots & 0 & 0 & \cdots & 0 & 0 \end{pmatrix}$$

（1）若 $R(A) < R(\tilde{A})$，则 $\tilde{A}$ 中的 $d_{r+1}=1$，于是增广矩阵第 $r+1$ 行对应矛盾方程 $0=1$，方程组没有解.

（2）若 $R(A) = R(\tilde{A}) = r = n$，则 $d_{r+1}=0$（或 d_{r+1} 不出现），且 b_{ij} 都不出现，于是对应方程组

$$\begin{cases} x_1 = d_1 \\ x_2 = d_2 \\ \quad\vdots \\ x_n = d_n \end{cases}$$

也就是方程组的唯一的解.

（3）若 $R(A) = R(\tilde{A}) = r < n$，则 $d_{r+1} = 0$（或 d_{r+1} 不出现），

于是对应方程组

$$\begin{cases} x_1 = -b_{11}x_{r+1} - \cdots - b_{1,n-r}x_n + d_1 \\ x_2 = -b_{21}x_{r+1} - \cdots - b_{2,n-r}x_n + d_2 \\ \quad\vdots \qquad\quad \vdots \qquad\qquad \vdots \qquad \vdots \\ x_r = -b_{r1}x_{r+1} - \cdots - b_{r,n-r}x_n + d_{1n} \end{cases}$$

令自由未知量 $x_{r+1} = c_1, \cdots x_n = c_{n-r}$，即得方程的含有 $n-r$ 个参数的解.

解非齐次线性方程组 $AX = b$ 的步骤：

（1）将增广矩阵 $B = (A, b)$ 化成行阶梯形.

（2）比较 $R(A)$ 与 $R(B)$，进而求解线性方程组.

① 若 $R(A) < R(B)$，则方程组无解.

② 若 $R(A) = R(B)$，则进一步将化成行最简形，当 $R(A) = R(B) = n$ 时解出其唯一解.

③ 若 $R(A) = R(B) = r < n$，则把行最简形中 r 个非零行的非零首元所对应的未知数取作非自由未知数，其余 $n-r$ 个未知数取作自由未知数，用自由未知数来表示非自由未知数得到方程组的一般解.

例 8.27 若 $A = \begin{pmatrix} 1 & 2 & 3 & 4 \\ 2 & 4 & 4 & 6 \\ -1 & -2 & -1 & -2 \end{pmatrix}$, $b = \begin{pmatrix} 5 \\ 8 \\ -3 \end{pmatrix}$，求解 $AX = b$.

解 $\tilde{A} = \begin{pmatrix} 1 & 2 & 3 & 4 & 5 \\ 2 & 4 & 4 & 6 & 8 \\ -1 & -2 & -1 & -2 & -3 \end{pmatrix} \xrightarrow[r_3+r_1(1)]{r_2+r_1(-2)} \begin{pmatrix} 1 & 2 & 3 & 4 & 5 \\ 0 & 0 & -2 & -2 & -2 \\ 0 & 0 & 2 & 2 & 2 \end{pmatrix}$

$\xrightarrow{r_3+r_2(1)} \begin{pmatrix} 1 & 2 & 3 & 4 & 5 \\ 0 & 0 & -2 & -2 & -2 \\ 0 & 0 & 0 & 0 & 0 \end{pmatrix} \xrightarrow{r_2(-\frac{1}{2})} \begin{pmatrix} 1 & 2 & 3 & 4 & 5 \\ 0 & 0 & 1 & 1 & 1 \\ 0 & 0 & 0 & 0 & 0 \end{pmatrix} \xrightarrow{r_1+r_2(-3)} \begin{pmatrix} 1 & 2 & 0 & 1 & 2 \\ 0 & 0 & 1 & 1 & 1 \\ 0 & 0 & 0 & 0 & 0 \end{pmatrix}$

得同解方程组 $\begin{cases} x_1 + 2x_2 + x_4 = 2 \\ \qquad\qquad x_3 + x_4 = 1 \end{cases}$

一般解为 $\begin{cases} x_1 = 2 - 2x_2 - x_4 \\ x_3 = 1 - x_4 \end{cases}$，其中 x_2, x_4 为自由未知量.

例 8.28 非齐次线性方程组 $\begin{cases} -2x_1 + x_2 + x_3 = -2 \\ x_1 - 2x_2 + x_3 = \lambda \\ x_1 + x_2 - 2x_3 = \lambda^2 \end{cases}$ ，当 λ 取何值时有解？求出它的全部解.

解 对增广矩阵进行初等行变换

$$\tilde{A} = \begin{pmatrix} -2 & 1 & 1 & -2 \\ 1 & -2 & 1 & \lambda \\ 1 & 1 & -2 & \lambda^2 \end{pmatrix} \xrightarrow{r_1 \leftrightarrow r_3} \begin{pmatrix} 1 & 1 & -2 & \lambda^2 \\ 1 & -2 & 1 & \lambda \\ -2 & 1 & 1 & -2 \end{pmatrix}$$

$$\xrightarrow[r_3 + 2r_1]{r_2 - r_1} \begin{pmatrix} 1 & 1 & -2 & \lambda^2 \\ 0 & -3 & 3 & \lambda - \lambda^2 \\ 0 & 3 & -1 & -2 + 2\lambda^2 \end{pmatrix} \xrightarrow{r_3 + r_2} \begin{pmatrix} 1 & 1 & -2 & \lambda^2 \\ 0 & -3 & 3 & \lambda - \lambda^2 \\ 0 & 0 & 0 & -2 + \lambda + \lambda^2 \end{pmatrix}$$

当 $-2 + \lambda + \lambda^2 = 0$ ，即 $\lambda = 1$ 和 $\lambda = -2$ 时， $R(\bar{A}) = R(\tilde{A}) = 2$ ，方程组有解.

当 $\lambda = 1$ 时， $\tilde{A} \to \begin{pmatrix} 1 & 1 & -2 & 1 \\ 0 & -3 & 3 & 0 \\ 0 & 0 & 0 & 0 \end{pmatrix} \xrightarrow[r_1 - r_2]{r_2(-\frac{1}{3})} \begin{pmatrix} 1 & 0 & -1 & 1 \\ 0 & 1 & -1 & 0 \\ 0 & 0 & 0 & 0 \end{pmatrix}$

得方程组的一般解为 $\begin{cases} x_1 = x_3 + 1 \\ x_2 = x_3 \end{cases}$

当 $\lambda = -2$ 时，

$$\tilde{A} \to \begin{pmatrix} 1 & 1 & -2 & 4 \\ 0 & -3 & 3 & -6 \\ 0 & 0 & 0 & 0 \end{pmatrix} \xrightarrow[r_1 + r_2(-1)]{r_2(-\frac{1}{3})} \begin{pmatrix} 1 & 0 & -1 & 2 \\ 0 & 1 & -1 & 2 \\ 0 & 0 & 0 & 0 \end{pmatrix}$$

得方程组的一般解为 $\begin{cases} x_1 = x_3 + 2 \\ x_2 = x_3 + 2 \end{cases}$

例 8.29 求解 $\begin{cases} x_1 - x_2 + 2x_3 = 1 \\ x_1 - 2x_2 - x_3 = 2 \\ 3x_1 - x_2 + 5x_3 = 3 \\ -2x_1 + 2x_2 + 3x_3 = -4 \end{cases}$

解 $\tilde{A} = \begin{pmatrix} 1 & -1 & 2 & 1 \\ 1 & -2 & -1 & 2 \\ 3 & -1 & 5 & 3 \\ -2 & 2 & 3 & -4 \end{pmatrix} \xrightarrow[\substack{r_3 + r_1(-3) \\ r_4 + r_1(2)}]{r_2 + r_1(-1)} \begin{pmatrix} 1 & -1 & 2 & 1 \\ 0 & -1 & -3 & 1 \\ 0 & 2 & -1 & 0 \\ 0 & 0 & 7 & -2 \end{pmatrix} \xrightarrow[r_4(\frac{1}{7})]{r_3(\frac{1}{2})} \begin{pmatrix} 1 & -1 & 2 & 1 \\ 0 & -1 & -3 & 1 \\ 0 & 1 & -\frac{1}{2} & 0 \\ 0 & 0 & 1 & -\frac{2}{7} \end{pmatrix}$

$$\xrightarrow[r_2+r_3]{r_1+r_3}\begin{pmatrix} 1 & 0 & \dfrac{3}{2} & 1 \\ 0 & 0 & -\dfrac{7}{2} & 1 \\ 0 & 1 & -\dfrac{1}{2} & 0 \\ 0 & 0 & 1 & -\dfrac{2}{7} \end{pmatrix}\xrightarrow{r_3+r_4\left(\frac{1}{2}\right)}\begin{pmatrix} 1 & 0 & 0 & \dfrac{10}{7} \\ 0 & 0 & 0 & 0 \\ 0 & 1 & 0 & -\dfrac{1}{7} \\ 0 & 0 & 1 & -\dfrac{2}{7} \end{pmatrix}\xrightarrow[r_3\leftrightarrow r_4]{r_2\leftrightarrow r_3}\begin{pmatrix} 1 & 0 & 0 & \dfrac{10}{7} \\ 0 & 1 & 0 & -\dfrac{1}{7} \\ 0 & 0 & 1 & -\dfrac{2}{7} \\ 0 & 0 & 0 & 0 \end{pmatrix},$$

则 $\begin{cases} x_1 = \dfrac{10}{7} \\ x_2 = -\dfrac{1}{7} \\ x_3 = -\dfrac{2}{7} \end{cases}.$

例 8.30   求解 $\begin{cases} 2x_1 - x_2 + x_3 - 2x_4 = 1 \\ -x_1 + x_2 + 2x_3 + x_4 = 0 \\ 2x_1 - 2x_2 - 4x_3 + 4x_4 = -1 \end{cases}$

解 $\tilde{A} = \begin{pmatrix} 2 & -1 & 1 & -2 & 1 \\ -1 & 1 & 2 & 1 & 0 \\ 2 & -2 & -4 & 4 & -1 \end{pmatrix}\xrightarrow[r_3+r_2(2)]{r_1+r_2(2)}\begin{pmatrix} 0 & 1 & 5 & 0 & 1 \\ -1 & 1 & 2 & 1 & 0 \\ 0 & 0 & 0 & 6 & -1 \end{pmatrix}$

$$\xrightarrow[r_1(-1)]{r_1\leftrightarrow r_2}\begin{pmatrix} 1 & -1 & -2 & -1 & 0 \\ 0 & 1 & 5 & 0 & 1 \\ 0 & 0 & 0 & 6 & -1 \end{pmatrix}\xrightarrow{r_3\left(\frac{1}{6}\right)}\begin{pmatrix} 1 & -1 & -2 & -1 & 0 \\ 0 & 1 & 5 & 0 & 1 \\ 0 & 0 & 0 & 1 & -\dfrac{1}{6} \end{pmatrix}$$

$$\xrightarrow[r_1+r_3]{r_1+r_2}\begin{pmatrix} 1 & 0 & 3 & 0 & \dfrac{5}{6} \\ 0 & 1 & 5 & 0 & 1 \\ 0 & 0 & 0 & 1 & -\dfrac{1}{6} \end{pmatrix},\ 得\begin{cases} x_1 + 3x_3 = \dfrac{5}{6} \\ x_2 + 5x_3 = 1 \\ x_4 = -\dfrac{1}{6} \end{cases},\ 即\begin{cases} x_1 = \dfrac{5}{6} - 3x_3 \\ x_2 = 1 - 5x_3 \\ x_4 = -\dfrac{1}{6} \end{cases},\ 其中 x_3 为自由未知量.$$

四、齐次线性方程组的解法

对于 $\begin{cases} a_{11}x_1 + a_{12}x_2 + \cdots + a_{1n}x_n = 0 \\ a_{21}x_1 + a_{22}x_2 + \cdots + a_{2n}x_n = 0 \\ \vdots \qquad \vdots \qquad \vdots \qquad \vdots \\ a_{m1}x_1 + a_{m2}x_2 + \cdots + a_{mn}x_n = 0 \end{cases}$，显然 $R(A) = R(\tilde{A})$，所以齐次线性方程组一定有解. 显

然，它总有零解. 因此又称齐次线性方程组的零解为**当然解**. 但是，齐次线性方程组可能有非零解.

定理 8.11   设齐次线性方程组的系数矩阵的秩为 r，若 $r = n$，则方程只有零解；若 $r < n$，则方程组必有无穷多非零解.

此时，用与解非齐次线性方程组同样的方法可以求得齐次线性方程组的解.

例 8.31 求解 $\begin{cases} x_1 + x_2 - 3x_3 - x_4 = 0 \\ 3x_1 - x_2 - 3x_3 - x_4 = 0 \\ x_1 + 5x_2 - 9x_3 - 8x_4 = 0 \end{cases}$

解 $A = \begin{pmatrix} 1 & 1 & -3 & -1 \\ 3 & -1 & -3 & 4 \\ 1 & 5 & -9 & -8 \end{pmatrix} \xrightarrow[r_3+r_1(-1)]{r_2+r_1(-3)} \begin{pmatrix} 1 & 1 & -3 & -1 \\ 0 & -4 & 6 & 7 \\ 0 & 4 & -6 & -7 \end{pmatrix}$

$\xrightarrow{r_3+r_2} \begin{pmatrix} 1 & 1 & -3 & -1 \\ 0 & -4 & 6 & 7 \\ 0 & 0 & 0 & 0 \end{pmatrix} \xrightarrow[r_2(-\frac{1}{4})]{r_1+r_2(\frac{1}{4})} \begin{pmatrix} 1 & 0 & -\frac{3}{2} & \frac{3}{4} \\ 0 & 1 & -\frac{3}{2} & -\frac{7}{4} \\ 0 & 0 & 0 & 0 \end{pmatrix}$, $R(A) = 2 < 4$

故可得方程组的一般解为 $\begin{cases} x_1 = \frac{3}{2}x_3 - \frac{3}{4}x_4 \\ x_2 = \frac{3}{2}x_3 + \frac{7}{4}x_4 \end{cases}$，其中 x_3, x_4 为自由未知量.

第五节 方阵的特征值与特征向量

方阵的特征值，最早是由 Laplace 在 19 世纪为研究天体力学、地球力学而引进的一个物理概念，这一概念不仅在理论上极为重要，而且在科学技术领域里的应用也很广泛. 事实上，在讨论振动问题（如机械振动、弹性体振动、电磁波震荡）、天体运行问题及现代控制理论中，都涉及到了特征值问题.

一、方阵特征值与特征向量的概念

定义 8.7 设 A 是 n 阶方阵，如果存在数 λ 和 n 行非零向量 x，使得

$$Ax = \lambda x \tag{8-3}$$

成立，则称数 λ 是方阵 A 的**特征值**，非零向量 x 称为 A 的对应于特征值 λ 的**特征向量**.

注 一个特征向量只能属于一个特征值，而一个特征值却可以对应无穷多个特征向量.

下面给出特征值与特征向量的求法：

将上式（8-3）改写成

$$(A - \lambda E)x = 0 \tag{8-4}$$

这是含有 n 个方程的 n 元齐次线性方程组，即 $\begin{cases} (a_{11}-\lambda)x_1 + a_{12}x_2 + \cdots + a_{1n}x_n = 0 \\ a_{21}x_1 + (a_{22}-\lambda)x_2 + \cdots + a_{2n}x_n = 0 \\ \vdots \qquad \vdots \qquad \qquad \vdots \qquad \vdots \\ a_{n1}x_1 + a_{n2}x_2 + \cdots + (a_{nn}-\lambda)x_n = 0 \end{cases}$，它有非零解

的充要条件是系数矩阵的行列式

$$|A - \lambda E| = 0$$

即

$$\begin{vmatrix} a_{11} - \lambda & a_{12} & \cdots & a_{1n} \\ a_{21} & a_{22} - \lambda & \cdots & a_{2n} \\ \vdots & \vdots & & \vdots \\ a_{n1} & a_{n2} & \cdots & a_{nn} - \lambda \end{vmatrix} = 0$$

上式是以 λ 为未知量的一元 n 次方程，称为**方阵 A 的特征方程**. 方程的左端是 λ 的 n 次多项式，称为**方阵 A 的特征多项式**，记作 $f_A(\lambda)$. 即

$$f_A(\lambda) = |A - \lambda E| = \begin{vmatrix} a_{11} - \lambda & a_{12} & \cdots & a_{1n} \\ a_{21} & a_{22} - \lambda & \cdots & a_{2n} \\ \vdots & \vdots & & \vdots \\ a_{n1} & a_{n2} & \cdots & a_{nn} - \lambda \end{vmatrix}$$

则由上面的叙述可以看出，对应于特征值 λ_0 的特征向量就是齐次线性方程组 $(A - \lambda_0 E)x = 0$ 的所有非零解，从而我们可以得到如下定理：

定理 8.12 设 λ 是 n 阶方阵 A 的特征值，即 $f(\lambda) = 0$，如果存在一个 n 行非零列矩阵 $X = (x_1, x_2 \ldots x_n)^T$，使得 $AX = \lambda X$ 或 $(A - \lambda E)X = 0$. 则非零列矩阵 X 就是方阵 A 的对应于特征值 λ 的特征向量.

假设任一非零向量 $X = (x_1, x_2, \cdots, x_n)^T$ 就是对应于特征值 λ 的特征向量，则有 $AX = \lambda X$，若对于任意的实数 $k \neq 0$，则必有 $A(kX) = \lambda(kX)$，也就是说 kX 也是对应于 λ 的特征向量. 当 k 取不同的非零数值时，就得到了对应于特征值 λ 的全部特征向量 $kX = k \begin{pmatrix} x_1 \\ x_2 \\ \vdots \\ x_n \end{pmatrix}$. 所以，一个特征值存在无限多个与之对应的特征向量，而一个特征向量只对应于一个特征值.

例 8.32 求矩阵 $A = \begin{pmatrix} -1 & 1 & 0 \\ -4 & 3 & 0 \\ 1 & 0 & 2 \end{pmatrix}$ 的特征值.

解 A 的特征多项式为

$$f(\lambda) = |A - \lambda E| = \begin{vmatrix} -1 - \lambda & 1 & 0 \\ -4 & 3 - \lambda & 0 \\ 1 & 0 & 2 - \lambda \end{vmatrix} = (2 - \lambda) \begin{vmatrix} -1 - \lambda & 1 \\ -4 & 3 - \lambda \end{vmatrix}$$

$$= (2 - \lambda)[(\lambda - 3)(\lambda + 1) + 4] = (2 - \lambda)(\lambda - 1)^2$$

令 $f(\lambda) = 0$，得矩阵 A 的特征值为 $\lambda_1 = \lambda_2 = 1, \lambda_3 = 2$.

例 8.33 求方阵 $A = \begin{pmatrix} 2 & -1 & 2 \\ 5 & -3 & 3 \\ -1 & 0 & -2 \end{pmatrix}$ 的特征值与特征向量.

解 $|A - \lambda E| = \begin{vmatrix} 2-\lambda & -1 & 2 \\ 5 & -3-\lambda & 3 \\ -1 & 0 & -2-\lambda \end{vmatrix} = \begin{vmatrix} 2-\lambda & -1 & 2-(2^2-\lambda^2) \\ 5 & -3-\lambda & 3-5(2+\lambda) \\ -1 & 0 & 0 \end{vmatrix}$

$= -\begin{vmatrix} 1 & 2-\lambda^2 \\ 3+\lambda & 7+5\lambda \end{vmatrix} = -(7+5\lambda) + (3+\lambda)(2-\lambda^2) = -(\lambda+1)^3$

所以，$\lambda_1 = \lambda_2 = \lambda_3 = -1$

设 $\lambda_i = -1$ 对应的特征向量为 $X = (x_1, x_2, x_3)^T$

应满足 $(A - \lambda_i E)X = 0$，即 $(A+E)X = 0$，也就是 $\begin{pmatrix} 3 & -1 & 2 \\ 5 & -2 & 3 \\ -1 & 0 & -1 \end{pmatrix}\begin{pmatrix} x_1 \\ x_2 \\ x_3 \end{pmatrix} = 0$

或 $\begin{cases} 3x_1 - x_2 + 2x_3 = 0 \\ 5x_1 - 2x_2 + 3x_3 = 0 \\ -x_1 - x_3 = 0 \end{cases}$

因为 $\begin{pmatrix} 3 & -1 & 2 \\ 5 & -2 & 3 \\ -1 & 0 & -1 \end{pmatrix} \xrightarrow[r_2+r_3(5)]{r_1+r_3(3)} \begin{pmatrix} 0 & -1 & -1 \\ 0 & -2 & -2 \\ -1 & 0 & -1 \end{pmatrix} \xrightarrow[\substack{r_3(-1) \\ r_1 \leftrightarrow r_3 \\ r_2 \leftrightarrow r_3}]{r_2+r_1(-2)} \begin{pmatrix} 1 & 0 & 1 \\ 0 & 1 & 1 \\ 0 & 0 & 0 \end{pmatrix}$

即 $\begin{cases} x_1 + x_3 = 0 \\ x_2 + x_3 = 0 \end{cases}$，故 $\begin{cases} x_1 = -x_3 \\ x_2 = -x_3 \end{cases}$，其中 x_3 为自由未知量

令 $x_3 = -1$，得 $x_1 = x_2 = 1$. 因此 $X = (x_1, x_2, x_3)^T = \begin{pmatrix} x_1 \\ x_2 \\ x_3 \end{pmatrix} = \begin{pmatrix} 1 \\ 1 \\ -1 \end{pmatrix}$

故方阵 A 的特征值为 $\lambda_1 = \lambda_2 = \lambda_3 = -1$，所对应的特征向量为 $X = k\begin{pmatrix} 1 \\ 1 \\ -1 \end{pmatrix}(k \neq 0)$.

例 8.34 求方阵 $A = \begin{pmatrix} 1 & -2 \\ 3 & -4 \end{pmatrix}$ 的特征值与特征向量.

解 $|A - \lambda E| = \begin{vmatrix} 1-\lambda & -2 \\ 3 & -\lambda-4 \end{vmatrix} = (1-\lambda)(-\lambda-4) + 6 = \lambda^2 + 3\lambda + 2 = (\lambda+1)(\lambda+2)$

所以 $\lambda_1 = -1, \lambda_2 = -2$

当 $\lambda_1 = -1$ 时，对应的特征向量 $X = (x_1, x_2)^T$ 应满足方程

$\begin{pmatrix} 1+1 & -2 \\ 3 & 1-4 \end{pmatrix}\begin{pmatrix} x_1 \\ x_2 \end{pmatrix} = \begin{pmatrix} 0 \\ 0 \end{pmatrix}$，即 $\begin{cases} 2x_1 - 2x_2 = 0 \\ 3x_1 - 3x_2 = 0 \end{cases}$

解得 $x_1 = x_2$，故对应的特征向量可以取为 $\boldsymbol{X}_1 = \begin{pmatrix} 1 \\ 1 \end{pmatrix}$，所以 $\lambda_1 = -1$ 所对应的全体特征向量为

$$k_1 \boldsymbol{X}_1 = k_1 \begin{pmatrix} 1 \\ 1 \end{pmatrix}$$

当 $\lambda_2 = -2$ 时，对应的特征向量 $\boldsymbol{X} = (x_1, x_2)^{\mathrm{T}}$ 应满足方程式 $\begin{pmatrix} 1+2 & -2 \\ 3 & -4+2 \end{pmatrix} \begin{pmatrix} x_1 \\ x_2 \end{pmatrix} = \begin{pmatrix} 0 \\ 0 \end{pmatrix}$

即 $\begin{cases} 3x_1 - 2x_2 = 0 \\ 3x_1 - 2x_2 = 0 \end{cases}$，解得 $x_1 = \dfrac{2}{3} x_2$，故对应的特征向量可以取为 $\boldsymbol{X}_2 = \begin{pmatrix} 2 \\ 3 \end{pmatrix}$，所以 $\lambda_1 = -2$ 所对应

的全体特征向量是 $k_2 \boldsymbol{X}_2 = k_2 \begin{pmatrix} 2 \\ 3 \end{pmatrix}$.

例 8.35 求方阵 $\boldsymbol{A} = \begin{pmatrix} -1 & 1 & 0 \\ -4 & 3 & 0 \\ 1 & 0 & 2 \end{pmatrix}$ 的特征值和特征向量.

解 $\boldsymbol{A}$ 的特征多项式为

$$f(\lambda) = |\boldsymbol{A} - \lambda \boldsymbol{E}| = \begin{vmatrix} -1-\lambda & -4 & 1 \\ 1 & 3-\lambda & 0 \\ 0 & 0 & 2-\lambda \end{vmatrix} = (2-\lambda)(1-\lambda)^2$$

所以 $\boldsymbol{A}$ 的特征值为 $\lambda_1 = 2$，$\lambda_2 = \lambda_3 = 1$

将 $\lambda_1 = 2$ 代入方程 $(\boldsymbol{A} - \lambda \boldsymbol{E})x = 0$，得

$$\begin{pmatrix} -3 & 1 & 0 \\ -4 & 1 & 0 \\ 1 & 0 & 0 \end{pmatrix} \begin{pmatrix} x_1 \\ x_2 \\ x_3 \end{pmatrix} = \begin{pmatrix} 0 \\ 0 \\ 0 \end{pmatrix}$$

变换得到其同解线性方程组是 $\begin{cases} x_1 = 0 \\ x_2 = 0 \end{cases}$，故其对应的特征向量是 $k \begin{pmatrix} 0 \\ 0 \\ 1 \end{pmatrix}$ $(k \neq 0)$

将 $\lambda_2 = \lambda_3 = 1$ 代入方程 $(\boldsymbol{A} - \lambda \boldsymbol{E})x = 0$，得

$$\begin{pmatrix} -2 & 1 & 0 \\ -4 & 2 & 0 \\ 1 & 0 & 1 \end{pmatrix} \begin{pmatrix} x_1 \\ x_2 \\ x_3 \end{pmatrix} = \begin{pmatrix} 0 \\ 0 \\ 0 \end{pmatrix}$$

变换得到其同解线性方程组是 $\begin{cases} -2x_1 + x_2 = 0 \\ x_1 + x_3 = 0 \end{cases}$，故对应于 $\lambda_2 = \lambda_3 = 1$ 的特征向量是

$k \begin{pmatrix} -1 \\ -2 \\ 1 \end{pmatrix}$ $(k \neq 0)$.

例 8.36 假设我们研究某种群中母体在新时刻的年龄分布，可以将母体划分为 4 个互不重叠的年龄组，设 m_i 表示第 i 个年龄组的母体数；n_i 表示经过一个单位年龄组（不妨设这 4

个年龄组都是一个单位时间）以后再观察种群在第 i 个年龄组的母体数；p_i 表示在研究时间内，第 i 年龄组活着的母体随后变成第 $i+1$ 年龄组成员的概率；f_i 表示在研究时间内，第 i 年龄组母体所生子代的数目. 问种群的年龄分布是否稳定？所谓稳定性是指当这一代变为下一代时，在各个年龄组中的各种比例系数不变，即 $\dfrac{n_1}{m_1}=\dfrac{n_2}{m_2}=\dfrac{n_3}{m_3}=\dfrac{n_4}{m_4}=\lambda\,(\lambda>0)$.

解 由条件得
$$\begin{cases} n_1=m_1f_1+m_2f_2+m_3f_3+m_4f_4 \\ n_2=m_1p_1 \\ n_3=m_2p_2 \\ n_4=m_3p_3 \end{cases}$$

设
$$A=\begin{pmatrix} f_1 & f_2 & f_3 & f_4 \\ p_1 & 0 & 0 & 0 \\ 0 & p_2 & 0 & 0 \\ 0 & 0 & p_3 & 0 \end{pmatrix},\quad X_{i-1}=\begin{pmatrix} m_1 \\ m_2 \\ m_3 \\ m_4 \end{pmatrix},\quad X_i=\begin{pmatrix} n_1 \\ n_2 \\ n_3 \\ n_4 \end{pmatrix}$$

上面方程组可写为 $AX_{i-1}=X_i$

种群的年龄分布是否稳定，即是否存在一个常数 λ，使 $\lambda X_{i-1}=X_i$，即 $AX_{i-1}=\lambda X_{i-1}$. 也就是寻找矩阵 A 是否有大于零的特征值.

Williamson 讨论了 f_i，p_i 分别给以具体数据值时的稳定情况.

特别地，Williamson 研究某一个 $f_4=0$ 的种群，得矩阵 $A=\begin{pmatrix} 0 & 9 & 12 & 0 \\ \dfrac{1}{3} & 0 & 0 & 0 \\ 0 & \dfrac{1}{2} & 0 & 0 \\ 0 & 0 & p_3 & 0 \end{pmatrix}$

A 的特征多项式为 $|A-\lambda E|=\begin{vmatrix} -\lambda & 9 & 12 & 0 \\ \dfrac{1}{3} & -\lambda & 0 & 0 \\ 0 & \dfrac{1}{2} & -\lambda & 0 \\ 0 & 0 & p_3 & -\lambda \end{vmatrix}=\lambda(\lambda+1)^2(\lambda-2)$.

所以 A 的特征值 $\lambda_1=2$，$\lambda_2=0$，$\lambda_3=\lambda_4=-1$.

因为要求 $\lambda>0$，所以 λ_2，λ_3，λ_4 应舍去. 故此种群的年龄分布是稳定的，但种群的实际大小加倍了.

习 题 八

1. 计算下列行列式

（1）$\begin{vmatrix} \sin\beta & \cos\beta \\ \sin\alpha & \cos\alpha \end{vmatrix}$；　　（2）$\begin{vmatrix} 1 & 1 & 1 \\ 4 & 5 & 9 \\ 16 & 25 & 81 \end{vmatrix}$；　　（3）$\begin{vmatrix} -ab & ac & ae \\ bd & -cd & de \\ bf & cf & -ef \end{vmatrix}$；

（4）$\begin{vmatrix} 4 & 1 & 2 & 4 \\ 1 & 2 & 0 & 2 \\ 10 & 5 & 2 & 0 \\ 0 & 1 & 1 & 7 \end{vmatrix}$；　　（5）$\begin{vmatrix} 2 & 1 & 4 & 1 \\ 3 & -1 & 2 & 1 \\ 1 & 2 & 3 & 2 \\ 5 & 0 & 6 & 2 \end{vmatrix}$；　　（6）$\begin{vmatrix} x & y & x+y \\ y & x+y & x \\ x+y & x & y \end{vmatrix}$.

2. 解方程 $\begin{vmatrix} x & -1 & -1 & 1 \\ -1 & x & 1 & -1 \\ -1 & 1 & x & -1 \\ 1 & -1 & -1 & x \end{vmatrix} = 0$.

3. 证明

$$\begin{vmatrix} ax+by & ay+bz & az+bx \\ ay+bz & az+bx & ax+by \\ az+bx & ax+by & ay+bz \end{vmatrix} = (a^3+b^3)\begin{vmatrix} x & y & z \\ y & z & x \\ z & x & y \end{vmatrix}.$$

4. 用克莱姆法则解下列方程组

（1）$\begin{cases} x_1 + x_2 + x_3 + x_4 = 5 \\ x_1 + 2x_2 - x_3 + 4x_4 = -2 \\ 2x_1 - 3x_2 - x_3 - 5x_4 = -2 \\ 3x_1 + x_2 + 2x_3 + 11x_4 = 0 \end{cases}$；　　（2）$\begin{cases} 5x_1 + 6x_2 = 1 \\ x_1 + 5x_2 + 6x_3 = 0 \\ x_2 + 5x_3 + 6x_4 = 0 \\ x_3 + 5x_4 + 6x_5 = 0 \\ x_4 + 5x_5 = 1 \end{cases}$

5. 问 λ 取何值时，齐次线性方程组 $\begin{cases} (1-\lambda)x_1 - 2x_2 + 4x_3 = 0 \\ 2x_1 + (3-\lambda)x_2 + x_3 = 0 \\ x_1 + x_2 + (1-\lambda)x_3 = 0 \end{cases}$ 有非零解.

6. 设 $A = \begin{pmatrix} 1 & 2 \\ 1 & 3 \end{pmatrix}$，$B = \begin{pmatrix} 1 & 0 \\ 1 & 2 \end{pmatrix}$，问下列等式是否成立

（1）$AB = BA$；

（2）$(A+B)^2 = A^2 + 2AB + B^2$；

（3）$(A+B)(A-B) = A^2 - B^2$.

7. 设 $A = \begin{pmatrix} 1 & 1 & 1 \\ 1 & 1 & -1 \\ 1 & -1 & 1 \end{pmatrix}$，$B = \begin{pmatrix} 1 & 2 & 3 \\ -1 & -2 & 4 \\ 0 & 5 & 1 \end{pmatrix}$，求 $3AB - 2A$ 及 A^TB.

8. 计算下列乘积

（1）$\begin{pmatrix} 4 & 3 & 1 \\ 1 & -2 & 3 \\ 5 & 7 & 0 \end{pmatrix}\begin{pmatrix} 7 \\ 2 \\ 1 \end{pmatrix}$；　（2）$(1,2,3)\begin{pmatrix} 3 \\ 2 \\ 1 \end{pmatrix}$；　（3）$\begin{pmatrix} 2 \\ 1 \\ 3 \end{pmatrix}(-1,2)$；　（4）$\begin{pmatrix} 2 & 1 & 4 & 0 \\ 1 & -1 & 3 & 4 \end{pmatrix}\begin{pmatrix} 1 & 3 & 1 \\ 0 & -1 & 2 \\ 1 & -3 & 1 \\ 4 & 0 & -2 \end{pmatrix}$；

(5) $(x_1,x_2,x_3)\begin{pmatrix} a_{11} & a_{12} & a_{13} \\ a_{12} & a_{22} & a_{23} \\ a_{13} & a_{23} & a_{33} \end{pmatrix}\begin{pmatrix} x_1 \\ x_2 \\ x_3 \end{pmatrix}$;　　(6) $\begin{pmatrix} 1 & 2 & 1 & 0 \\ 0 & 1 & 0 & 1 \\ 0 & 0 & 2 & 1 \\ 0 & 0 & 0 & 3 \end{pmatrix}\begin{pmatrix} 1 & 0 & 3 & 1 \\ 0 & 1 & 2 & -1 \\ 0 & 0 & -2 & 3 \\ 0 & 0 & 0 & -3 \end{pmatrix}$.

9. 求下列矩阵的逆矩阵

(1) $\begin{pmatrix} 1 & 0 & 0 & 0 \\ 1 & 2 & 0 & 0 \\ 2 & 1 & 3 & 0 \\ 1 & 2 & 1 & 4 \end{pmatrix}$;　　(2) $\begin{pmatrix} 5 & 2 & 0 & 0 \\ 2 & 1 & 0 & 0 \\ 0 & 0 & 8 & 3 \\ 0 & 0 & 5 & 2 \end{pmatrix}$;　　(3) $\begin{pmatrix} 3 & 0 & 1 \\ 1 & 2 & 5 \\ -1 & 4 & 2 \end{pmatrix}$.

10. 求下列矩阵的秩

(1) $\begin{pmatrix} 3 & 1 & 0 & 2 \\ 1 & -1 & 2 & -1 \\ 1 & 3 & -4 & 4 \end{pmatrix}$;　　(2) $\begin{pmatrix} 3 & 2 & -1 & -3 & -1 \\ 2 & -1 & 3 & 1 & -3 \\ 7 & 0 & 5 & -1 & -8 \end{pmatrix}$;　　(3) $\begin{pmatrix} 2 & 1 & 8 & 3 & 7 \\ 2 & -3 & 0 & 7 & -5 \\ 3 & -2 & 5 & 8 & 0 \\ 1 & 0 & 3 & 2 & 0 \end{pmatrix}$.

11. 用逆矩阵法解矩阵方程 $X\begin{pmatrix} 2 & 1 & -1 \\ 2 & 1 & 0 \\ 1 & -1 & 1 \end{pmatrix}=\begin{pmatrix} 1 & -1 & 3 \\ 4 & 3 & 2 \end{pmatrix}$.

12. 利用逆矩阵解下列线性方程组

(1) $\begin{cases} x_1+2x_2+3x_3=1 \\ 2x_1+2x_2+5x_3=2 \\ 3x_1+5x_2+x_3=3 \end{cases}$;　(2) $\begin{cases} x_1-x_2-x_3=2 \\ 2x_1-x_2-3x_3=1 \\ 3x_1+2x_2-5x_3=0 \end{cases}$;　(3) $\begin{cases} x_1+x_2-x_3=1 \\ 2x_2+2x_3=1 \\ x_1-x_2=2 \end{cases}$.

13. 用初等变换法求解下列齐次线性方程组

(1) $\begin{cases} x_1+x_2+2x_3-x_4=0 \\ 2x_1+x_2+x_3-x_4=0 \\ 2x_1+2x_2+x_3+2x_4=0 \end{cases}$;　(2) $\begin{cases} x_1+2x_2+x_3-x_4=0 \\ 3x_1+6x_2-x_3-3x_4=0 \\ 5x_1+10x_2+x_3-5x_4=0 \end{cases}$.

14. 用初等变换法求解下列非齐次线性方程组

(1) $\begin{cases} 4x_1+2x_2-x_3=2 \\ 3x_1-x_2+2x_3=10 \\ 11x_1+3x_2=8 \end{cases}$;　(2) $\begin{cases} 2x+3y+z=4 \\ x-2y+4z=-5 \\ 3x+8y-2z=13 \\ 4x-y+9z=-6 \end{cases}$.

15. λ 取何值时，非齐次线性方程组 $\begin{cases} \lambda x_1+x_2+x_3=1 \\ x_1+\lambda x_2+x_3=\lambda \\ x_1+x_2+\lambda x_3=\lambda^2 \end{cases}$

(1) 有唯一解；(2) 无解；(3) 有无穷多个解.

16. 非齐次线性方程组 $\begin{cases} -2x_1 + x_2 + x_3 = -2, \\ x_1 - 2x_2 + x_3 = \lambda, \\ x_1 + x_2 - 2x_3 = \lambda^2 \end{cases}$ 当 λ 取何值时有解，并求出它的解.

17. 用矩阵的初等变换法求方阵 $\begin{pmatrix} 3 & -2 & 0 & -1 \\ 0 & 2 & 2 & 1 \\ 1 & -2 & -3 & -2 \\ 0 & 1 & 2 & 1 \end{pmatrix}$ 的逆矩阵.

18. 设 $A = \begin{pmatrix} 4 & 1 & -2 \\ 2 & 2 & 1 \\ 3 & 1 & -1 \end{pmatrix}$, $B = \begin{pmatrix} 1 & -3 \\ 2 & 2 \\ 3 & -1 \end{pmatrix}$, 求 X 使 $AX = B$.

19. 求下列矩阵的特征值和特征向量

（1）$\begin{pmatrix} 1 & -1 \\ 2 & 4 \end{pmatrix}$;　　　　　　　　　　（2）$\begin{pmatrix} 1 & 2 & 3 \\ 2 & 1 & 3 \\ 3 & 3 & 6 \end{pmatrix}$.

第九章

概 率 论

概率论（probability theory）是研究随机现象数量规律的一个数学分支. 它的理论和方法在医药学及其他学科中有着广泛的应用. 本章主要介绍概率论的基本理论和基本方法，为今后进一步学习和工作打下初步的理论基础.

第一节 随机事件及其运算

一、随机试验与随机事件

自然界和人类社会中的现象大体分两类，一类是**确定性现象**（deterministic phenomenon），一类是**随机现象**（random phenomenon）.

所谓确定性现象，是指在一定条件下试验结果唯一确定的现象. 例如，在标准大气压下，把水加热到 100 ℃，必然会沸腾；圆的面积等于半径的平方乘以 π；两个带正电荷的小球相靠近，必然相互排斥等，都是确定性现象. 显然，在一定条件下，这种现象出现的结果可以预知.

所谓随机现象，是指在一定条件下试验结果不唯一，并且出现哪种结果事先是不可预言的现象. 例如，射击，可能击中目标，也可能击不中；抛掷一枚硬币，可能国徽面朝上，也可能币值面朝上；经过十字路口，遇到交通指挥灯的颜色，可能是绿色，也可能是黄色，还可能是红色；临床上观察某药治疗某病的治疗结果，可能治愈，也可能有显著效果，也可能有效，也可能无效，等等，都是随机现象.

试验是我们熟悉的，它包括各种各样的科学实验，甚至对某一事物的某一特征的观察. 针对随机现象进行实验或观察称为**随机试验**（random trial），简称**试验**. 例如，抛掷硬币，观察国徽面、币值面朝上的情况；袋里有编号为 1，2，…，10 的 10 个球，从中任取一球，观察球的号码等都是随机试验. 随机试验具有以下三个特性：① 在相同条件下可重复进行；② 每次试验的可能结果不止一个；③ 在试验前不能断定出现哪个结果.

随机试验的每一种可能结果或其中某些结果的集合称为**随机事件**（random event），简称**事件**，通常用大写字母 $A,B,C,\cdots$ 表示. 例如，抛掷硬币出现国徽面朝上；射击击中目标；经过十字路口遇到红色交通指挥灯；观察治疗结果为治愈等都是随机事件.

在一定条件下，必然会发生的事件称为**必然事件**，记为 Ω. 例如，从 3 件合格品中，任取 1 件，必是合格品是必然事件. 在一定条件下，必然不会发生的事件称为**不可能事件**，记

为 Φ. 例如，从含有 2 件次品的 10 件产品中任取 3 件，取到全是次品，显然是不可能事件.

随机事件可分为**基本事件**和**复合事件**两类. 基本事件是指随机试验中每一个可能出现的结果. 它是随机试验的最简单的不能再分的随机事件. 例如，抛掷硬币有两个基本事件；十字路口遇到交通指挥灯颜色有三个基本事件；药物疗效有四个基本事件. 复合事件是指由若干个基本事件复合而成的事件.

注　尽管必然事件和不可能事件没有随机性，为了研究方便，把它们看做特殊的随机事件，是随机事件的两种极端情况.

二、事件间的关系和运算

为了用简单事件表示复杂事件，下面介绍事件间的关系和运算.

1. 事件间的关系

包含　若事件 A 发生，必然导致事件 B 发生，称事件 B 包含事件 A，或称事件 A 包含于事件 B，记为 $B \supseteq A$ 或 $A \subseteq B$. 如图 9-1 所示.

显然，必然事件 Ω 包含任何事件 A，任何事件 A 包含不可能事件 Φ，即 $\Omega \supseteq A \supseteq \Phi$.

相等　若事件 A 包含事件 B，同时事件 B 包含事件 A 即 $A \supseteq B$ 且 $B \supseteq A$，称事件 A 与事件 B 相等，记为 $A = B$.

互斥　若在每一次试验中，事件 A 与事件 B 不可能同时发生，称事件 A 与事件 B 互斥，或互不相容. 如图 9-2 所示.

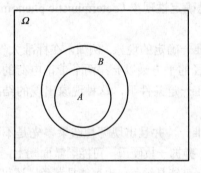

图 9-1　事件 A 包含于事件 B

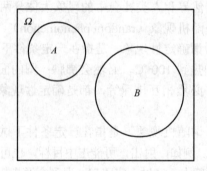

图 9-2　事件 A 与事件 B 互不相容

推广　对于 n 个事件 $A_1, A_2, \cdots, A_n$，若它们中的任意两个事件都互斥，称这 n 个事件两两互斥.

互逆　若在每一次试验中，事件 A 与事件 B 必有一个且仅有一个发生，称事件 A 与事件 B 为互逆事件，或称互补事件，或称对立事件. 把 A 的对立(或逆或补)事件记为 $\overline{A}$，即 $B = \overline{A}$，如图 9-3 所示.

注　若事件 A 与事件 B 互逆，则 A 与 B 一定互斥，反之不然.

2. 事件间的运算

事件的和　事件 A 与事件 B 中至少有一个发生而构成的事件称为事件 A 与事件 B 的和(或并)，记为 $A+B$ (或 $A \bigcup B$).

事件 $A+B$ 通常包括三部分：①　A 发生而 B 不发生；②　B 发生而 A 不发生；③　A,B 同时发生. 如图 9-4 所示.

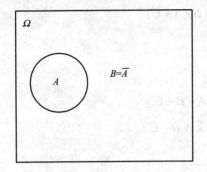

图 9-3 事件 A 与事件 B 互逆

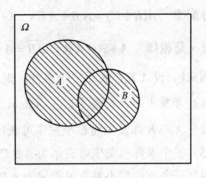

图 9-4 事件 A 与事件 B 的和

推广 事件 $A_1, A_2, \cdots, A_n$ 中至少有一个发生而构成的事件称 $A_1, A_2, \cdots, A_n$ 的和，记为 $A_1 + A_2 + \cdots + A_n$ 或（$A_1 \bigcup A_2 \bigcup \cdots \bigcup A_n$）.

由图 9-4 可见，和事件即并集.

事件的积 事件 A 与事件 B 同时发生而构成的事件称为事件 A 与事件 B 的积（或交），记为 AB 或（$A \bigcap B$）如图 9-5 所示.

推广 事件 $A_1, A_2, \cdots, A_n$ 同时发生而构成的事件称为 $A_1, A_2, \cdots, A_n$ 的积，记为 $A_1 A_2 \cdots A_n$（或 $A_1 \bigcap A_2 \bigcap \cdots \bigcap A_n$）.

由图 9-5 可见，积事件即交集.

事件的差 事件 A 发生而事件 B 不发生所构成的事件称为事件 A 与事件 B 的差，记为 $A - B$. 如图 9-6 所示，差事件即差集.

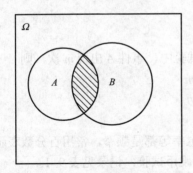

图 9-5 事件 A 与事件 B 的积

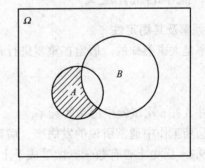

图 9-6 事件 A 与事件 B 的差

注 （1）事件 A 不发生 $\Leftrightarrow \bar{A}$ 发生；

（2）事件 A, B 互斥 $\Leftrightarrow AB = \Phi$；

（3）事件 A, B 互逆 $\Leftrightarrow AB = \Phi$，$A + B = \Omega$；

（4）$A - B = A\bar{B}$；

（5）$A + B = A\bar{B} + \bar{A}B + AB$.

3. 随机事件的运算律

结合律 $(A+B)+C=A+(B+C)$, $(AB)C=A(BC)$

分配律 $A(B+C)=AB+AC$, $A+BC=(A+B)(A+C)$

德·莫根律 $\overline{A+B}=\overline{A}\,\overline{B}$, $\overline{AB}=\overline{A}+\overline{B}$

例 9.1 设 A,B,C 表示三个事件,则

(1) A 发生而 B,C 都不发生可表示为 $A\overline{B}\overline{C}$ 或 $A-B-C$;

(2) A 与 B 都发生而 C 不发生可表示为 $AB\overline{C}$ 或 $AB-C$;

(3) 三个事件都发生可表示为 ABC;

(4) 三个事件都不发生可表示为 $\overline{A}\,\overline{B}\,\overline{C}$ 或 $\overline{A+B+C}$;

(5) 三个事件中恰好有一个发生可表示为 $A\overline{B}\overline{C}+\overline{A}B\overline{C}+\overline{A}\,\overline{B}C$;

(6) 三个事件中恰好有两个发生可表示为 $\overline{A}BC+A\overline{B}C+AB\overline{C}$;

(7) 三个事件中至少有一个发生可表示为 $A+B+C$ 或 $\overline{\overline{A}\,\overline{B}\,\overline{C}}$;

(8) 三个事件中至少有两个发生可表示为 $AB+BC+AC$;

(9) 三个事件中至多有两个发生可表示为 $\overline{ABC}$ 或 $\overline{A}+\overline{B}+\overline{C}$.

第二节   随机事件的概率

现在我们讨论反映随机事件发生的可能性大小的量——概率. 本节针对两类不同的实际背景介绍概率的两种定义.

一、概率的统计定义

1. 频率及其稳定性

频率是大家熟知的,假定在重复进行 n 次随机试验中,事件 A 出现 m 次,则

$$f_n(A)=\frac{m}{n}$$

称为事件 A 在 n 次试验中出现的频率.

在医药工作中通常所说的发病率、病死率、治愈率等都是频率,常用百分数表示.

例 9.2 历史上曾有数学家做过成千上万次抛掷硬币试验,记录见表 9–1.

表 9–1   抛掷硬币试验结果

实验者	掷硬币次数(n)	正面朝上次数(m)	频率($\frac{m}{n}$)
De Morgan	2 048	1 061	0.518 1
Buffon	4 040	2 048	0.506 9
Pearson	12 000	6 019	0.501 6
Pearson	24 000	12 012	0.500 5

从上表可以看出，在大量重复试验中，出现正面朝上的频率在 0.5 附近摆动. 实践告诉我们，当试验次数 n 足够大时，频率 $\dfrac{m}{n}$ 总是在某一数值附近摆动，这就是通常所说的频率的稳定性.

频率具有以下性质

$$0 \leqslant f_n(A) \leqslant 1$$
$$f_n(\Phi) = 0, f_n(\Omega) = 1$$

2. 概率的统计定义

定义 9.1 在大量重复试验中，若事件 A 发生的频率稳定在某一常数 P 附近摆动，则称该常数 P 为事件 A 发生的**概率**(probability)，记为 $P(A)$ ，即

$$P(A) = P$$

由于频率介于 0 和 1 之间，因而根据概率的定义可知概率有下列性质

$$0 \leqslant P(A) \leqslant 1$$
$$P(\Phi) = 0, P(\Omega) = 1$$

注 概率的统计定义，刻画了事件发生可能性的大小，揭示了统计规律性. 当试验次数足够大时，可以把频率作为概率的近似值.

二、概率的古典定义

按概率的统计定义，确定一个随机事件的概率要进行大量的重复试验. 但是，在某些情况下，可以直接算出事件的概率.

定义 9.2 对于某一随机试验，如果它的全体基本事件 $E_1, E_2, \cdots, E_n$ 是有限的，且具有等可能性，则事件 A 发生的概率为

$$P(A) = \frac{\text{事件} A \text{包含的基本事件数}(m)}{\text{基本事件总数}(n)} \tag{9-1}$$

例 9.3 袋中有 9 个乒乓球，其中 5 个红球，4 个白球，从中任取 2 个，求取得 2 个都是白球的概率.

解 设 A 为"取得 2 个都是白球"这一事件，按题意有：

基本事件总数 $\qquad\qquad n = C_9^2 = 36$

A 包含基本事件数 $\qquad\qquad m = C_4^2 = 6$

由概率的古典定义得

$$P(A) = \frac{m}{n} = \frac{6}{36} = \frac{1}{6}$$

例 9.4 假如 100 mL 水中有 1 只细菌，现抽出 1 mL 水进行检查，问这只细菌落入抽检的这 1 mL 水的概率是多少？

解 设 A 表示"这只细菌落入抽检的 1 mL 水"这一事件，可以设想把 100 mL 水互相隔成 100 个 1 mL 的水，像 100 个"盒子"一样，这只细菌落入每个"盒子"的可能性是相等的. 所以基本事件总数 $n = 100$ ， A 包含基本事件数 $m = 1$.

根据概率的古典定义得

$$P(A) = \frac{1}{100}$$

上题中把液体设想分隔成一个个"盒子",这是研究各种微生物溶液浓度中常用的一种"模型"。实践证明,用该模型进行研究得出的结果是比较符合实际的.

例 9.5 从标有 1, 2, 3, …, 9 的 9 张卡片中,每次抽 1 张,记下号码后放回,连抽 3 次,求取得 3 个号码都是奇数的概率.

解 设 A 表示"取得 3 个号码都是奇数"的事件.

由概率的古典定义

$$P(A) = \frac{5^3}{9^3} = 0.1714$$

第三节 概率的基本运算法则

一、概率的加法公式

定理 9.1 若事件 A, B 互不相容,则

$$P(A+B) = P(A) + P(B) \tag{9-2}$$

证 设随机试验的基本事件总数为 n,A 包含的基本事件数为 m_1,B 包含的基本事件数为 m_2.

因为 A, B 互不相容,所以 $A+B$ 包含的事件数为 $m_1 + m_2$,故

$$P(A+B) = \frac{m_1 + m_2}{n} = \frac{m_1}{n} + \frac{m_2}{n} = P(A) + P(B)$$

推论
$$P(A) = 1 - P(\overline{A}) \tag{9-3}$$

推广 若事件 $A_1, A_2, \cdots, A_n$ 两两相斥,则

$$P(A_1 + A_2 + \cdots + A_n) = P(A_1) + P(A_2) + \cdots + P(A_n) \tag{9-4}$$

例 9.6 一批产品共 70 件,其中 68 件正品,2 件次品,从这批产品中任取 2 件,求至少有一件次品的概率及两件全是正品的概率.

解 设 A:"至少有一件次品";A_1:"恰好有一件次品",A_2:"两件都是次品".

(1) $A = A_1 + A_2$ 且 A_1, A_2 互斥,故

$$P(A) = P(A_1 + A_2) = P(A_1) + P(A_2) = \frac{C_2^1 C_{68}^1}{C_{70}^2} + \frac{C_2^2}{C_{70}^2} = 0.0567$$

(2) 两件全是正品是 A 的逆事件 $\overline{A}$,故

$$P(\overline{A}) = 1 - P(A) = 0.9433$$

定理 9.2 若 $A \supseteq B$,则

$$P(A-B)=P(A)-P(B) \tag{9-5}$$

证 因为 $A \supseteq B$，故 $A=(A-B)+B$ 且 $A-B$ 与 B 互不相容，由式（9-2），得

$$P(A)=P(A-B)+P(B)$$

因此

$$P(A-B)=P(A)-P(B)$$

定理 9.3 若 A,B 为任意事件，则

$$P(A+B)=P(A)+P(B)-P(AB) \tag{9-6}$$

证 因为 $A+B=A\overline{B}+\overline{A}B+AB$ 且 $A\overline{B},\overline{A}B,AB$ 互斥，由定理 9.1，得

$$P(A+B)=P(A\overline{B})+P(\overline{A}B)+P(AB) \qquad ①$$

又因为 $A\overline{B}=A-AB$ 且 $A \supseteq AB$，由定理 9.2，得

$$P(A\overline{B})=P(A)-P(AB) \qquad ②$$

同理 $\qquad\qquad P(\overline{A}B)=P(B)-P(AB) \qquad ③$

将式②、③代入式①，得

$$P(A+B)=P(A)+P(B)-P(AB)$$

推广 若 A,B,C 是任意三个事件，则

$$P(A+B+C)=P(A)+P(B)+P(C)-P(AB)-P(BC)-P(AC)+P(ABC)$$

例 9.7 一个电路上装有甲、乙两根保险丝，当电流强度超过一定数值时，甲烧断的概率为 0.85，乙烧断的概率为 0.74，两根同时烧断的概率为 0.63，问至少有一根烧断的概率是多少？

解 设 A："甲保险丝烧断"；B："乙保险丝烧断".

因为 A,B 不是互斥，所以两根保险丝至少有一根烧断的概率为

$$P(A+B)=P(A)+P(B)-P(AB)=0.85+0.74-0.63=0.96$$

二、条件概率

在讨论事件 A 的概率 $P(A)$ 时，都有随机试验的前提条件，当条件发生变化后，概率往往也发生变化. 现在我们来研究在"一个已知事件 B 出现"的条件下，如何求事件 A 发生的概率问题.

定义 9.3 若 A,B 是两个随机事件，$P(B)>0$，称在 B 发生的条件下 A 发生的概率为条件概率（condition probability），记为 $P(A \mid B)$.

例 9.8 从标有 1，2，3，4 的 4 个球中，等可能地任取一球，设 A："取得标号为 2 的球"；B："取得标号为偶数的球"，求 $P(A)$，$P(A \mid B)$.

解 $P(A)=\dfrac{1}{4}$，$P(A \mid B)=\dfrac{1}{2}$.

定理 9.4 若 $P(B)>0$，则

$$P(A \mid B)=\frac{P(AB)}{P(B)} \tag{9-7}$$

证明从略.

同理
$$P(B \mid A) = \frac{P(AB)}{P(A)} \qquad (9\text{-}8)$$

例 9.9 某产品共 10 件，其中有 3 件次品，无放回地任取一件，连取两次，求第一次取得次品后第二次取得次品的概率.

解 设 A："第一次取得次品"；B："第二次取得次品"

由题意，得

$$P(A) = \frac{C_3^1}{C_{10}^1} = \frac{3}{10}, \qquad P(AB) = \frac{C_3^2}{C_{10}^2} = \frac{1}{15}$$

故

$$P(B \mid A) = \frac{P(AB)}{P(A)} = \frac{\frac{1}{15}}{\frac{3}{10}} = \frac{2}{9}$$

三、概率的乘法公式与独立事件

定理 9.5
$$P(AB) = P(A)P(B \mid A) = P(B)P(A \mid B) \qquad (9\text{-}9)$$
此结论直接由式（9-7）和式（9-8）推得.

推广
$$P(ABC) = P(A)P(B \mid A)P(C \mid AB)$$

$$P(A_1 A_2 \cdots A_n) = P(A_1)P(A_2 \mid A_1)P(A_3 \mid A_1 A_2) \cdots P(A_n \mid A_1 A_2 \cdots A_{n-1})$$

例 9.10 100 件产品中有 3 件次品，其余全是正品，无放回地从中连续取 2 件，求下列事件的概率：

（1）两次都取得正品；

（2）第二次才取得正品.

解 设 A："第一次取得正品"；B："第二次取得正品".

（1）两次都取得正品，即 A, B 同时发生. 因为

$$P(A) = \frac{97}{100}, \quad P(B \mid A) = \frac{96}{99}$$

由式（9-9），得

$$P(AB) = P(A)P(B \mid A) = \frac{97}{100} \times \frac{96}{99} = 0.94$$

（2）第二次才取得正品，表示第一次取得的是次品，第二次取得的才是正品，即 $\overline{A}, B$ 同时发生，因为

$$P(\overline{A}) = \frac{3}{100}, \quad P(B \mid \overline{A}) = \frac{97}{99}$$

所以

$$P(\overline{A}B) = P(\overline{A})P(B \mid \overline{A}) = \frac{3}{100} \times \frac{97}{99} = 0.029$$

例 9.11 某人有 5 把钥匙，但分不清哪一把能打开房间的门，逐把试开，求下列事件的概率：

（1）第三次才打开房门；

（2）三次内打开房门.

解 设 A_i："第 i 次打开房门"$(i = 1,2,3,4,5)$

（1）$P(\bar{A}_1 \bar{A}_2 A_3) = P(\bar{A}_1) P(A_2 \mid \bar{A}_1) P(A_3 \mid \bar{A}_1 \bar{A}_2) = \dfrac{4}{5} \times \dfrac{3}{4} \times \dfrac{1}{3} = 0.2$

（2）$P(A_1 + \bar{A}_1 A_2 + \bar{A}_1 \bar{A}_2 A_3) = P(A_1) + P(\bar{A}_1) P(A_2 \mid \bar{A}_1) + P(\bar{A}_1 \bar{A}_2 A_3) = \dfrac{1}{5} + \dfrac{4}{5} \times \dfrac{1}{4} + 0.2 = 0.6$

在讨论条件概率时，可以看出，一般情况下 $P(B \mid A) \neq P(B)$. 但也有相等的情况，请看下面例子.

例 9.12 设一袋中有 3 个红球，2 个白球，有放回地取两次球，每次取一个球，求第一次取得红球条件下第二次取得白球的概率.

解 设 A："第一次取得红球"；B："第二次取得白球".

显然
$$P(B \mid A) = \frac{2}{5} = 0.4$$

且
$$P(B) = \frac{2}{5} = 0.4, P(B \mid A) = P(B)$$

这说明，事件 A 发生与否并不影响事件 B 发生的概率，此时，我们称事件 B 对事件 A 是独立的.

容易证明，当 B 对 A 是独立时，A 对 B 也是独立的. 事实上，若 $P(B \mid A) = P(B)$，由式（9-8）得 $\dfrac{P(AB)}{P(A)} = P(B)$，即 $P(AB) = P(A)P(B)$. 由式（9-7）得 $P(A \mid B) = \dfrac{P(AB)}{P(B)} = P(A)$，即 A 对 B 也是独立的. 这说明两个事件的独立性是相互的.

定义 9.4 两个随机事件 A, B 满足条件 $P(B \mid A) = P(B)$，则称 A, B 是相互独立的.

定理 9.6 若事件 A, B 相互独立，则

$$P(AB) = P(A)P(B) \tag{9-10}$$

定理 9.7 若事件 A, B 相互独立，则 A 与 $\bar{B}$；$\bar{A}$ 与 B；$\bar{A}$ 与 $\bar{B}$ 也相互独立.

证明从略.

注 在实际应用中，判断事件间的独立性往往不是根据定义来判断，而是根据问题的实际情况及人们长期积累的经验来判断.

例 9.13 某药厂生产一批药品要经过三道工序，设第一、二、三道工序的次品率分别为 0.02，0.03，0.05，假定各道工序是互不影响的，试求该产品的合格率.

解 设 A："该产品是合格品"；A_i："第 i 道工序为次品"

产品合格要求三道工序全部合格，即

$$A = \bar{A}_1 \bar{A}_2 \bar{A}_3$$

所以

$$P(A) = P(\bar{A_1}\bar{A_2}\bar{A_3}) = P(\bar{A_1})P(\bar{A_2})P(\bar{A_3}) = 0.98 \times 0.97 \times 0.95 = 0.9031$$

例 9.14 在抗生素的生产中,为了提高产量和质量,常需对生产菌种进行诱变处理,使一批菌种发生变异,再对每个变异个体(菌株)进行一定时间的培养后,从中寻找若干优良的个体. 由于优良菌株出现的概率一般比较低,而对成千上万个处理过的变异个体都做培养测定是办不到的,因此,只能采取抽一部分菌株培养的方法,从中筛选出优良的菌株,如果某菌株的优良变异率 $P = 0.05$,从一大批诱变处理过的菌株中,选多少只进行进一步培养,就能以 95% 的把握从中至少选到一只优良菌株?

解 设选取 n 只进行培养;A:"n 只中至少有一只是优良菌株";A_i:"培养测定后,第 i 只是优良菌株"$(i = 1, 2, 3, \cdots, n)$.

显然有
$$\bar{A} = \bar{A_1}\bar{A_2}\cdots\bar{A_n}$$

菌株的挑选虽然是不返回的,但由于母体较大,故可以作为返回抽样处理,每个菌株是否优良,可以认为是互相独立的,所以

$$P(A) = 1 - P(\bar{A}) = 1 - P(\bar{A_1}\,\bar{A_2}\cdots\bar{A_n}) = 1 - P(\bar{A_1})P(\bar{A_2})\cdots P(\bar{A_n})$$

即
$$0.95 = 1 - (1 - 0.05)^n$$

解方程,得
$$n = 58$$

故至少抽取 58 只以上诱变处理的菌株进行培养测定,才能有 95% 的把握保证至少选到一只优良菌株.

第四节 全概率公式和贝叶斯公式

一、全概率公式

在计算一些比较复杂的事件的概率时,往往要同时用到概率的加法公式和概率的乘法公式.

例 9.15 仓库有甲、乙两厂生产的同类产品,甲厂产品占 70%,乙厂产品占 30%,甲厂产品中合格品占 95%,乙厂产品中合格品占 90%,现从仓库中任取一件产品,求取到合格品的概率.

解 设 B:"取得合格品";A_1:"取得甲厂产品";A_2:"取得乙厂产品".

由题意,得 $\quad P(A_1) = 0.7, \quad P(A_2) = 0.3$
$$P(B \mid A_1) = 0.95, \quad P(B \mid A_2) = 0.9$$

因为 $\quad A_1 + A_2 = \Omega$ 且 A_1, A_2 互斥

所以 $B = B\Omega = B(A_1 + A_2) = BA_1 + BA_2$,且 BA_1 与 BA_2 互斥

故 $\quad P(B) = P(BA_1 + BA_2) = P(BA_1) + P(BA_2)$

$$= P(A_1)P(B \mid A_1) + P(A_2)P(B \mid A_2) = 0.7 \times 0.95 + 0.3 \times 0.9 = 0.935$$

此题把 B 分解为两个互斥的事件之和，由互斥的加法公式及乘法公式求得 $P(B)$.

定理 9.8 若 n 个事件 $A_1, A_2, \cdots, A_n$ 及事件 B 满足：

（1）$A_1, A_2, \cdots, A_n$ 两两互不相容；

（2）$A_1 + A_2 + \cdots + A_n \supseteq B$.

则
$$P(B) = \sum_{i=1}^{n} P(A_i) P(B \mid A_i) \tag{9-11}$$

证 因为事件 $A_1, A_2, \cdots, A_n$ 两两互斥，所以 $BA_1, BA_2, \cdots, BA_n$ 两两互斥且 $B \subseteq \sum_{i=1}^{n} A_i$，故

$$B = B(A_1 + A_2 + \cdots + A_n) = BA_1 + BA_2 + \cdots + BA_n$$

由加法公式和乘法公式，得

$$P(B) = P(BA_1 + BA_2 + \cdots + BA_n) = P(BA_1) + P(BA_2) + \cdots + P(BA_n)$$

$$= P(A_1)P(B \mid A_1) + P(A_2)P(B \mid A_2) + \cdots + P(A_n)P(B \mid A_n)$$

$$= \sum_{i=1}^{n} P(A_i)P(B \mid A_i)$$

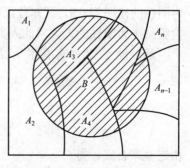

此定理所给出的公式（9-11）称为**全概率公式**.

注 应用全概率公式时，主要是找出事件 $A_1, A_2, \cdots, A_n$，把复杂事件 B 分解成几个互斥的简单事件，分解方法是换个角度用 $A_1, A_2, \cdots, A_n$ 去划分 B，如图 9-7 所示.

例 9.16 甲袋中有 2 个红球，6 个白球，乙袋中有 5 个红球，4 个白球，现从甲袋中取 3 个球放入乙袋，然后再从乙袋中任取一个球，求取得红球的概率.

图 9-7 把复杂事件 B 分解成
几个互斥的简单事件

解 设 A_i："从甲袋中任取 3 个球中有 i 个红球" $(i = 0, 1, 2)$；B："从乙袋中取得一个红球".

则
$$B = BA_0 + BA_1 + BA_2$$

由全概率公式，得

$$P(B) = P(A_0)P(B \mid A_0) + P(A_1)P(B \mid A_1) + P(A_2)P(B \mid A_2)$$

$$= \frac{C_6^3}{C_8^3} \times \frac{5}{12} + \frac{C_6^2 C_2^1}{C_8^3} \times \frac{6}{12} + \frac{C_6^1 C_2^1}{C_8^3} \times \frac{7}{12} = 0.48$$

二、贝叶斯公式

定理 9.9 若

（1）$A_1, A_2, \cdots, A_n$ 两两互不相容；

（2）$A_1 + A_2 + \cdots + A_n \supseteq B$.

则
$$P(A_i \mid B) = \frac{P(A_i)P(B \mid A_i)}{\sum_{j=1}^{n} P(A_j)P(B \mid A_j)} \qquad (i=1,2,\cdots,n) \qquad (9\text{--}12)$$

证　由条件概率公式和乘法公式，得

$$P(A_i \mid B) = \frac{P(A_iB)}{P(B)} = \frac{P(A_i)P(B \mid A_i)}{P(B)}$$

将全概率公式（9–11）代入上式，得

$$P(A_i \mid B) = \frac{P(A_i)P(B \mid A_i)}{\sum_{j=1}^{n} P(A_j)P(B \mid A_j)}$$

该定理所给出的公式（9–12）称为**贝叶斯公式**或称**逆概率公式**. 贝叶斯公式用于探索已知信息来源于何方的问题，是求条件概率，在医学中已广泛应用于疾病的计量诊断及临床决策分析.

例 9.17　用甲胎蛋白法普查肝癌，真正患癌症反应为阳性的概率为 0.04，未患癌症反应为阴性的概率为 0.9，又知普查地区的居民肝癌发病率为 0.04%，在普查中查出一个甲胎蛋白检验结果为阳性的人，求此人真正患有癌症的概率.

解　设 A：" 患有癌症 "；B：" 甲胎蛋白检验结果为阳性 "

则
$$P(A) = 0.000\,4, \quad P(\overline{A}) = 0.999\,6$$
$$P(B \mid A) = 0.95, \quad P(\overline{B} \mid \overline{A}) = 0.9$$
$$P(B \mid \overline{A}) = 0.1$$

由逆概率公式，得

$$P(A \mid B) = \frac{P(A)P(B \mid A)}{P(A)P(B \mid A) + P(\overline{A})P(B \mid \overline{A})}$$
$$= \frac{0.000\,4 \times 0.95}{0.000\,4 \times 0.95 + 0.999\,6 \times 0.1}$$
$$= 0.003\,8$$

即此人真正患有癌症的概率为 0.38%. 说明普查中，经检验为阳性的人群中，真正患有肝癌的人还是很少的.

第五节　贝努利概型

在实践中，经常会遇到具有以下特点的随机试验：

（1）每次试验的条件都相同，且只发生两个可能的结果 A 和 $\overline{A}$，每个结果都有确定的概率 $P(A) = p, P(\overline{A}) = q \ (0 < p < 1, q = 1 - p)$.

（2）各次试验结果是相互独立的.

这一系列独立的重复试验，称为**贝努利试验**，具有上述特点的随机试验模型，称为**贝努利概型**.

对贝努利概型,有下面定理:

定理 9.10 在 n 次贝努利试验中,事件 A 发生 k 次的概率为

$$P_n(k) = C_n^k p^k q^{n-k} \qquad (k = 0, 1, 2, \cdots, n) \tag{9-13}$$

式中, $p = P(A), q = 1 - p$.

证 用独立事件概率乘法公式和加法公式即可得证.

在 n 次贝努利试验中, A 发生 k 次,有 $n-k$ 次不发生的概率为

$$\underbrace{pp\cdots p}_{k\uparrow}\underbrace{qq\cdots q}_{n-k\uparrow} = p^k q^{n-k}$$

由排列组合理论知,在 n 次贝努利试验中, A 发生 k 次,共有 C_n^k 种不同情况

故

$$P_n(k) = C_n^k p^k q^{n-k}$$

并且

$$\sum_{k=0}^{n} P_n(k) = \sum_{k=0}^{n} C_n^k p^k q^{n-k} = (p+q)^n = 1$$

贝努利概型是在相同条件下进行重复试验或观察的一种概率模型,是概率论中最早研究的概率模型之一,它在工业产品质量检查以及群体遗传学中都有广泛的应用.

例 9.18 某药治愈率为 60%,今用该药试治病人 5 例,问治愈 3 例的概率为多少?

解 治疗 5 例病人相当于做了 5 次贝努利试验,设 A 为"治愈"; $\overline{A}$ 为"未治愈". 所求概率为

$$P_5(3) = C_5^3 p^3 q^2 = 10 \times 0.6^3 \times 0.4^2 = 0.3456$$

例 9.19 有 8 门炮独立地向一目标射击一发炮弹,若有不少于 2 发炮弹击中,目标算被击毁. 如果每门炮命中率为 0.6,求击毁目标的概率是多少?

解 这是一个 8 次贝努利试验. 设 A 为"击中目标",所求概率为

$$P(A) = \sum_{k=2}^{8} P_8(k) = 1 - P_8(0) - P_8(1) = 1 - C_8^0 0.6^0 \times 0.4^8 - C_8^1 0.6^1 \times 0.4^7 = 0.991$$

第六节 随机变量及其概率分布

一、随机变量

随机变量是概率论中的重要概念之一,引进随机变量就能对随机事件做出比较全面的、整体的、客观的研究.

随机试验的结果可表现为数量. 例如用某种新疗法治疗 10 名病人,用 X 表示治愈人数,则 X 是 0~10 中的一个数. 抽查 100 件产品中次品数,测量某种零件的长度的误差数等,这些结果本身就是数量. 但有些随机试验的结果是非数字的,例如考察某天是否有雨,抽查一件产品是合格品、次品、废品等. 这种非数值的结果可通过如下方法使其数量化,例如以 0, 1 表示无雨、有雨,以 0, 1, 2 表示抽得产品是合格品、次品、废品,如此等等,就可以用数量表示随机试验的结果了.

任何一个随机试验，其结果都可用一个变量来刻画，试验的结果不同，表现为该变量的取值不同，这种变量称为**随机变量**. 通常用 X，Y 等表示.

对于随机变量，通常按其取值类型分为离散型和连续型两类进行讨论. 如果随机变量的取值只有有限个或无限可列个数值，称这种随机变量为**离散型随机变量**. 如果随机变量的取值是整个数轴或数轴上某些区间，称这种随机变量为**连续型随机变量**.

二、离散型随机变量的分布

1. 概率分布

研究和描述离散型随机变量时，不仅要知道它的可能取值，还要知道它以多大的概率取这些值，也就是要知道随机变量的概率分布.

如果离散型随机变量 X 的可能取值是 $x_1, x_2, x_3, \cdots$，而 X 的取值为 x_k 的概率为 $P_k (k=1,2,3,\cdots)$，将 X 可能取的值和取这些值的概率列成表，见表 9–2.

表 9–2　随机变量 X 的概率分布

X	x_1	x_2	x_3	$\cdots$	x_k	$\cdots$
P	P_1	P_2	P_3	$\cdots$	P_k	$\cdots$

称这个表为随机变量 X 的**概率分布列**，有时简称为 X 的**概率分布**.

对于随机变量概率分布中的 P_k，显然有下列性质：

（1）$P_k \geqslant 0 \ (k=1,2,3,\cdots)$；

（2）$\sum\limits_{k=1}^{\infty} P_k = 1$.

例 9.20　盒中有 5 个球，其中 2 个白色，3 个黑色，从中任取 3 个，以 X 表示取得白球的只数，求随机变量 X 的分布列.

解
$$P(X=k) = \frac{C_2^k C_3^{3-k}}{C_5^3} \qquad (k=0,1,2)$$

$$P(X=0) = \frac{C_3^3}{C_5^3} = 0.1, \quad P(X=1) = \frac{C_2^1 C_3^2}{C_5^3} = 0.6, \quad P(X=2) = \frac{C_2^2 C_3^1}{C_5^3} = 0.3$$

故得分布列见表 9–3.

表 9–3　例 9.20 题的随机变量 X 的分布列

X	0	1	2
P	0.1	0.6	0.3

2. 概率分布函数

设 X 是一随机变量，对任意实数 x，概率 $P(X \leqslant x)$ 是 x 的函数，称此函数 $F(x) =$

$P(X \leqslant x)$ 为随机变量 X 的概率分布函数，简称分布函数.

分布函数 $F(x)$ 具有下列性质：

（1）$F(x)$ 是一非减函数；

（2）$0 \leqslant F(x) \leqslant 1$ 且 $F(-\infty) = 0, F(+\infty) = 1$；

（3）$F(x)$ 在任何点是右连续的.

如果离散型随机变量 X 的概率分布列如表 9–4.

表 9–4　离散型随机变量 X 的概率分布列

X	x_1	x_2	x_3	$\cdots$	x_k	$\cdots$
P	P_1	P_2	P_3	$\cdots$	P_k	$\cdots$

则 X 的分布函数为

$$F(x) = P(X \leqslant x) = \sum_{x_i \leqslant x} P(X = x_i) = \sum_{x_i \leqslant x} P_i \qquad (9\text{–}14)$$

例 9.21　设随机变量 X 的概率分布列见表 9–5.

表 9–5　例 9.21 题的随机变量 X 的概率分布列

X	-1	0	1
P	$\dfrac{1}{3}$	$\dfrac{1}{6}$	$\dfrac{1}{2}$

求 X 的分布函数.

解　当 $x < -1$ 时，由于 X 只能取 -1，0，1，故 $\{X \leqslant x\}$ 是不可能事件

$$F(x) = P(X \leqslant x) = 0$$

当 $-1 \leqslant x < 0$ 时，由于在 $(-\infty, x)$ 内 X 可能取值仅有 $X = -1$，故

$$F(x) = P(X \leqslant x) = P(X = -1) = \frac{1}{3}$$

当 $0 \leqslant x < 1$ 时，$F(x) = P(X \leqslant x) = P(X = -1) + P(X = 0) = \frac{1}{3} + \frac{1}{6} = \frac{1}{2}$

当 $x \geqslant 1$ 时，$F(x) = P(X \leqslant x) = P(X = -1) + P(X = 0) + P(X = 1) = \frac{1}{3} + \frac{1}{6} + \frac{1}{2} = 1$

故 X 的分布函数为

$$F(x) = \begin{cases} 0 & x < -1 \\ \dfrac{1}{3} & -1 \leqslant x < 0 \\ \dfrac{1}{2} & 0 \leqslant x < 1 \\ 1 & x \geqslant 1 \end{cases}$$

$F(x)$ 的图形如图 9-8 所示.

它呈跳跃式的阶梯形，在 $x=-1$, $x=0, x=1$ 处间断，产生跳跃，跳跃值分别为 $\frac{1}{3}, \frac{1}{6}, \frac{1}{2}$，利用分布函数 $F(x)$ 可以计算随机变量 X 落在任一区间 $(a,b]$ 上的概率为

$$P(a < X \leqslant b) = F(b) - F(a) \qquad (9\text{-}15)$$

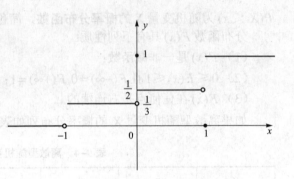

图 9-8 例 9.21 题图

3. 常用的离散型随机变量的分布

0-1 分布 如果随机变量 X 的可能取值只有 0，1 两个值，其分布列见表 9-6.

表 9-6 0-1 分布列

X	0	1
P	q	p

其中 $0 < p < 1, q = 1-p$，则称 X 服从参数为 p 的 **0-1 分布**，也叫**二点分布**（two-point distribution）.

0-1 分布很简单，在实际中有很多问题服从 0-1 分布，如抛掷硬币正面向上还是反面向上、产品是合格还是不合格，等等. 只要试验只有两个结果 A 和 $\overline{A}$，就构成一个 0-1 分布.

二项分布 如果随机变量 X 的可能取值为 $0,1,2,\cdots,n$, 且

$$p(X=k)=C_n^k p^k q^{n-k} \qquad (k=0,1,2,\cdots,n;\ 0 < p < 1, q=1-p) \qquad (9\text{-}16)$$

则称 X 服从参数为 n,p 的**二项分布**（binomial distribution），记为 $X \sim B(n,p)$.

注 （1）n 次贝努利试验中，每次试验 A 发生的概率为 p，若 X 表示 A 出现的次数，则 $X \sim B(n,p)$;

（2）当 $n=1$ 时，二项分布就是 0-1 分布.

例 9.22 有 10 台功率为 7.5 kW 的机床，每台相互独立且每台机床平均每小时开动 12 min，问全部机床用电超过 48 kW · h 的概率是多少?

解 10 台机床认为 10 次贝努利试验，A 表示"工作"，设 X 表示某时刻正在工作的机床台数，则 $X \sim B(10, \frac{1}{5})$.

用电超过 48 kW，意味着有 7 台或 7 台以上机床正在工作，故所求概率为

$$P(X \geqslant 7) = P(X=7) + P(X=8) + P(X=9) + P(X=10)$$

$$= C_{10}^7 (\frac{1}{5})^7 (\frac{4}{5})^3 + C_{10}^8 (\frac{1}{5})^8 (\frac{4}{5})^2 + C_{10}^9 (\frac{1}{5})^9 (\frac{4}{5}) + C_{10}^{10} (\frac{1}{5})^{10} = \frac{1}{1\,157}.$$

泊松分布 如果随机变量 X 的可能取值为 $0,1,2,\cdots,n$, 且

$$p(X=k)=\frac{\lambda^k \mathrm{e}^{-\lambda}}{k!} \qquad (k=0,1,2,\cdots,\lambda > 0) \qquad (9\text{-}17)$$

则称 X 服从参数为 λ 的**泊松分布**（poisson distribution），记为 $X \sim P(\lambda)$.

泊松分布是作为二项分布的近似,于 1837 年由法国数学家泊松引入的,泊松分布是二项分布的极限分布.

泊松定理　设随机变量 $X_n(n=1,2,\cdots)$ 服从二项分布,即

$p(X_n=k)=C_n^k p_n^k(1-p_n)^{n-k}$　　$(k=0,1,2,\cdots,n)$,其中 p_n 是与 n 有关的概率,如果 $np_n \to \lambda$,则当 $n \to \infty$ 时

$$p(X_n=k) \to \frac{\lambda^k \mathrm{e}^{-\lambda}}{k!} \tag{9-18}$$

泊松定理表明,当 n 较大且 p 较小(实际应用中要求 $n \geqslant 10, p < 0.1$)时,有如下近似公式

$$C_n^k p^k q^{n-k} \approx \frac{\lambda^k \mathrm{e}^{-\lambda}}{k!} \tag{9-19}$$

其中 $\lambda = np$.

例 9.23　400 mL 某微生物溶液中含微生物的浓度为 0.5 只/mL,现从中抽出 1 mL 溶液检验,问含 3 只及以上微生物的概率是多少?

解　这 400 mL 溶液中共含有 400×0.5=200 只微生物,如果把这 400 mL 看做 400 个 1 mL,则每一只微生物落入抽检的 1 mL 溶液中的概率为 $\dfrac{1}{400}$,设 X 表示落入抽检的 1mL 溶液中微生物的只数,则 $X \sim B(200, \dfrac{1}{400})$ 所求概率为

$$P(X \geqslant 3)=1-P(X<3)=1-P(X=0)-P(X=1)-P(X=2)$$

$$=1-C_{200}^0(\frac{1}{400})^0(\frac{399}{400})^{200}-C_{200}^1(\frac{1}{400})(\frac{399}{400})^{199}-C_{200}^2(\frac{1}{400})^2(\frac{399}{400})^{198}$$

显然,计算是相当麻烦. 因 n 较大, p 很小,可用泊松分布近似计算,这时 $\lambda=np=0.5$,所以

$$P(X \geqslant 3)=1-\mathrm{e}^{-0.5}-0.5\mathrm{e}^{-0.2}-\frac{1}{2}(0.5)^2\mathrm{e}^{-0.5}=0.0144$$

泊松分布是概率论中最重要的几个分布之一,据资料研究发现有许多现象服从泊松分布. 例如显微镜下落在某区域内的血球或微生物数,某段时间内某种稀有的非传染性疾病在规定人数内的发病例数,放射性分裂落在某区域的质点数,交换台的电话呼叫次数,公共汽车站的候车乘客数等都服从泊松分布.

三、连续型随机变量的分布

因为连续型随机变量所取的值不能一一列出,而是取某一区间中的一切值,所以,其概率分布应用微积分的方法来解决.

1. 密度函数的概念

如果随机变量 X 的取值为某个区间或整个数轴,它的分布函数为 $F(x)$,存在一个非负函数 $f(x)$,对任意实数 x,都有

$$F(x)=\int_{-\infty}^x f(t)\mathrm{d}t \tag{9-20}$$

则称 X 为**连续型随机变量**，并且称 $f(x)$ 为随机变量 X 的概率密度函数，简称密度函数.

密度函数在几何上表示一条曲线，称为**分布曲线**. 分布函数则是分布曲线下 x 轴上从 $-\infty$ 到 x 的面积.

密度函数有以下性质：

（1） $f(x) \geqslant 0$；

（2） $\int_{-\infty}^{+\infty} f(x)\mathrm{d}x = 1$；

（3） $P(a < X \leqslant b) = F(b) - F(a) = \int_a^b f(t)\mathrm{d}t$.

注 ① 连续型随机变量取个别值的概率为零. 事实上

$$P(X = a) = \lim_{\Delta x \to 0^+} P(a - \Delta x < X \leqslant a) = \lim_{\Delta x \to 0^+} \int_{a-\Delta x}^a f(t)\mathrm{d}t = 0$$

② 计算连续型随机变量落在某一区间内的概率时，可以不必区别该区间是闭区间还是开区间，因为区间端点的概率为零.

例 9.24 设随机变量 X 的密度函数为

$$f(x) = \begin{cases} kx & 0 \leqslant x \leqslant 1 \\ 0 & \text{其他} \end{cases}$$

求：（1）常数 k；（2） X 落在区间 $(0.3, 0.7)$ 内的概率.

解 （1）因为 $\int_{-\infty}^{+\infty} f(x)\mathrm{d}x = 1$，所以 $\int_0^1 kx\mathrm{d}x = 1$，故 $k = 2$；

（2） $P(0.3 < X < 0.7) = \int_{0.3}^{0.7} 2x\mathrm{d}x = x^2\big|_{0.3}^{0.7} = 0.4$.

2. 常用的连续型随机变量的分布

均匀分布 如果随机变量 X 的密度函数为

$$f(x) = \begin{cases} \dfrac{1}{b-a} & a \leqslant x \leqslant b \\ 0 & \text{其他} \end{cases} \tag{9-21}$$

则称 X 服从区间 $[a,b]$ 上的**均匀分布**（uniform distribution）.

由均匀分布的密度函数 $f(x)$ 经过积分可得均匀分布的分布函数为

$$F(x) = \begin{cases} 0 & x < a \\ \dfrac{x-a}{b-a} & a \leqslant x \leqslant b \\ 1 & x > b \end{cases} \tag{9-22}$$

对 $[a,b]$ 内任意小区间 $[c,d]$，即 $a \leqslant c < d \leqslant b$，则有

$$P(c \leqslant X \leqslant d) = \int_c^d \frac{1}{b-a}\mathrm{d}x = \frac{d-c}{b-a}$$

可见，X 取值于 $[a,b]$ 中任一区间 $[c,d]$ 内的概率与该小区间的长度成正比，而与小区间的位置无关.

指数分布　如果随机变量 X 的密度函数为

$$f(x)=\begin{cases}\theta e^{-\theta x} & x>0\\ 0 & x\leqslant 0\end{cases} \qquad (9\text{-}23)$$

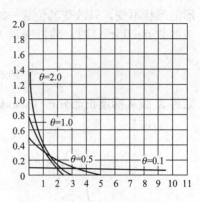

其中 $\theta>0$，则称 X 服从参数为 θ 的**指数分布**（exponential distribution）.

当 $\theta=0.1,0.5,1.0,2.0$ 时，它的密度函数图象（如图 9-9 所示）.

由积分可得它的分布函数为

$$F(x)=\begin{cases}1-e^{-\theta x} & x>0\\ 0 & x\leqslant 0\end{cases}$$

图 9-9　指数分布的密度函数

对任何 $0<a<b$，有 $P(a<X<b)=e^{-a\theta}-e^{-b\theta}$.

例 9.25　假定某医生对每位病人的诊治时间（单位：min）服从 $\theta=\dfrac{1}{3}$ 的指数分布，求某病人（1）至少诊治 3 min 的概率；（2）诊治时间在 3~6 min 的概率.

解　设 X 表示这位病人的诊治时间，以 $F(x)$ 表示 X 的分布函数，则所求概率

（1）$P(X\geqslant 3)=1-F(3)=e^{-1}=0.368$；

（2）$P(3<X<6)=F(6)-F(3)=e^{-1}-e^{-2}=0.233$.

指数分布有着十分重要的应用，常用它来作为各种"寿命"分布的近似. 例如动物的寿命，无线电元件的寿命，随机服务系统中的服务时间，电话问题中的通话时间等常服从指数分布.

正态分布　如果随机变量 X 的密度函数为

$$f(x)=\frac{1}{\sqrt{2\pi}\sigma}e^{-\frac{(x-\mu)^2}{2\sigma^2}}\qquad (-\infty<x<+\infty) \qquad (9\text{-}24)$$

其中 μ,σ 是常数，$\sigma>0$，则称 X 服从参数为 μ,σ 的**正态分布**(normal distribution)，记为 $X\sim N(\mu,\sigma^2)$.

正态分布的密度函数 $f(x)$ 具有下列性质：

① $\displaystyle\int_{-\infty}^{+\infty}f(x)\mathrm{d}x=\int_{-\infty}^{+\infty}\frac{1}{\sqrt{2\pi}\sigma}e^{-\frac{(x-\mu)^2}{2\sigma^2}}\,\mathrm{d}x=1$；

② $f(x)$ 在直角坐标系下图形如图 9-10 所示，是一条关于直线 $x=\mu$ 对称的钟形曲线；在区间 $(-\infty,\mu]$ 上 $f(x)$ 递增，在区间 $[\mu,+\infty)$ 上 $f(x)$ 递减，在 $x=\mu\pm\sigma$ 处有拐点，在 $x=\mu$ 处有最大值，最大值为 $\dfrac{1}{\sqrt{2\pi}\sigma}$；

③ 当 μ 固定时，σ 越小图形越陡峭，σ 越大图形越平缓；当 σ 固定时，改变 μ 值，则图

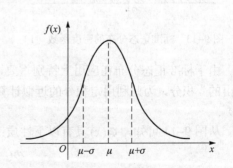

图 9-10　正态分布的密度函数

形的形状不变，只改变其位置. 如图 9-11 和图 9-12 所示.

当参数 $\mu = 0, \sigma = 1$ 时，随机变量 X 的密度函数为

$$\varphi(x) = \frac{1}{\sqrt{2\pi}} e^{-\frac{x^2}{2}} \qquad (-\infty < x < +\infty) \tag{9-25}$$

则称 X 服从**标准正态分布**（standard normal distribution），记为 $X \sim N(0,1)$.

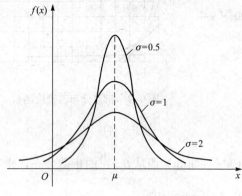

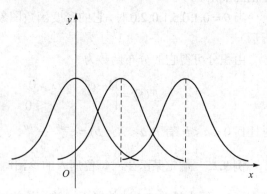

图 9-11　正态分布的密度函数 随参数 σ 值大小的变化图形

图 9-12　正态分布的密度函数 随参数 u 值大小的变化图形

标准正态分布的密度函数图形关于纵轴对称，其分布函数为

$$\Phi(x) = \frac{1}{\sqrt{2\pi}} \int_{-\infty}^{x} e^{-\frac{t^2}{2}} \mathrm{d}t \tag{9-26}$$

$\Phi(x)$ 的数值在图形上为图 9-13 中斜线部分面积.

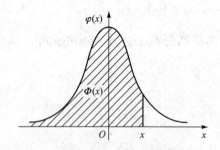

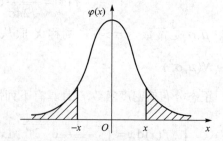

图 9-13　标准正态分布的密度函数（1）

图 9-14　标准正态分布的密度函数（2）

由于标准正态分布在应用上特别重要，而密度函数的原函数不是初等函数，故上式是"积不出的"积分，为此利用定积分的近似计算方法编制了"标准正态分布函数值表"（见本书附录）.

从图 9-14 可知，$\Phi(x)$ 具有以下性质：

$$\Phi(-x) = 1 - \Phi(x) \tag{9-27}$$

在标准正态分布函数值表中，一般只有 $x > 0$ 时的函数值，可利用上式求出当 $x < 0$ 时的 $\Phi(x)$ 值.

一般正态分布函数 $F(x)$ 也不能表成初等函数形式，它的函数值可通过以下定理标准化后利用标准正态分布函数 $\Phi(x)$ 的数值表求得.

定理 9.11 若 $X \sim N(\mu, \sigma^2)$，则 $\dfrac{X-\mu}{\sigma} \sim N(0,1)$.

推论 1 若 $X \sim N(\mu, \sigma^2)$，则其分布函数为

$$F(x) = \Phi(\frac{x-\mu}{\sigma}) \tag{9-28}$$

推论 2 若 $X \sim N(\mu, \sigma^2)$，则

$$P(a < X < b) = F(b) - F(a) = \Phi(\frac{b-\mu}{\sigma}) - \Phi(\frac{a-\mu}{\sigma}) \tag{9-29}$$

特别地，$P(\mu - \sigma < X < \mu + \sigma) = \Phi(1) - \Phi(-1) = 2\Phi(1) - 1 = 0.682\,6$

$P(\mu - 2\sigma < X < \mu + 2\sigma) = \Phi(2) - \Phi(-2) = 2\Phi(2) - 1 = 0.954\,4$

$P(\mu - 3\sigma < X < \mu + 3\sigma) = \Phi(3) - \Phi(-3) = 2\Phi(3) - 1 = 0.997\,4$

可见，服从正态分布的随机变量 X 之值，大部分落在区间 $(\mu - \sigma, \mu + \sigma)$ 内，几乎全部落入区间 $(\mu - 3\sigma, \mu + 3\sigma)$ 内，即 X 的取值落入区间 $(\mu - 3\sigma, \mu + 3\sigma)$ 之外的概率不到 0.3%，这几乎是不可能的. 如图 9-15 所示.

正态分布是概率论中最重要的一种分布. 一方面，正态分布是自然界最常见的一种分布，例如反映人的生理特征的身高、体重，农作物的收获量，测量的误差等都服从正态分布. 一般来说，若影响某一数量指标的随机因素很多，而每个因素所起的作用不太大，则这个指标服从正态分布. 另一方面，正态分布有许多良好性质，许多分布可用正态分布来近似，另外一些分布又可以通过正态分布来导出，因此在理论研究中，正态分布十分重要.

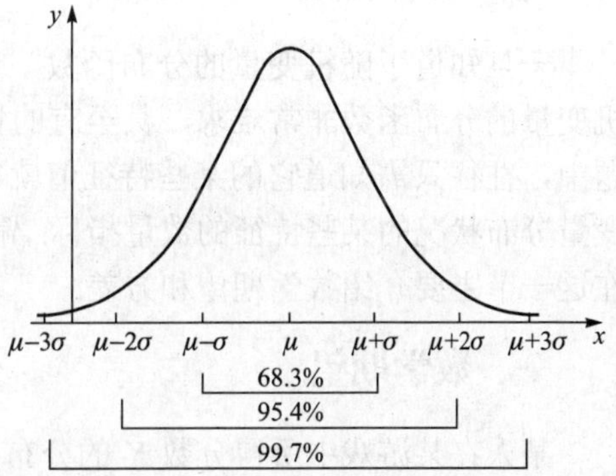

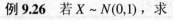

图 9-15 正态分布曲线下的面积分布

例 9.26 若 $X \sim N(0,1)$，求

（1）$P(1 < X < 2)$；（2）$P(|X| \leqslant 3)$.

解 （1）$P(1 < X < 2) = \Phi(2) - \Phi(1) = 0.977\,2 - 0.841\,3 = 0.136\,0$

（2）$P(|X| \leqslant 3) = P(-3 \leqslant X \leqslant 3) = \Phi(3) - \Phi(-3) = 2\Phi(3) - 1 = 2 \times 0.998\,6 - 1 = 0.997\,2$

例 9.27 $X \sim N(3, 0.2^2)$，求 $P(2.6 < X < 3.2)$.

解 因为 $\mu = 3, \sigma = 0.2$

$$P(2.6 < X < 3.2) = \Phi(\frac{3.2 - 3}{0.2}) - \Phi(\frac{2.6 - 3}{0.2})$$

$$= \Phi(1) - \Phi(-2) = \Phi(1) + \Phi(2) - 1 = 0.841\,3 + 0.977\,3 - 1 = 0.818\,6.$$

例 9.28 某省高考，考生数是 35 000 人，考试成绩呈正态分布，$\mu = 440$ 分，$\sigma = 10$ 分，计划招生数为 3 500 人，是考生的 $\frac{1}{10}$，问总分为多少算是"上线"？

解 设 X 表示考试成绩，并设"上线"分是 x 分
由题意知

$$X \sim N(440, 10^2), \quad P(X > x) = 0.1$$

因为

$$P(X > x) = 1 - P(X \leqslant x) = 1 - F(x) = 1 - \Phi\left(\frac{x - \mu}{\sigma}\right)$$

所以

$$1 - \Phi\left(\frac{x - 440}{10}\right) = 0.1, \quad 即 \Phi\left(\frac{x - 440}{10}\right) = 0.9$$

查表得

$$\frac{x - 440}{10} = 1.28$$

即

$$x = 10 \times 1.28 + 440 \approx 453$$

故上线者总分为 453 分以上.

第七节 随机变量的数字特征

一旦知道了随机变量的分布函数，也就全部掌握了该随机变量的概率性质. 但有许多随机变量的分布函数非常难求，甚至有的目前还找不到一个可供分析的具体形式，而在实际问题中，往往只需知道它的某些特征值就可以了. 所谓随机变量的数字特征就是用来刻画随机变量分布状况的某些特征的数量指标. 常用的数字特征有数学期望、方差及各阶的矩等. 我们在这一节主要介绍数学期望和方差.

一、数学期望

某人在某游戏中所得分数 X 的分布列见表 9-7.

表 9-7 某人在游戏中所得分数 X 的分布列

X	1	2	3
P	0.2	0.5	0.3

试求所得分数 X 的平均值.

假设此人进行了 N 次投掷，N 充分大时，所得总分大约为

$$1 \times 0.2N + 2 \times 0.5N + 3 \times 0.3N = 2.1N$$

故平均得分为 2.1 分.

受上面问题启发，对一般离散型随机变量，可引进如下定义：

设 X 是一离散型随机变量，其取值为 $x_1, x_2, x_3, \cdots$，对应的概率为 $p_1, p_2, p_3, \cdots$，若级数

$$\sum_{i=1}^{\infty} x_i p_i$$

绝对收敛，则称级数 $\sum_{i=1}^{\infty} x_i p_i$ 为 X 的数学期望或均值，记为 $E(X)$，即

$$E(X) = \sum_{i=1}^{\infty} x_i p_i \qquad (9\text{--}30)$$

类似地，我们有连续型随机变量的数学期望的定义：

设 X 是一连续型随机变量，其密度函数为 $f(x)$，若积分

$$\int_{-\infty}^{+\infty} x f(x) \mathrm{d}x$$

绝对收敛，则称积分 $\int_{-\infty}^{+\infty} x f(x) \mathrm{d}x$ 为 X 的数学期望或均值，记为 $E(X)$，即

$$E(X) = \int_{-\infty}^{+\infty} x f(x) \mathrm{d}x \qquad (9\text{--}31)$$

数学期望具有如下性质：

（1）常数 C 的数学期望等于常数本身，即

$$E(C) = C$$

（2）常数 C 与随机变量 X 的乘积的数学期望等于 X 的数学期望的 C 倍，即

$$E(CX) = CE(X)$$

（3）两个随机变量的代数和的数学期望等于它们的数学期望的代数和，即

$$E(X_1 \pm X_2) = E(X_1) \pm E(X_2)$$

例 9.29　设 $X \sim B(n, p)$，求 $E(X)$.

解　$E(X) = \sum_{k=0}^{n} k C_n^k p^k q^{n-k} = \sum_{k=1}^{n} k \dfrac{n!}{k!(n-k)!} p^k q^{n-k}$

$\qquad = np \sum_{k=1}^{n} \dfrac{(n-1)!}{(k-1)![(n-1)-(k-1)]!} p^{k-1} q^{(n-1)-(k-1)}$

$\qquad = np \sum_{k=1}^{n} C_{n-1}^{k-1} p^{k-1} q^{(n-1)-(k-1)} = np(p+q)^{n-1} = np$.

例 9.30　设 $X \sim P(\lambda)$，求 $E(X)$.

解　$E(X) = \sum_{k=0}^{\infty} k \dfrac{\lambda^k}{k!} \mathrm{e}^{-\lambda} = \lambda \sum_{k=1}^{\infty} \dfrac{\lambda^{k-1}}{(k-1)!} \mathrm{e}^{-\lambda} = \lambda$

例 9.31　在一个人数很多的单位中普查某种疾病，N 个人去验血，对这些人的血的化验可以用两种办法进行：① 每个人的血分别化验，这时需要化验 N 次；② 把 k 个人的血混在一起进行化验，如果结果是阴性的，那么这 k 个人只作一次检验就够了；如果结果是阳性的，那么必须对这 k 个人再逐个分别化验，这时对 k 个人共需作 $k+1$ 次化验. 假定对所有人来说，化验是阳性反应的概率都是 p，而且这些人的反应是独立的，试说明当 p 较小时，办法②能减少化验的次数.

解　设用办法②验血时，每个人需化验的次数为 X

若记 $q=1-p$，则 k 个人混血呈阳性反应的概率为 $1-q^k$．故 X 的分布列见表 9–8．

表 9–8 例 9.31 题 X 的分布列

X	$\dfrac{1}{k}$	$1+\dfrac{1}{k}$
P	q^k	$1-q^k$

因此 $E(X)=\dfrac{1}{k}q^k+(1+\dfrac{1}{k})(1-q^k)=1-q^k+\dfrac{1}{k}$．

N 个人需要化验次数的期望值为 $N(1-q^k+\dfrac{1}{k})=N\left[1-(q^k-\dfrac{1}{k})\right]$，所以当 $q^k-\dfrac{1}{k}>0$ 时方法 ②就能减少验血次数．例如当 $p=0.1$ 时，取 $k=4$，则 $q^k-\dfrac{1}{k}=0.4$，用方法②平均能减少 40% 的工作量，当 p 已知时，可以选定整数 k_0，使 $E(X)$ 达到最小，把 k_0 个人分为一组最能节省化验次数．

例 9.32   若 X 服从 $[a,b]$ 上的均匀分布，求 $E(X)$．

解 X 的密度函数为

$$f(x)=\begin{cases} \dfrac{1}{b-a} & a\leqslant x\leqslant b \\ 0 & \text{其他} \end{cases}$$

$$E(X)=\int_{-\infty}^{+\infty} xf(x)\mathrm{d}x=\int_a^b x\dfrac{1}{b-a}\mathrm{d}x=\dfrac{a+b}{2}$$

例 9.33   设 X 服从参数为 θ 的指数分布，即 X 的密度函数为

$$f(x)=\begin{cases} \theta \mathrm{e}^{-\theta x} & x>0 \\ 0 & x\leqslant 0 \end{cases}$$

求 $E(X)$．

解 $E(X)=\int_{-\infty}^{+\infty} xf(x)\mathrm{d}x=\int_0^{+\infty} x\theta \mathrm{e}^{-\theta x}\mathrm{d}x=\dfrac{1}{\theta}$．

例 9.34   设 $X\sim N(\mu,\sigma^2)$，求 $E(X)$．

解 $E(X)=\int_{-\infty}^{+\infty} xf(x)\mathrm{d}x=\int_{-\infty}^{+\infty}\dfrac{1}{\sqrt{2\pi}\sigma}x\mathrm{e}^{-\frac{(x-\mu)^2}{2\sigma^2}}\mathrm{d}x$，作变换 $t=\dfrac{x-\mu}{\sigma}$，得

$$E(X)=\dfrac{1}{\sqrt{2\pi}}\int_{-\infty}^{+\infty}(\sigma t+\mu)\mathrm{e}^{-\frac{t^2}{2}}\mathrm{d}t$$

$$=\dfrac{\sigma}{\sqrt{2\pi}}\int_{-\infty}^{+\infty} t\mathrm{e}^{-\frac{t^2}{2}}\mathrm{d}t+\dfrac{\mu}{\sqrt{2\pi}}\int_{-\infty}^{+\infty}\mathrm{e}^{-\frac{t^2}{2}}\mathrm{d}t=\dfrac{\sigma}{\sqrt{2\pi}}\times 0+\mu\times 1=\mu$$

二、方差和标准差

数学期望是随机变量的重要数学特征，它表示了随机变量的平均值. 另一个重要的数字特征是方差，它体现了随机变量在数学期望附近取值的离散程度.

若 $E[X-E(X)]^2$ 存在，则称它为随机变量 X 的**方差**，记为 $D(X)$，称 $\sqrt{D(X)}$ 为 X 的**标准差**. 即

$$D(X) = E[X - E(X)]^2 \tag{9-32}$$

对于离散型随机变量 X，若 $P(X=x_i)=P_i$，则

$$D(X) = \sum_{i=1}^{\infty}(x_i - E(X))^2 P_i \tag{9-33}$$

对于连续型随机变量 X，若密度函数为 $f(x)$，则

$$D(X) = \int_{-\infty}^{+\infty}(x - E(X))^2 f(x)\mathrm{d}x \tag{9-34}$$

方差具有下列性质：

（1）常数 C 的方差等于零，即

$$D(C) = 0$$

（2）随机变量 X 与常数 C 乘积的方差等于随机变量方差的 C^2 倍，即

$$D(CX) = C^2 D(X)$$

（3）若随机变量 X_1, X_2 相互独立，则

$$D(X_1 \pm X_2) = D(X_1) \pm D(X_2)$$

（4）若 X 是任一随机变量，则

$$D(X) = E(X^2) - E^2(X)$$

例 9.35　设离散型随机变量的分布列见表 9-9

表 9-9　例 9.35 题的随机变量 X 的分布列

X	1	2	3
P	0.06	0.24	0.70

求 $E(X), D(X)$.

解　$E(X) = 1\times0.06 + 2\times0.24 + 3\times0.70 = 2.64$

$E(X^2) = 1^2\times0.06 + 2^2\times0.24 + 3^2\times0.70 = 7.32$

$D(X) = E(X^2) - E^2(X) = 7.32 - 2.64^2 \approx 0.35$

例 9.36　设随机变量 X 的概率密度为

$$f(x) = \begin{cases} 2(1-x) & 0 < x < 1 \\ 0 & \text{其他} \end{cases}$$

求 $E(X), D(X)$.

解　$E(X) = \int_{-\infty}^{+\infty} x f(x) dx = \int_0^1 x \times 2(1-x) dx = 2(\frac{x^2}{2} - \frac{x^3}{3})\Big|_0^1 = \frac{1}{3}$

$E(X^2) = \int_{-\infty}^{+\infty} x^2 f(x) dx = \int_0^1 x^2 \times 2(1-x) dx = 2(\frac{x^3}{3} - \frac{x^4}{4})\Big|_0^1 = \frac{1}{6}$

$D(X) = E(X^2) - E^2(X) = \frac{1}{6} - (\frac{1}{3})^2 = \frac{1}{18}$

例 9.37　设 $X \sim B(n, p)$，求 $D(X)$.

解　$E(X^2) = \sum_{k=0}^n k^2 C_n^k p^k q^{n-k} = \sum_{k=1}^n k^2 \frac{n!}{k!(n-k)!} p^k q^{n-k}$

$= \sum_{k=1}^n [(k-1)+1] \frac{n!}{(k-1)!(n-k)!} p^k q^{n-k}$

$= \sum_{k=2}^n \frac{n!}{(k-2)!(n-k)!} p^k q^{n-k} + \sum_{k=1}^n \frac{n!}{(k-1)!(n-k)!} p^k q^{n-k}$

$= n(n-1)p^2 \sum_{k=2}^n \frac{(n-2)!}{(k-2)![(n-2)-(k-2)]!} p^{k-2} q^{(n-2)-(k-2)} +$

$\quad np \sum_{k=1}^n \frac{(n-1)!}{(k-1)![(n-1)-(k-1)]!} p^{k-1} q^{(n-1)-(k-1)}$

$= n(n-1)p^2(p+q)^{n-2} + np(p+q)^{n+1} = n(n-1)p^2 + np$

$D(X) = E(X^2) - E^2(X) = n(n-1)p^2 + np - (np)^2 = npq$

例 9.38　设 X 服从区间 $[a,b]$ 上的均匀分布，求 $D(X)$.

解　$E(X^2) = \int_{-\infty}^{+\infty} x^2 f(x) dx = \int_a^b x^2 \frac{1}{b-a} dx = \frac{1}{3}(a^2 + ab + b^2)$

$D(X) = E(X^2) - E^2(X) = \frac{1}{3}(a^2 + ab + b^2) - (\frac{a+b}{2})^2 = \frac{1}{12}(b-a)^2$.

例 9.39　设 $X \sim N(\mu, \sigma^2)$，求 $D(X)$.

解　$D(X) = \int_{-\infty}^{+\infty} [x - E(X)]^2 f(x) dx = \int_{-\infty}^{+\infty} (x-\mu)^2 \frac{1}{\sqrt{2\pi}\sigma} e^{-\frac{(x-\mu)^2}{2\sigma^2}} dx$

$\xrightarrow{\diamondsuit t = \frac{x-\mu}{\sigma}} \int_{-\infty}^{+\infty} (\sigma t)^2 \frac{1}{\sqrt{2\pi}\sigma} e^{-\frac{t^2}{2}} \sigma dt = -\frac{\sigma^2}{\sqrt{2\pi}} \int_{-\infty}^{+\infty} t d(e^{-\frac{t^2}{2}})$

$= -\frac{\sigma^2}{\sqrt{2\pi}} \left[(t e^{-\frac{t^2}{2}})\Big|_{-\infty}^{+\infty} - \int_{-\infty}^{+\infty} e^{-\frac{t^2}{2}} dt \right] = -\frac{\sigma^2}{\sqrt{2\pi}} \int_{-\infty}^{+\infty} e^{-\frac{t^2}{2}} dt = \sigma^2$

其标准差为 $\sqrt{D(X)} = \sigma$.

这表明，正态分布的另一个参数就是随机变量的标准差，因此正态分布是完全由数学期望和方差来决定的.

第八节 大数定律与中心极限定理

一、大数定理

前面我们提到过，某事件发生的频率具有稳定性. 实践中还发现，n 个随机变量的算术平均值，当 n 充分大时，也无限接近于一个常数. 在概率论中，用来阐明大量随机现象平均结果的稳定性的一系列定理统称为**大数定理**.

1. 切比雪夫不等式

若随机变量 X 有数学期望 $E(X)$ 和方差 $D(X)$，则对于任意给定的正数 ε，下列不等式成立

$$P(|X - E(X)| \geq \varepsilon) \leq \frac{D(X)}{\varepsilon^2} \tag{9-35}$$

或

$$P(|X - E(X)| < \varepsilon) > 1 - \frac{D(X)}{\varepsilon^2} \tag{9-36}$$

证 若 X 是离散型随机变量，事件 $|X - E(X)| \geq \varepsilon$ 表示随机变量 X 取一切满足不等式 $|x_i - E(X)| \geq \varepsilon$ 的可能值 x_i，设 $P_i = P(X = x_i)$，按概率加法定理得

$$P(|X - E(X)| \geq \varepsilon) = \sum_{|x_i - E(X)| \geq \varepsilon} P_i$$

因为 $|x_i - E(X)| \geq \varepsilon$，所以 $[x_i - E(X)]^2 \geq \varepsilon^2$，即

$$\frac{[x_i - E(X)]^2}{\varepsilon^2} \geq 1$$

故 $P(|X - E(X)| \geq \varepsilon) \leq \sum_{|x_i - E(X)| \geq \varepsilon} \frac{[X - E(X)]^2}{\varepsilon^2} P_i \leq \frac{1}{\varepsilon^2} \sum_i [x_i - E(X)]^2 P_i = \frac{D(X)}{\varepsilon^2}$

若 X 为连续型随机变量，则事件 $|X - E(X)| \geq \varepsilon$ 表示 X 取值落在 $[E(X)-\varepsilon, E(X)+\varepsilon]$ 之外，故有

$$P(|X - E(X)| \geq \varepsilon) = \int_{|X - E(X)| \geq \varepsilon} P(x)\mathrm{d}x$$

因为 $|X - E(X)| \geq \varepsilon$，所以 $[X - E(X)]^2 \geq \varepsilon^2$，即

$$\frac{[X - E(X)]^2}{\varepsilon^2} \geq 1$$

故 $\quad P(|X - E(X)| \geq \varepsilon) \leq \int_{|X - E(X)| \geq \varepsilon} \frac{[X - E(X)]^2}{\varepsilon^2} p(x)\mathrm{d}x$

$$\leq \frac{1}{\varepsilon^2} \int_{-\infty}^{+\infty} [X - E(X)]^2 p(x)\mathrm{d}x = \frac{D(X)}{\varepsilon^2}$$

2. 切比雪夫大数定理

设 $X_1, X_2, \cdots, X_n, \cdots$ 是由两两独立的随机变量所构成的序列，每一随机变量都有有限的方差，并且有公共上界，即存在某一常数 C，使得

$$D(X_i) \leqslant C \qquad (i = 1, 2, \cdots, n, \cdots)$$

则对任意的 $\varepsilon > 0$，恒有

$$\lim_{n \to \infty} P\left(\left| \frac{1}{n} \sum_{i=1}^{n} X_i - \frac{1}{n} \sum_{i=1}^{n} E(X_i) \right| < \varepsilon \right) = 1 \tag{9--37}$$

证 因为 $\{X_n\}$ 两两独立，故

$$D\left(\frac{1}{n} \sum_{i=1}^{n} X_i \right) = \frac{1}{n^2} \sum_{i=1}^{n} D(X_i) \leqslant \frac{C}{n}$$

对随机变量 $\dfrac{1}{n} \sum\limits_{i=1}^{n} X_i$ 应用切比雪夫不等式，得

$$P\left(\left| \frac{1}{n} \sum_{i=1}^{n} X_i - \frac{1}{n} \sum_{i=1}^{n} E(X_i) \right| < \varepsilon \right) \geqslant 1 - \frac{D\left(\frac{1}{n} \sum\limits_{i=1}^{n} X_i \right)}{\varepsilon^2} \geqslant 1 - \frac{c}{n\varepsilon^2}$$

所以

$$1 - \frac{c}{n\varepsilon^2} \leqslant P\left(\left| \frac{1}{n} \sum_{i=1}^{n} X_i - \frac{1}{n} \sum_{i=1}^{n} E(X_i) \right| < \varepsilon \right) \leqslant 1$$

于是

$$\lim_{n \to \infty} P\left(\left| \frac{1}{n} \sum_{i=1}^{n} X_i - \frac{1}{n} \sum_{i=1}^{n} E(X_i) \right| < \varepsilon \right) = 1$$

这个定理表明，当试验次数 n 很大时，随机变量 $X_1, X_2, \cdots, X_n$ 的算术平均值 $\overline{X}_n = \dfrac{1}{n} \sum\limits_{i=1}^{n} X_i$ 接近其数学期望值. 这个结果于 1866 年被俄国数学家切比雪夫所证明. 它是关于大数定理的一个相当普遍的结论，许多大数定理的古典结果是它的特例.

3. 贝努利大数定理

设 m 是 n 次贝努利试验中事件 A 出现的次数，p 是事件 A 在每次试验中出现的概率，则对任意 $\varepsilon > 0$，恒有

$$\lim_{n \to \infty} P\left(\left| \frac{m}{n} - p \right| < \varepsilon \right) = 1 \tag{9--38}$$

或

$$\lim_{n \to \infty} P\left(\left| \frac{m}{n} - p \right| \geqslant \varepsilon \right) = 0 \tag{9--39}$$

证 设 $X_i = \begin{cases} 1 & \text{第 } i \text{ 次试验出现 } A \\ 0 & \text{第 } i \text{ 次试验不出现 } A \end{cases}$ $(i = 1, 2, \cdots, n, \cdots)$，则 X_i 服从 0-1 分布，且 $P(X_i = 1) = p$，$P(X_i = 0) = q = 1 - p$. 它们的数学期望和方差分别为

$$E(X_i) = p, \quad D(X_i) = pq$$

因为 m 是 n 次贝努利试验中 A 出现的次数，所以它也是随机变量，且 $m = X_1 + X_2 + \cdots + X_n$.

因此 $\qquad E(m)=np$, $D(m)=npq$

又因为 $\qquad E(\dfrac{m}{n})=p$, $D(\dfrac{m}{n})=\dfrac{1}{n^2}\times npq=\dfrac{pq}{n}$

由切比雪夫不等式得

$$P(\left|\dfrac{m}{n}-p\right|<\varepsilon)>1-\dfrac{pq}{n\varepsilon^2}$$

而

$$P(\left|\dfrac{m}{n}-p\right|<\varepsilon)\leqslant 1$$

故

$$\lim_{n\to\infty}P(\left|\dfrac{m}{n}-p\right|<\varepsilon)=1$$

这个定理表明,当试验次数 n 无限增大时,事件 A 发生的频率 $f_n=\dfrac{m}{n}$ 与概率 p 有较大偏差的可能性很小. 正因为这种稳定性,概率的概念才有客观意义. 该定理还提供了通过试验来确定概率的方法,即把某事件发生的频率作为相应概率的估计,这种方法称为**参数估计**,它是数理统计主要研究的内容之一,参数估计的重要理论基础之一就是大数定理.

二、中心极限定理

设 $X_1,X_2,\cdots,X_n,\cdots$ 是两两相互独立的随机变量序列,且具有相同有限的数学期望和方差: $E(X_i)=\mu$, $D(X_i)=\sigma^2\neq 0$ ($i=1,2,\cdots,n,\cdots$),则随机变量

$$Y_n=\dfrac{\sum\limits_{i=1}^{n}X_i-n\mu}{\sqrt{n}\sigma}$$

的分布函数 $F_n(x)$ 对任意 x 满足

$$\lim_{n\to\infty}F_n(x)=\lim_{n\to\infty}P(\dfrac{\sum\limits_{i=1}^{n}X_i-n\mu}{\sqrt{n}\sigma}<x)=\lim_{n\to\infty}P(\dfrac{\dfrac{1}{n}\sum\limits_{i=1}^{n}X_i-\mu}{\sigma/\sqrt{n}}<x)=\int_{-\infty}^{x}\dfrac{1}{\sqrt{2\pi}}e^{-\frac{t^2}{2}}\,dt \qquad (9-40)$$

中心极限定理说明,我们所讨论的随机变量,如果可以表示为大量独立的随机变量之和,而其中每一个分量在总和所起的作用都很微小,那么作为总和的那个随机变量便近似地服从正态分布.

例 9.40 某车间有 200 台车床,它们是独立工作的,开工率为 0.6,开工时耗电各为 1 kW·h ,试问需要供给这个车间多少电力才能以 99.9% 的概率保证这个车间的用电?

解 这是一个 $n=200$ 的贝努利试验, A 表示工作,设 X 表示某时刻工作着的机床数,则

$$X\sim B(200,0.6)$$

所求问题是确定一个最小正整数 r ,使

$$P(0\leqslant x\leqslant r)=\sum_{k=0}^{r}C_{200}^k 0.6^k 0.4^{200-k}\geqslant 0.999$$

对此直接计算是很困难的，我们可以利用中心极限定理计算这个概率，设

$$X_k = \begin{cases} 1 & \text{第 } k \text{ 台机床工作} \\ 0 & \text{第 } k \text{ 台机床不工作} \end{cases} \quad (k=1,2,\cdots,200)$$

则

$$X = X_1 + X_2 + \cdots + X_{200}$$

$$E(X) = np = 200 \times 0.6 = 120$$
$$D(X) = npq = 200 \times 0.6 \times 0.4 = 48$$

由中心极限定理知：X 近似服从 $N(120, \sqrt{48}^2)$，故

$$P(0 \leqslant X \leqslant r) = \Phi(\frac{r-120}{\sqrt{48}}) - \Phi(\frac{0-120}{\sqrt{48}}) \geqslant 0.999$$

查表得

$$\frac{r-120}{\sqrt{48}} = 3.1$$

所以

$$r = 141$$

这个结果表明，若供电 141 kW·h，那么由于供电不足影响生产的可能性小于 0.001，即 99.9% 的概率保证了这个车间的用电

习 题 九

1. 从医院外科医师中任选一名医师．设 A："选出是男医师"；B："选出的是不抽烟的医师"；C："选出的是 1986 年医疗系毕业的医师"．问

（1）$\overline{A}BC, A\overline{B}\,\overline{C}, \overline{A}\,\overline{B}C$ 各表示什么事件？

（2）在什么情况下 $ABC = A$？

（3）若 $\overline{A} = B$，能否说明该院外科男医生都抽烟？

2. 给 5 个病人做诊断，设 $A_i(i=0,1,2,\cdots,5)$ 表示至少给 i 个人做出正确诊断，试用事件运算式表示

（1）恰好给 2 个病人做出正确诊断；

（2）至多给 4 个病人做出正确诊断．

3. 若 A,B,C,D 是四个随机事件，试用这四个事件表示下列各事件

（1）这四个事件至少发生一个；

（2）恰好发生两个；

（3）至少发生两个；

（4）四个事件都不发生；

（5）至多发生一个．

4. 把 a,b,c,d,e 五个字母任意排列，求 a 和 b 排在一起的概率．

5. 某产品 40 件，其中有次品 3 件，现从中任取 3 件，求其中至少有 1 件次品的概率．

6. 一批产品共 N 件，其中有 M 件次品，从这批产品中任取 n 件，求其中恰有 m 件次品的概率 $(M < N, n < N, m \leqslant M, n - m \leqslant N - M)$.

7. 设某地区有 A, B, C 三种常见的慢性病，已知该地区的老年人患 A, B, C 三种疾病的概率分别是 0.3，0.2，0.15，患 A 且 B，B 且 C，C 且 A 病的概率分别为 0.1，0.08，0.04. 又已知 A, B, C 三种病至少患其中一种病的概率为 0.45，试问该地区的老年人 A, B, C 三种病都患的概率是多少？

8. 设某种动物从出生起能活到 20 岁的概率是 0.8，活到 25 岁的概率为 0.4，试问现年 20 岁的这种动物能活到 25 岁的概率是多少？

9. 某种病第一次发病时引起心肌损害的概率是 0.3；若第一次未引起心肌损害，第二次复发时引起心肌损害的概率是 0.5；若第二次仍未引起心肌损害，第三次发病时引起心肌损害的概率是 0.8. 某人患这种病已三次，他的心肌受损害的概率是多少？

10. 在有三个孩子的家庭中，已知有一个是女孩，求至少有一个男孩的概率.

11. 假如某人群中患肺结核病的概率为 0.3%，患沙眼病的概率为 4%，现从该人群中随机抽查一人，问此人
   (1) 患肺结核病又患沙眼病的概率是多少？
   (2) 不患肺结核病也不患沙眼病的概率是多少？
   (3) 至少患其中一种病的概率是多少？

12. 设一个仓库中，有 10 箱同样规格的产品，其中 5 箱、3 箱、2 箱依次是甲厂、乙厂、丙厂生产的，且甲厂、乙厂、丙厂生产的该产品的次品率分别为 $\dfrac{1}{10}, \dfrac{1}{15}, \dfrac{1}{20}$，从这 10 箱产品中任取一箱，再从取得的这箱中任取一件产品，求取得正品的概率.

13. 某射手对飞机进行三次独立射击，第一次射击命中率为 0.3，第二次命中率为 0.4，第三次命中率为 0.6，命中飞机一次而击落飞机的概率为 0.2，命中飞机两次而击落飞机的概率为 0.6，若三次命中则飞机必然被击落，求射击三次而击落飞机的概率.

14. 有朋友自远方来访，他乘火车、轮船、汽车、飞机来的概率分别为 0.3，0.2，0.1，0.4. 如果他乘火车、轮船、汽车来的话，迟到的概率分别是 $\dfrac{1}{4}, \dfrac{1}{3}, \dfrac{1}{12}$，而乘飞机不会迟到. 结果他迟到了，试问他乘火车来的概率是多少？

15. 已知某地区 3% 的男人，0.8% 的女人是色盲者，该地区男女之比是 13：12，现随机抽查 1 人，发现是色盲者，这人是男人的概率是多少？

16. 某气象站天气预报的准确率为 80%，计算 5 次预报中恰有 4 次准确的概率.

17. 设炮兵使用某型号高射炮，每门炮射一发击中敌机的概率为 0.6，现有若干门炮同时发射（每炮射一发），问欲以 99% 的把握击中敌机，至少需配置几门炮？

18. 袋中有 7 个球，其中白球 4 个，黑球 3 个，有放回地取 3 次，每次取 1 个，求恰有 2 个白球的概率.

19. 假如蚕豆种的发芽率都是 0.9，当播下 6 粒种子时，试计算恰好有 4 粒发芽的概率是多少？

20. 某地区的胃癌发病率是 0.01%，现普查 5 万人，试问：(1) 其中没有发现胃癌患者的概率是多少？ (2) 发现不多于 5 个人患胃癌的概率是多少？

21. 已知连续型随机变量 X 的密度函数为

$$f(x) = \begin{cases} kx^2 & 0 \leqslant x < 1 \\ 0 & \text{其他} \end{cases}$$

求：(1) 常数 k；(2) X 落在区间 $(0.1, 0.7)$ 内的概率.

22. 已知 $X \sim N(0,1)$，求

(1) $P(X = 1.23)$；   (2) $P(X < 2.08)$；   (3) $P(X \geqslant -0.09)$；

(4) $P(2.15 < X < 5.12)$；   (5) $P(|X| < 1.96)$.

23. 设 $X \sim N(1.5, 2^2)$，求

(1) $P(X < -4)$；   (2) $P(X > 2)$；   (3) $P(|X| < 3)$.

24. 设某地区成人男子血红细胞数的数学期望及标准差分别为 537.8 和 43.9（万/mm³），试估计血红细胞数在 493.9 到 581.7（万/mm³）之间的概率是多少？

25. 盒中 5 个球（3 个白球，2 个黑球），从中任取 2 个球，求取得"白球数" X 的数学期望和方差.

26. 设连续型随机变量的密度函数为

$$f(x) = \frac{1}{2} e^{-|x|} \qquad (-\infty < x < +\infty)$$

求 $E(X)$，$D(X)$.

第十章

数理统计初步

第九章我们研究了随机变量及其概率分布和数字特征等，但在实际问题中，一般事前不知道随机变量的概率分布或数字特征. 数理统计就是以概率论为基础应用随机现象本身的规律性来考虑资料的收集、整理和分析，从而找出相应的随机变量的分布律或它的数字特征. 简要地说，数理统计是以局部观测资料的统计特性来推断随机现象整体统计特性的一门科学. 数理统计研究的内容随着科学技术和生产的不断发展而逐步扩大，大体可分为两大类：① 试验的设计和研究，即研究如何更合理更有效地获得观察资料的方法；② 统计推断，即研究如何利用一定的资料对所关心的问题作出尽可能精确、可靠的结论. 本章只介绍统计推断中参数估计、假设检验、方差分析和相关与回归分析的部分内容.

第一节　抽样分布

一、总体与样本

1. 总体与个体

在数理统计中通常把被研究对象的全体称为**总体**（population）或**母体**，而把组成母体的每个考察对象称为**个体**. 从集合的观点来看，总体是一个集合，个体是集合中的元素. 例如考察一批砖的抗压强度，全部砖的抗压强度就是总体，每块砖的抗压强度就是个体. 总体又分无限总体和有限总体，由无限个个体组成的总体称为**无限总体**，否则称**有限总体**. 任何一个总体，都可以用一个随机变量表示.

2. 样本

在生产实践和科学研究中，一个很重要的方法就是从总体中抽取一部分个体来进行观察和研究，从而对总体的特征作出推断. 这种从总体中抽取出一部分个体的过程称为**抽样**. 在一个总体 X 中，抽取 n 个个体 X_1, X_2, $\cdots$, X_n，这 n 个个体称为总体 X 的一个**样本**（sample）. 样本中所含的个体数目称为**样本容量**（size of sample）. 由于 X_i $(i=1,\ 2,\ \cdots,\ n)$ 是从总体 X 中随机抽取的可能结果，故可看做 n 个随机变量. 进行一次抽样后，得到一组观测值，记为 x_1, x_2, $\cdots$, x_n，它们是样本 X_1, X_2, $\cdots$, X_n 在一次具体抽样后的观测值，称为**样本值**.

3. 抽样方式

抽样的目的是为了对总体的分布律进行各种分析推断，因而要求抽取的样本能很好地反映总体的特性，通常需满足下面两点要求.

（1）代表性：样本的每个分量 X_i 都与总体 X 有相同的概率分布.

（2）独立性：X_1，X_2，…，X_n 为相互独立的随机变量，即每个观测结果既不影响其他观测结果，也不受其他观测结果的影响.

满足上述两点要求的样本称为**简单随机样本**. 获得简单随机样本的抽样方法称**简单随机抽样**. 以后如果不作特殊声明，都是指简单随机抽样. 下面介绍几种常见的抽样方法.

（1）单纯随机抽样：单纯随机抽样是一种等概率抽样，即总体中每一个个体都有相等的机会被抽取. 对有限总体，一般需要采用有返回抽取方法，但在总体中的个体数相对于抽取的样本容量大得多时，可近似采用无返回抽样，具体实施方法有抽签法、随机数表法等.

（2）机械抽样：机械抽样是按一定的顺序和间隔抽取个体组成样本的方法.

（3）分层抽样：分层抽样是先把全体研究对象分成互不重叠的若干类型、部分或区域（在统计上称为"层"）然后在各层中随机抽样.

（4）整群抽样：整群抽样是先把研究的全体对象分成若干个互不重叠的集合，此时称为"群"，每个群内所包含的个体数可以相等也可以不等.

用单纯随机抽样得到的样本是简单随机样本，而其他三种抽样所得到的样本均为非简单随机样本.

二、统计量

样本是总体的代表和反映，但我们进行抽样得到样本值后，并不能直接利用样本值对总体进行推断，而需要对样本进行一番"加工"，把所包含的关于我们所关心的事物信息集中起来. 这便是针对不同的问题，构造出样本 X_1，X_2，…，X_n 的某种函数. 这种函数称为**统计量**（statistic）. 一个统计量是 n 个随机变量的函数，因此它也是一个随机变量，但统计量中不能包含任何未知参数.

例如，X_1，X_2，…，X_n 是从正态总体 $N(\mu, \sigma^2)$ 中抽取的一个 n 维样本，当 μ，σ^2 是未知参数时，$\overline{X} = \frac{1}{n}\sum_{i=1}^{n} X_i$，$S^2 = \frac{1}{n-1}\sum_{i=1}^{n}(X_i - \overline{X})^2$ 都是统计量，而 $Y = \frac{1}{\sigma}\sum_{i=1}^{n} X_i$，$Z = \frac{\overline{X} - \mu}{\sigma}$ 都不是统计量，因为它们含有未知参数.

下面先介绍一些常用的统计量.

1. 样本的均数

设（X_1，X_2，…，X_n）是从总体 X 中抽取的一个容量为 n 的样本，称统计量

$$\overline{X} = \frac{1}{n}\sum_{i=1}^{n} X_i \tag{10-1}$$

为**样本均数**.

2. 样本的方差

设（X_1，X_2，…，X_n）是总体 X 的一个样本，称

$$S^2 = \frac{1}{n-1}\sum_{i=1}^{n}(X_i - \overline{X})^2 \tag{10-2}$$

为**样本方差**，称 $S = \sqrt{\frac{1}{n-1}\sum_{i=1}^{n}(X_i - \overline{X})^2}$ 为**样本标准差**.

3. 原点矩和中心矩

设 (X_1, X_2, ···, X_n) 是从总体 X 中抽取的一个样本，称统计量

$$v_k = \frac{1}{n}\sum_{i=1}^{n} X_i^k \quad (k=1, 2, \cdots) \tag{10-3}$$

为 k 阶原点矩（或 k 阶矩），称统计量

$$\mu_k = \frac{1}{n}\sum_{i=1}^{n} (X_i - \overline{X})^k \quad (k=1, 2, \cdots) \tag{10-4}$$

为 k 阶中心矩.

应当注意，在式（10-1）到式（10-4）中，对于样本值 x_1, x_2, ···, x_n, 上述统计量均为确定的数值. 习惯上仍称为样本均值、样本方差、k 阶矩和 k 阶中心矩. 为了方便起见，以后对样本 X_i 和样本值 x_i 用同一符号 x_i 表示，即 x_1, x_2, ···, x_n 有两重意义：既可以表示容量为 n 的样本，此时理解为 n 个随机变量；也可以表示一次具体抽样后的样本值. 同样，对统计量及相应的观测值也采用相同的符号表示，一般采用小写记号，即 $\overline{x}$, s^2, s, v_k, μ_k.

对于（10-2）式，可采用下面公式

$$s^2 = \frac{1}{n-1}\left(\sum_{i=1}^{n} x_i^2 - n\overline{x}^2\right) = \frac{1}{n-1}\left[\sum_{i=1}^{n} x_i^2 - \frac{1}{n}\left(\sum_{i=1}^{n} x_i\right)^2\right] \tag{10-5}$$

例 10.1 测得 10 名正常男子空腹血糖值（mg%）分别为：93，102，110，102，98，109，92，97，100，103，计算这个样本的均值、方差、标准差.

解 按由小到大顺序排列样本值并编制表 10-1.

表 10-1 例 10.1 的样本值

x_i	92	93	97	98	100	102	102	103	109	110
x_i^2	8 464	8 649	9 409	9 604	10 000	10 404	10 404	10 609	11 881	12 100

$$\sum_{i=1}^{10} x_i = 1\,006, \quad \sum_{i=1}^{10} x_i^2 = 101\,524$$

$$\overline{x} = \frac{1}{10}\sum_{i=1}^{10} x_i = 100.6$$

$$s^2 = \frac{1}{9}\left(\sum_{i=1}^{10} x_i^2 - 10\overline{x}^2\right) = 35.6$$

$$s = \sqrt{35.6} = 5.97$$

三、抽样分布

统计量的概率分布称为**抽样分布**. 一般来说，要确定一个统计量的概率分布是非常困难的，但对一些特殊情形，如总体 X 服从正态分布时，其统计量的概率分布的数学分析比较容易，另一方面，在许多领域特别是生命科学中遇到最多的是正态分布，因此研究从正态总体中抽取样本的统计量分布是十分重要的.

1. 正态总休样本的线性函数的分布

定理 10.1 设总体 $X \sim N(\mu, \sigma^2)$，x_1，x_2，$\cdots$，x_n 是 X 的一个样本且相互独立，则统计量

$$Y = c_1 x_1 + c_2 x_2 + \cdots + c_n x_n \tag{10-6}$$

服从正态分布. 其均值和方差分别为

$$E(Y) = \mu \sum_{i=1}^{n} c_i$$

$$D(Y) = \sigma^2 \sum_{i=1}^{n} c_i^2$$

推论 1 设总体 $X \sim N(\mu, \sigma^2)$，x_1，x_2，$\cdots$，x_n 是它的一个样本，则统计量

$$\bar{x} = \frac{1}{n} \sum_{i=1}^{n} x_i \sim N(\mu, \frac{\sigma^2}{n}) \tag{10-7}$$

推论 2 设总体 $X \sim N(\mu, \sigma^2)$，则统计量

$$U = \frac{\bar{x} - \mu}{\sigma / \sqrt{n}} \sim N(0, 1). \tag{10-8}$$

2. χ^2 分布

设随机变量 x_1，x_2，$\cdots$，x_n 相互独立，并且都服从标准正态分布 $N(0, 1)$，则称随机变量

$$\chi^2 = x_1^2 + x_2^2 + \cdots + x_n^2 \tag{10-9}$$

服从自由度为 n 的 χ^2 **分布**（χ^2-distribution），记为 $\chi^2 \sim \chi^2(n)$. 其概率密度函数为

$$f(x) = \begin{cases} \dfrac{1}{2^{\frac{n}{2}} \Gamma(\frac{n}{2})} x^{\frac{n}{2}-1} \cdot e^{-\frac{x}{2}} & x > 0 \\ \\ 0 & x \leqslant 0 \end{cases} \tag{10-10}$$

χ^2 分布的概率密度曲线如图 10-1 所示. 从图中可以看出，当 n 越小时曲线越偏，偏向左侧；当 n 适当大时，曲线接近对称，近似于正态分布曲线.

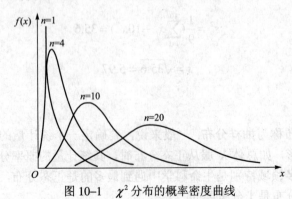

图 10-1 χ^2 分布的概率密度曲线

定理 10.2 设 $X \sim \chi^2(n)$，则
$$E(x) = n, \quad D(x) = 2n$$

定理 10.3 设 $X_1 \sim \chi^2(n_1)$，$X_2 \sim \chi^2(n_2)$，且 X_1 与 X_2 相互独立，则
$$X_1 + X_2 \sim \chi^2(n_1 + n_2)$$

推论 1 设 X_1，X_2，$\cdots$，X_k 相互独立，且分别服从自由度为 n_1，n_2，$\cdots$，n_k 的 χ^2 分布，则
$$Y = X_1 + X_2 + \cdots + X_k \sim \chi^2 \ (n_1 + n_2 + \cdots + n_k)$$

推论 2 设 $X = X_1 + X_2$，已知 X_1 和 X_2 相互独立，并且 $X \sim \chi^2(n)$，$X_1 \sim \chi^2(n_1)$，则
$$X_2 \sim \chi^2(n - n_1)$$

例 10.2 设总体 X 服从正态分布 $N(\mu, \dfrac{\sigma^2}{n})$，$\mu$ 是已知常数，X_1，X_2，$\cdots$，X_n 是从该总体中抽取的一个容量为 n 的简单随机样本．求统计量
$$\chi^2 = \sum_{k=1}^{n} (X_k - \mu)^2 \tag{10-11}$$
的概率密度函数．

解 因为 $X_k \sim N(\mu, \sigma^2)$，作变换
$$Y_k = \frac{x_k - \mu}{\sigma} \quad (k = 1, 2, \cdots, n)$$

显然 Y_1，Y_2，$\cdots$，Y_n 相互独立，且都服从标准正态分布 $N(0, 1)$，由 χ^2 分布定义知
$$\frac{\chi^2}{\sigma^2} = \sum_{k=1}^{n} (\frac{x_k - \mu}{\sigma})^2 = \sum_{k=1}^{n} Y_k^2$$

服从自由度为 n 的 χ^2 分布．由此易得统计量式（10-10）的概率密度函数为
$$f(x) = \begin{cases} \dfrac{1}{2^{\frac{n}{2}} \sigma^n \Gamma(\frac{n}{2})} e^{-\frac{x}{2\sigma^2}} \cdot x^{\frac{n}{2} - 1} & x > 0 \\ 0 & x \leqslant 0 \end{cases}$$

由式（10-11）定义的统计量通常叫做 χ^2 **统计量**．

定理 10.4 设总体 $X \sim N(\mu, \sigma^2)$，x_1，x_2，$\cdots$，x_n 是它的一个样本，$\bar{x}$ 与 s^2 表示样本均值和方差．则

（1）$\bar{x}$ 与 s^2 相互独立；

（2）统计量 $\dfrac{(n-1)s^2}{\sigma^2} \sim \chi^2(n-1)$．

证 仅对结论（2）进行证明．
$$s^2 = \frac{1}{n-1} \sum_{i=1}^{n} (x_i - \bar{x})^2 = \frac{1}{n-1} \sum_{i=1}^{n} [(x_i - \mu) - (\bar{x} - \mu)]^2$$
$$= \frac{1}{n-1} \left[\sum_{i=1}^{n} (x_i - \mu)^2 - 2\sum_{i=1}^{n} (x_i - \mu)(\bar{x} - \mu) + \sum_{i=1}^{n} (\bar{x} - \mu)^2 \right]$$
$$= \frac{1}{n-1} \left[\sum_{i=1}^{n} (x_i - \mu)^2 - n(\bar{x} - \mu)^2 \right]$$

故
$$\frac{(n-1)s^2}{\sigma^2} = \sum_{i=1}^{n}(\frac{x_i - \mu}{\sigma})^2 - (\frac{\bar{x} - \mu}{\sigma/\sqrt{n}})^2$$

由例 10.2 知
$$\sum_{i=1}^{n}(\frac{x_i - \mu}{\sigma})^2 \sim \chi^2(n)$$

由式（10–8）知
$$\frac{\bar{x} - \mu}{\sigma/\sqrt{n}} \sim N(0, \ 1)$$

由 χ^2 分布定义有
$$(\frac{\bar{x} - \mu}{\sigma/\sqrt{n}})^2 \sim \chi^2(1)$$

根据定理 10.4 结论（1）知 $\bar{x}$ 与 s^2 相互独立，所以 $\frac{(n-1)s^2}{\sigma^2}$ 和 $(\frac{\bar{x} - \mu}{\sigma/\sqrt{n}})^2$ 也相互独立. 由定理 10.3 推论 2 知
$$\frac{(n-1)s^2}{\sigma^2} \sim \chi^2(n-1).$$

3. t 分布

设 $X \sim N(0, \ 1)$ 和 $Y \sim \chi^2(n)$，并且 X 和 Y 相互独立，则称随机变量
$$T = \frac{X}{\sqrt{Y/n}} \qquad (10\text{–}12)$$

服从自由度为 n 的 **t 分布**（t-distribution），记为 $T \sim t(n)$. 其概率密度函数为

$$f(x) = \frac{\Gamma(\frac{n+1}{2})}{\sqrt{n\pi}\,\Gamma(\frac{n}{2})}(1 + \frac{x^2}{n})^{-\frac{n+1}{2}} \quad (10\text{–}13)$$

图 10–2 给出了 $t(n)$ 的密度函数图像，从图像可以看出，曲线关于纵坐标轴对称，当 n 无限增大时，t 分布将趋近于标准正态分布，事实上，

$$\lim_{n\to\infty}(1 + \frac{x^2}{n})^{-\frac{n+1}{2}} = e^{-\frac{x^2}{2}}$$

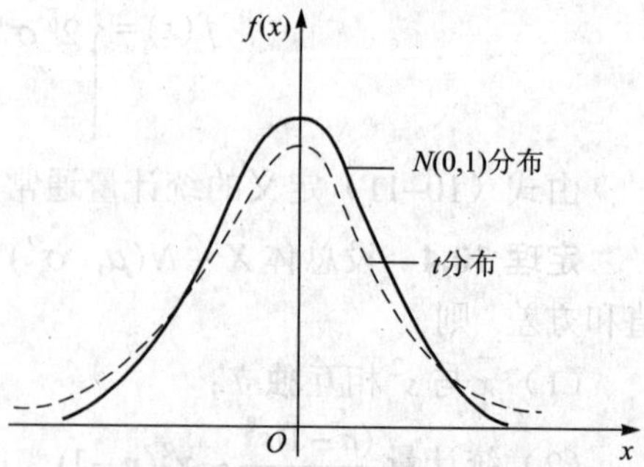

定理 10.5 设 $X \sim t(n)$，如果 $n > 2$，则
$$E(x) = 0, \ D(x) = \frac{n}{n-2}$$

定理 10.6 设总体 $X \sim N(\mu, \ \sigma^2)$，则统计量
$$T = \frac{\bar{x} - \mu}{s/\sqrt{n}} \sim t(n-1) \qquad (10\text{–}14)$$

图 10–2 $t(n)$ 的密度函数

式中，$\bar{x}$ 为样本均值；s^2 为样本方差；n 为样本容量.

证 由式（10–8）知

$$\frac{\overline{x}-\mu}{\sigma / \sqrt{n}} \sim N(0, 1)$$

由定理 10.4 知

$$\frac{(n-1)s^2}{\sigma^2} \sim \chi^2(n-1)$$

且 $\overline{x}$ 与 s^2 相互独立，所以 $\dfrac{\overline{x}-\mu}{\sigma / \sqrt{n}}$ 和 $\dfrac{(n-1)s^2}{\sigma^2}$ 也相互独立，则由 t 分布的定义知，统计量

$$T = \frac{\dfrac{\overline{x}-\mu}{\sigma / \sqrt{n}}}{\sqrt{\dfrac{(n-1)s^2}{\sigma^2} \Big/ (n-1)}} \sim t(n-1)$$

即

$$T = \frac{\overline{x}-\mu}{s / \sqrt{n}} \sim t(n-1).$$

定理 10.7　设总体 $X \sim N(\mu_1, \ \sigma^2)$，总体 $Y \sim N(\mu_2, \ \sigma^2)$，则统计量

$$\frac{(\overline{x}-\overline{y}) - (\mu_1 - \mu_2)}{\sqrt{\dfrac{(n_1-1)s_1^2 + (n_2-1)s_2^2}{n_1+n_2-2}\left(\dfrac{1}{n_1}+\dfrac{1}{n_2}\right)}} \sim t(n_1 + n_2 - 2). \tag{10-15}$$

式中，n_1 和 n_2 分别为总体 X 和 Y 的样本容量；$\overline{x}$ 和 $\overline{y}$ 分别是两个总体的样本均值；s_1^2 和 s_2^2 分别是两个总体的样本方差.

证　由定理 10.1　推论 1 知

$$\overline{x} \sim N(\mu_1, \ \frac{\sigma^2}{n_1}), \quad \overline{y} \sim N(\mu_2, \frac{\sigma^2}{n_2})$$

由正态分布的再生性知

$$\overline{x}-\overline{y} \sim N(\mu_1 - \mu_2, \ \sigma^2(\frac{1}{n_1}+\frac{1}{n_2}))$$

故统计量

$$U = \frac{(\overline{x}-\overline{y}) - (\mu_1 - \mu_2)}{\sigma \sqrt{\dfrac{1}{n_1}+\dfrac{1}{n_2}}} \sim N(0, 1)$$

由定理 10.4 知

$$\frac{(n_1-1)s_1^2}{\sigma^2} \sim \chi^2(n_1-1), \quad \frac{(n_2-1)s_2^2}{\sigma^2} \sim \chi^2(n_2-1)$$

因为 $\dfrac{(n_1-1)s_1^2}{\sigma^2}$ 和 $\dfrac{(n_2-1)s_2^2}{\sigma^2}$ 独立，由定理 10.3 知

$$V = \frac{(n_1-1)s_1^2}{\sigma^2} + \frac{(n_2-1)s_2^2}{\sigma^2} \sim \chi^2(n_1+n_2-2).$$

由定理 10.4　结论（1）知 $\overline{x}$ 与 s_1^2 相互独立，$\overline{y}$ 与 s_2^2 独立，故统计量 U 与 V 也独立，由 t 分布定义知

$$T = \frac{U}{\sqrt{V/(n_1 + n_2 - 2)}} \sim t(n_1 + n_2 - 2)$$

即

$$\frac{\dfrac{(\bar{x} - \bar{y}) - (\mu_1 - \mu_2)}{\sigma\sqrt{\dfrac{1}{n_1} + \dfrac{1}{n_2}}}}{\sqrt{\dfrac{\dfrac{(n_1 - 1)s_1^2}{\sigma^2} + \dfrac{(n_2 - 1)s_2^2}{\sigma^2}}{n_1 + n_2 - 2}}} \sim t(n_1 + n_2 - 2)$$

化简得

$$\frac{(\bar{x} - \bar{y}) - (\mu_1 - \mu_2)}{\sqrt{\dfrac{(n_1 - 1)s_1^2 + (n_2 - 1)s_2^2}{n_1 + n_2 - 2}\left(\dfrac{1}{n_1} + \dfrac{1}{n_2}\right)}} \sim t(n_1 + n_2 - 2)$$

推论 设总体 X 和 Y 服从同一正态分布 $N(\mu, \sigma^2)$，则统计量

$$\frac{\bar{x} - \bar{y}}{\sqrt{\dfrac{(n_1 - 1)s_1^2 + (n_2 - 1)s_2^2}{n_1 + n_2 - 2}\left(\dfrac{1}{n_1} + \dfrac{1}{n_2}\right)}} \sim t(n_1 + n_2 - 2) \tag{10-16}$$

4. F 分布

设 X 和 Y 是相互独立的 χ^2 分布随机变量，自由度分别为 n_1 和 n_2，则称随机变量

$$F = \frac{X/n_1}{Y/n_2} \tag{10-17}$$

服从自由度为 (n_1, n_2) 的 **F 分布**（F-distribution），记为 $F \sim F(n_1, n_2)$. 其概率密度函数为

$$f(x) = \begin{cases} \dfrac{\Gamma\left(\dfrac{n_1 + n_2}{2}\right)}{\Gamma\left(\dfrac{n_1}{2}\right)\Gamma\left(\dfrac{n_2}{2}\right)}\left(\dfrac{n_1}{n_2}\right)^{\frac{n_1}{2}} \dfrac{x^{\frac{n_1}{2} - 1}}{\left(1 + \dfrac{n_1}{n_2}x\right)^{\frac{n_1 + n_2}{2}}} & x > 0 \\ \\ 0 & x \leqslant 0 \end{cases}$$

F 分布的密度分布曲线如图 10-3 所示.

F 分布的性质：

（1）如果 $X \sim F(n_1, n_2)$，则 $\dfrac{1}{X} \sim F(n_2, n_1)$.

（2）$F(1, n)$ 与 $t^2(n)$ 具有相同的分布.

事实上，由定义知 $T = \dfrac{X}{\sqrt{Y/n}} \sim t(n)$. 因为

$X \sim N(0, 1)$，由 χ^2 分布的定义知 $X^2 \sim \chi^2(1)$，又因为 $Y \sim \chi^2(n)$ 且 X^2 与 Y 独立，由 F 分布的定义知 $\dfrac{X^2}{Y/n} \sim F(1, n)$，即

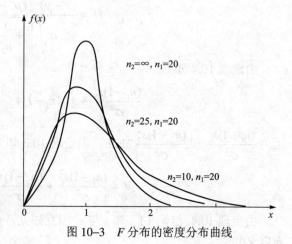

图 10-3 F 分布的密度分布曲线

$T^2 \sim F(1, n)$，表示 $t^2(n)$ 与 $F(1, n)$ 有相同的概率分布.

定理 10.8 设 $X \sim F(m, n)$，则

$$E(X) = \frac{n}{n-2} \qquad (n > 2)$$

$$D(X) = \frac{n^2(2m+2n-4)}{m(n-2)^2(n-4)} \qquad (n > 4)$$

定理 10.9 设总体 $X \sim N(\mu_1, \sigma_1^2)$，总体 $Y \sim N(\mu_2, \sigma_2^2)$，则统计量

$$F = \frac{s_1^2/\sigma_1^2}{s_2^2/\sigma_2^2} \sim F(n_1-1, n_2-1)$$

式中，n_1 和 n_2 分别是总体 X 和 Y 的样本容量；$\bar{x}$ 和 $\bar{y}$ 分别是两个总体的样本均值；s_1^2 和 s_2^2 分别是两个总体的样本方差.

证 由定理 10.4 结论（2）知

$$\frac{(n_1-1)s_1^2}{\sigma_1^2} \sim \chi^2(n_1-1), \quad \frac{(n_2-1)s_2^2}{\sigma_2^2} \sim \chi^2(n_2-1)$$

因为 s_1^2 和 s_2^2 独立，所以 $\dfrac{(n_1-1)s_1^2}{\sigma_1^2}$ 和 $\dfrac{(n_2-1)s_2^2}{\sigma_2^2}$ 也独立，由 F 分布的定义知

$$\frac{\dfrac{(n_1-1)s_1^2}{\sigma_1^2}\bigg/(n_1-1)}{\dfrac{(n_2-1)s_2^2}{\sigma_2^2}\bigg/(n_2-1)} \sim F(n_1-1, n_2-1)$$

即

$$\frac{s_1^2/\sigma_1^2}{s_2^2/\sigma_2^2} \sim F(n_1-1, n_2-1).$$

推论 设总体 $X \sim N(\mu_1, \sigma^2)$，总体 $Y \sim N(\mu_2, \sigma^2)$，则统计量

$$F = \frac{s_1^2}{s_2^2} \sim F(n_1-1, n_2-1)$$

第二节 参数估计

在前面学习的各种随机变量的分布中，往往都含有一些参数，例如正态分布 $N(\mu, \sigma^2)$，含有两个参数 μ 和 σ^2，泊松分布含有一个参数 λ 等. 只要这些参数确定了，相应的分布就确定下来. 在应用抽样方法解决实际问题时，常常通过理论分析和经验积累，能够确定总体分布类型，但其参数是未知的，当抽样后，得到一组样本观测值，用这组样本值来估计总体中的未知参数的方法称**参数估计**（parameter estimation）. 参数估计包括点估计和区间估计.

一、参数的点估计

1. 点估计的概念

设 θ 为总体的待估计参数，用样本 $x_1, x_2, \cdots, x_n$ 所确定的一个统计量 $\hat{\theta} = \hat{\theta}(x_1, x_2, \cdots, x_n)$ 来

估计 θ，则称 $\hat{\theta}$ 为 θ 的**点估计量**. 因为 $\hat{\theta}$ 是 x_1，x_2，$\cdots$，x_n 的函数，所以点估计量也是随机变量. 如果将样本的一组观测值代入 $\hat{\theta}$ 中，所得到的具体数值称为 θ 的**点估计值**. 这种由样本所确定的统计量作为总体未知参数的估计值的方法称为参数的**点估计**.

2. 点估计的方法

（1）矩法：这是一种古典的估计方法，既然样本来自总体，样本的数字特征在一定程度上反映总体相应的数字特征. 人们用样本的各阶矩，作为总体各阶矩的估计，进而求出总体未知参数的方法称为**矩法**.

前面我们已经给出了 k 阶原点矩和 k 阶中心矩的概念，而样本的数字特征可以用矩来表示，例如数学期望是一阶原点矩，方差是二阶中心矩. 通常用样本均值 $\bar{x}$ 与样本二阶中心矩 $\frac{1}{n}\sum_{i=1}^{n}(x_i - \bar{x})^2$ 分别作为总体均值与方差的估计.

设总体 X 的均值 $E(X) = \mu$ 及方差 $D(X) = \sigma^2$，$\hat{\mu}$ 与 $\widehat{\sigma^2}$ 分别为 μ 及 σ^2 的矩法估计，则

$$\hat{\mu} = \bar{x} = \frac{1}{n}\sum_{i=1}^{n}x_i \tag{10-18}$$

$$\widehat{\sigma^2} = \frac{1}{n}\sum_{i=1}^{n}(x_i - \bar{x})^2 \tag{10-19}$$

例 10.3 设 x_1，x_2，$\cdots$，x_n 是取自均匀分布

$$f(x; \theta) = \begin{cases} \dfrac{1}{\theta} & 0 < x < \theta \\ 0 & \text{其他} \end{cases}$$

的样本，试求 θ 的矩估计.

解 因为

$$\mu = \int_{-\infty}^{+\infty} x f(x; \theta)\mathrm{d}x = \frac{1}{\theta}\int_0^{\theta} x \mathrm{d}x = \frac{\theta}{2}$$

由矩法知

$$\frac{\hat{\theta}}{2} = \hat{\mu} = \frac{1}{n}\sum_{i=1}^{n}x_i = \bar{x}$$

解之得 θ 的矩估计为

$$\hat{\theta} = 2\bar{x}$$

例 10.4 设总体 $X \sim N(\mu, \sigma^2)$，参数 μ 和 σ^2 未知，试求参数 μ 和 σ^2 的矩法估计.

解 因为 $E(X) = \mu$，$D(X) = \sigma^2$ 由式（10-18）和式（10-19）知，μ 和 σ^2 的矩法估计分别为

$$\hat{\mu} = \bar{x} = \frac{1}{n}\sum_{i=1}^{n}x_i$$

$$\widehat{\sigma^2} = \frac{1}{n}\sum_{i=1}^{n}(x_i - \bar{x})^2$$

（2）最大似然估计法：设总体的随机变量 X 的概率密度函数为 $f(x; \theta_1, \theta_2, \cdots, \theta_m)$，其中 $\theta_1, \theta_2, \cdots, \theta_m$ 都是总体的未知参数，给定一组样本值 $x_1, x_2, \cdots, x_n$ 后，称函数

$$L(x_1, x_2, \cdots, x_n; \ \theta_1, \ \theta_2, \cdots, \ \theta_m) = \prod_{i=1}^{n} f(x_i; \ \theta_1, \ \theta_2, \cdots, \ \theta_m) \tag{10-20}$$

为**似然函数**（likelihood function），简记为 L.

这里符号 $\prod_{i=1}^{n}$ 表示连乘，如 $\prod_{i=1}^{n} a_i = a_1 a_2 \cdots a_n$.

如果似然函数 L 在 $\widehat{\theta_1}$, $\widehat{\theta_2}$, $\cdots$, $\widehat{\theta_m}$ 达到最大值，则称 $\widehat{\theta_1}$, $\widehat{\theta_2}$, $\cdots$, $\widehat{\theta_m}$ 分别是 θ_1, θ_2, $\cdots$, θ_m 的**最大似然估计值**.

因为 $\ln x$ 是单调函数，所以 L 与 $\ln L$ 在同一点取得最大值，为了计算方便，求 L 的极大值点，只需求 $\ln L$ 的极大值点. 根据多元函数求极值的方法，最大似然估计值 $\widehat{\theta_1}$, $\widehat{\theta_2}$, $\cdots$, $\widehat{\theta_m}$ 满足如下方程组（称为似然方程组）

$$\begin{cases} \dfrac{\partial \ln L}{\partial \theta_1} = 0 \\[2mm] \dfrac{\partial \ln L}{\partial \theta_2} = 0 \\ \quad \vdots \\ \dfrac{\partial \ln L}{\partial \theta_m} = 0 \end{cases} \tag{10-21}$$

例 10.5 设 x_1, x_2, $\cdots$, x_n 是取自正态总体 $N(\mu, \ \sigma^2)$ 的样本，其中 μ, σ^2 是未知参数，试求 μ 和 σ^2 的最大似然估计.

解 因为正态分布的概率密度函数为

$$f(x) = \frac{1}{\sqrt{2\pi}\sigma} e^{-\frac{(x-\mu)^2}{2\sigma^2}}$$

故相应的似然函数为

$$L = \prod_{i=1}^{n} \frac{1}{\sqrt{2\pi}\sigma} e^{-\frac{(x_i-\mu)^2}{2\sigma^2}} = \left(\frac{1}{2\pi\sigma^2}\right)^{\frac{n}{2}} e^{-\frac{1}{2\sigma^2}\sum_{i=1}^{n}(x_i-\mu)^2}.$$

于是

$$\ln L = -\frac{n}{2}\ln 2\pi - \frac{n}{2}\ln \sigma^2 - \frac{1}{2\sigma^2}\sum_{i=1}^{n}(x_i-\mu)^2$$

似然方程组是

$$\begin{cases} \dfrac{\partial \ln L}{\partial \mu} = \dfrac{1}{\sigma^2}\sum_{i=1}^{n}(x_i-\mu)^2 = 0 \\[3mm] \dfrac{\partial \ln L}{\partial \sigma^2} = -\dfrac{n}{2\sigma^2} + \dfrac{1}{2\sigma^4}\sum_{i=1}^{n}(x_i-\mu)^2 = 0 \end{cases}$$

解之得

$$\widehat{\mu} = \frac{1}{n}\sum_{i=1}^{n} x_i = \bar{x}$$

$$\widehat{\sigma^2} = \frac{1}{n}\sum_{i=1}^{n}(x_i - \bar{x})^2$$

注 当总体 X 是离散型随机变量时，其概率分布为 $P(X = x) = P(x; \ \theta)$，样本 x_1, x_2, $\cdots$,

x_n 的似然函数为

$$L = \prod_{i=1}^{n} P(x_i; \ \theta) \qquad (10-22)$$

例 10.6 设总体 X 服从泊松分布，参数 λ 未知，求 λ 的最大似然估计.

解 因为 $P(X = x) = \dfrac{\lambda^x}{x!} \mathrm{e}^{-\lambda}$. 由式（10-22）知似然函数为

$$L = \prod_{i=1}^{n} \frac{\lambda^{x_i}}{x_i!} \mathrm{e}^{-\lambda} = \frac{\lambda^{\sum\limits_{i=1}^{n} x_i}}{\prod\limits_{i=1}^{n} x_i!} \mathrm{e}^{-n\lambda}$$

取对数

$$\ln L = \sum_{i=1}^{n} x_i \ln \lambda - \sum_{i=1}^{n} \ln (x_i!) - n\lambda$$

对 λ 求导，并令导数为零

$$\frac{\mathrm{d} \ln L}{\mathrm{d} \lambda} = \frac{1}{\lambda} \sum_{i=1}^{n} x_i - n = 0$$

解之，得 λ 的最大似然估计为

$$\hat{\lambda} = \frac{1}{n} \sum_{i=1}^{n} x_i = \bar{x}$$

和矩法估计相同.

3. 估计量的评价标准

对于总体 X 的同一个未知参数，如果用不同的方法构造估计量，其形式也不同，应比较其优劣，通常评价的标准有以下三种.

（1）无偏性：设 $\hat{\theta}$ 为未知参数 θ 的估计量，如果 $E(\hat{\theta}) = \theta$，称 $\hat{\theta}$ 为 θ 的无偏估计量.

如果估计量 $\hat{\theta}$ 是 θ 的无偏估计量，说明该估计量的平均数等于参数真值，即 $\hat{\theta}$ 是围绕 θ 摆动，并且没有系统误差.

例 10.7 证明样本均数 $\bar{x} = \dfrac{1}{n} \sum_{i=1}^{n} x_i$ 是总体均数 μ 的**无偏估计量**.

证 因为

$$E(\bar{x}) = E(\frac{1}{n} \sum_{i=1}^{n} x_i) = \frac{1}{n} E(\sum_{i=1}^{n} x_i) = \frac{1}{n} \sum_{i=1}^{n} E(x_i) = \frac{1}{n} \sum_{i=1}^{n} \mu = \mu$$

所以 $\bar{x}$ 是 μ 的无偏估计.

例 10.8 证明样本方差 $s^2 = \dfrac{1}{n-1} \sum_{i=1}^{n} (x_i - \bar{x})^2$ 是总体方差 σ^2 的无偏估计.

证

$$s^2 = \frac{1}{n-1} \sum_{i=1}^{n} (x_i - \bar{x})^2 = \frac{1}{n-1} \sum_{i=1}^{n} [(x_i - \mu) - (\bar{x} - \mu)]^2$$

$$= \frac{1}{n-1} \sum_{i=1}^{n} [(x_i - \mu)^2 - 2(x_i - \mu)(\bar{x} - \mu) + (\bar{x} - \mu)^2]$$

$$= \frac{1}{n-1}\left[\sum_{i=1}^{n}(x_i-\mu)^2 - 2(\bar{x}-\mu)\sum_{i=1}^{n}(x_i-\mu) + n(\bar{x}-\mu)^2\right]$$

$$= \frac{1}{n-1}\left[\sum_{i=1}^{n}(x_i-\mu)^2 - n(\bar{x}-\mu)^2\right]$$

于是　　　$E(s^2) = \frac{1}{n-1}\left[\sum_{i=1}^{n}E(x_i-\mu)^2 - nE(\bar{x}-\mu)^2\right] = \frac{1}{n-1}\left[\sum_{i=1}^{n}D(x_i) - nD(\bar{x})\right] = \sigma^2$

所以 s^2 是 σ^2 的无偏估计.

样本二阶中心矩 $\frac{1}{n}\sum_{i=1}^{n}(x_i-\bar{x})^2$ 不是 σ^2 的无偏估计,这是由于

$$E\left[\frac{1}{n}\sum_{i=1}^{n}(x_i-\bar{x})^2\right] = E\left(\frac{n-1}{n}s^2\right) = \frac{n-1}{n}\sigma^2$$

注　①　由于样本二阶中心矩不是总体方差 σ^2 的无偏估计,故人们常用 s^2 作为总体方差 σ^2 的估计.

②　无偏估计量常常有许多形式,如 $\bar{x}$ 是总体 X 的均值 μ 的无偏估计量,同时

$$\sum_{i=1}^{n}a_i x_i (a_i \geqslant 0, \quad \sum_{i=1}^{n}a_i = 1) \text{ 也是 } \mu \text{ 的无偏估计量.}$$

（2）有效性:由于总体参数的无偏估计量不唯一,在不同的无偏估计中,判断哪个估计更好,即哪一个估计 $\hat{\theta}$ 更接近 θ,可以通过方差大小的比较评价其有效性.

设 $\hat{\theta_1}$, $\hat{\theta_2}$ 是同一未知参数 θ 的无偏估计量,如果对任意的样本容量 n 均有 $D(\hat{\theta_1}) < D(\hat{\theta_2})$,则称估计量 $\hat{\theta_1}$ 比 $\hat{\theta_2}$ 有效.

例如,如 $\bar{x}$ 与 x_i 都是 μ 的无偏估计量,由于

$$D(\bar{x}) = \frac{\sigma^2}{n} < \sigma^2 = D(x_i)$$

所以样本均数 $\bar{x}$ 较个别观测值 x_i 有效.

（3）一致性:无偏性、有效性都是在样本容量 n 确定的情况下讨论的.但估计量是与样本容量 n 有关系的,一个好的估计量应当满足: n 愈大时, $\hat{\theta}$ 对 θ 的估计愈精确.

设 $\hat{\theta}$ 为未知参数 θ 的估计量,若对任意给定的 $\varepsilon > 0$,满足条件

$$\lim_{n\to\infty}P(|\hat{\theta}-\theta| < \varepsilon) = 1$$

则称 $\hat{\theta}$ 是 θ 的**一致性估计量**.

可以证明,样本均值 $\bar{x}$ 是总体均值 μ 的一致估计,样本方差 s^2 和样本二阶中心矩 $\frac{1}{n}\sum_{i=1}^{n}(x_i-\bar{x})^2$ 都是总体方差的一致估计.

二、参数的区间估计

设 θ 是总体的未知参数, $\theta_1(x_1, x_2, \cdots, x_n)$ 和 $\theta_2(x_1, x_2, \cdots, x_n)$ 是由样本确定的两个统

计量，对于给定的 α 值（$0 < a < 1$）满足

$$P(\theta_1 < \theta < \theta_2) = 1 - \alpha \qquad (10-23)$$

则称随机区间 $(\theta_1,\ \theta_2)$ 是参数 θ 的置信度为 $1-\alpha$ 的**置信区间**（confidence interval），θ_1 和 θ_2 为置信区间的**下限**和**上限**，$1-\alpha$ 为**置信度**.

置信区间表示：如果进行 N 次抽样（每次样本容量相同），每次抽样得到一组样本值，就确定了一个区间 $(\theta_1,\ \theta_2)$，这样我们得到了 N 个区间. 这 N 个区间中，有的包含 θ 的真值，有的不包含，当式（10–23）成立时，包含参数真值的区间约占总数的 $100(1-\alpha)\%$，即满足式（10–23）置信区间 $(\theta_1,\ \theta_2)$，则 θ 被 $(\theta_1,\ \theta_2)$ 所包含的概率为 $1-\alpha$.

1. 正态总体且方差已知的均值置信区间

设 $x_1,\ x_2,\ \cdots,\ x_n$ 是来自正态总体 $N(\mu,\ \sigma^2)$ 的样本值，其中 σ^2 已知，由式（10–8）知统计量

$$U = \frac{\bar{x} - \mu}{\sigma/\sqrt{n}} \sim N(0,\ 1)$$

对于给定的 α 值，查正态分布的双侧分位数表（附表 4）可得 $\mu_{1-\frac{\alpha}{2}}$ 使得

$$P(|U| < \mu_{1-\frac{\alpha}{2}}) = 1 - \alpha$$

即

$$P(-\mu_{1-\frac{\alpha}{2}} < \frac{\bar{x} - \mu}{\sigma/\sqrt{n}} < \mu_{1-\frac{\alpha}{2}}) = 1 - \alpha$$

化简得

$$P(\bar{x} - \mu_{1-\frac{\alpha}{2}} \frac{\sigma}{\sqrt{n}} < \mu < \bar{x} + \mu_{1-\frac{\alpha}{2}} \frac{\sigma}{\sqrt{n}}) = 1 - \alpha \qquad (10-24)$$

于是，总体均值 μ 的 $1-\alpha$ 的置信区间为

$$(\bar{x} - \mu_{1-\frac{\alpha}{2}} \frac{\sigma}{\sqrt{n}},\ \bar{x} + \mu_{1-\frac{\alpha}{2}} \frac{\sigma}{\sqrt{n}}) \qquad (10-25)$$

或

$$\bar{x} \pm \mu_{1-\frac{\alpha}{2}} \frac{\sigma}{\sqrt{n}}$$

例如，取 $\alpha = 0.05$，查附表 4 得 $\mu_{1-\frac{\alpha}{2}} = 1.96$，总体均值 μ 的 0.95 置信区间为 $(\bar{x} - \frac{1.96\sigma}{\sqrt{n}}$, $\bar{x} + \frac{1.96\sigma}{\sqrt{n}})$，即 μ 的真值落入该区间的概率为 0.95.

例 10.9 某车间生产钢珠，直径 X 可以认为服从正态分布，从某一天的产品里随机抽取 6 个，测得直径（mm）分别为：14.70，15.21，14.90，14.91，15.32，15.32.

（1）估计该天产品的平均直径；

（2）若已知方差 $\sigma^2 = 0.05$，求平均直径的置信区间（置信度为 0.95）.

解 （1）$\bar{x} = \frac{1}{6}(14.70 + 15.21 + 14.90 + 14.91 + 15.32 + 15.32) = 15.06$；

（2）$\bar{x} = 15.06$，$n = 6$，$\mu_{1-\frac{\alpha}{2}} = 1.96$，$\sigma^2 = 0.05$.

代入（10–25）式得置信区间为（14.88，15.24）.

使用(10-25)式作为总体均值 μ 的置信区间时,要求总体 X 服从已知方差的正态分布. 对于不服从正态分布的总体,只要样本容量 n 充分大,由中心极限定理知,随机变量 $\dfrac{\overline{x}-\mu}{\sigma/\sqrt{n}}$ 与标准正态分布差别很小,故仍可用此法求总体均值 μ 的置信区间.

2. 正态总体且方差未知的均值置信区间

设 x_1, x_2, $\cdots$, x_n 为来自正态总体 $N(\mu,\ \sigma^2)$ 的样本,其中 σ^2 未知,又知样本方差 $s^2 = \dfrac{1}{n-1}\sum_{i=1}^{n}(x_i-\overline{x})^2$ 是总体方差 σ^2 的无偏估计,用 s^2 代替 σ^2,由定理10.6知,统计量

$$T = \frac{\overline{x}-\mu}{s/\sqrt{n}} \sim t(n-1)$$

对于给定的 α 值,查 t 分布的双侧分位数表(附表5)可得 $t_{1-\frac{\alpha}{2}}$ 使得

$$P(|T| < t_{1-\frac{\alpha}{2}}) = 1-\alpha$$

即

$$P\left(\left|\frac{\overline{x}-\mu}{s/\sqrt{n}}\right| < t_{1-\frac{\alpha}{2}}\right) = 1-\alpha$$

化简得

$$P\left(\overline{x} - t_{1-\frac{\alpha}{2}}\frac{s}{\sqrt{n}} < \mu < \overline{x} + t_{1-\frac{\alpha}{2}}\frac{s}{\sqrt{n}}\right) = 1-\alpha \tag{10-26}$$

于是,对给定的 α, μ 的置信区间为

$$\left(\overline{x} - t_{1-\frac{\alpha}{2}}\frac{s}{\sqrt{n}},\ \ \overline{x} + t_{1-\frac{\alpha}{2}}\frac{s}{\sqrt{n}}\right) \tag{10-27}$$

或

$$\overline{x} \pm t_{1-\frac{\alpha}{2}}\frac{s}{\sqrt{n}}$$

当 n 足够大时,t 分布接近于标准正态分布,故 $t_{1-\frac{\alpha}{2}} \approx \mu_{1-\frac{\alpha}{2}}$,所以大样本情况下,置信区间也可用下式计算:

$$\overline{x} \pm \mu_{1-\frac{\alpha}{2}}\frac{s}{\sqrt{n}}$$

例10.10 用某种药物治疗黑热病兼贫血病患者,表10-2是14个患者的血红蛋白在治疗前后的情况,求血红蛋白治疗后增加量的估计值和置信度为95%的置信区间(假定总体服从正态分布).

表10-2 14个患者治疗前的血红蛋白情况统计   g/mL

患者编号	1	2	3	4	5	6	7	8	9	10	11	12	13	14
治疗前	36	45	55	65	60	55	42	45	25	50	55	65	60	70
治疗后	45	65	85	70	55	85	70	45	50	80	80	70	60	85
血红蛋白增加量	9	20	30	5	-5	30	28	0	25	30	25	5	0	5

解　$\bar{x} = \dfrac{1}{14}\sum_{i=1}^{14} x_i = \dfrac{1}{14}(9 + 20 + \cdots + 5) = 14.2$

$s^2 = \dfrac{1}{14-1}(\sum_{i=1}^{14} x_i^2 - 14 \cdot \bar{x}^2) = 146.3$

由 $1 - \alpha = 0.95$，知 $\alpha = 0.05$，且 $df = 14 - 1 = 13$. 查附表 5 得 $t_{1-\frac{\alpha}{2}} = 2.160$

$$\bar{x} \pm t_{1-\frac{\alpha}{2}} \cdot \dfrac{s}{\sqrt{n}} = 14.2 \pm 2.16 \times \dfrac{\sqrt{146.3}}{\sqrt{14}} = 14.2 \pm 7.$$

故治疗后血红蛋白增量的估计值为 14.2 g/mL，置信度为 95% 的置信区间为 (7.2，21.2).

例 10.11　检查某高校 180 名高校 180 名 20 岁女学生的身高，其样本均数为 162.50 cm，标准差为 4.9 cm，求该校 20 岁女学生平均身高的 95% 的置信区间.

解　由已知得 $\alpha = 0.05$，$\bar{x} = 162.5$，$s = 4.9$，$n = 180$. 因为属于大样本，所求置信区间为

$$\bar{x} \pm \mu_{1-\frac{\alpha}{2}} \dfrac{s}{\sqrt{n}} = 162.50 \pm 1.96 \times \dfrac{4.9}{\sqrt{180}} = 162.5 \pm 0.72.$$

故该校 20 岁女学生平均身高的 95% 的置信区间为（161.78，163.22）.

如果样本容量 n 较大时，称为大样本，那么 n 应取多大时，才能看成大样本呢？判断样本大小无确切标准. 通常对于计量资料（通过测定的指标如身高、体重、浓度、血糖值、红白细胞数等等所获得的资料），当 $n \geq 30$ 时为大样本；对于计数资料（通过了解具有某种属性的指标如阳性、阴性、男性、女性、有效、无效等的个数所获得的资料），当 $n \geq 50$ 时为大样本.

3. 正常值范围的确定

医学上经常用到各种医学检验指标的正常值. **正常值范围**（normal range）是指绝大多数正常人（或动物的某种指标值所在的范围）. 习惯上绝大多数是指 80%，90%，95%，98%，99% 等，最常用的是 95%. 所谓 $100(1-\alpha)\%$ 正常值范围是指一个正常人（或动物）的某种指标值落入该范围内的概率为 $1 - \alpha$. 例如，通常所说白细胞计数的 95% 的正常值范围是（4 000，10 000），是指正常人的白细胞计数落入这个范围内的概率为 95%.

确定正常值范围的方法较多，下面介绍一种适用于正态分布总体或近似正态分布总体的**正态分布方法**.

设 x_1，x_2，$\cdots$，x_n 为来自正态总体 $N(\mu,\ \sigma^2)$ 的样本值，其中 μ，σ^2 未知，则求 $100(1-\alpha)\%$ 的正常值范围就是求一个区间范围使 X 落入该区间的概率为 $1 - \alpha$.

因为

$$X \sim N(\mu,\ \sigma^2)$$

故

$$\dfrac{X - \mu}{\sigma} \sim N(0,\ 1)$$

对于给定的 α，查正态分布的双侧分位数表（附表 4）可得 $\mu_{1-\frac{\alpha}{2}}$ 使得，

$$P\left(\left|\dfrac{X - \mu}{\sigma}\right| < \mu_{1-\frac{\alpha}{2}}\right) = 1 - \alpha$$

即
$$P(\mu - \mu_{1-\frac{\alpha}{2}}\sigma < X < \mu + \mu_{1-\frac{\alpha}{2}}\sigma) = 1 - \alpha \tag{10-28}$$

用样本均值 $\bar{x}$ 作为 μ 的估计值，用样本标准差 s 作为 σ 的估计值. 于是近似地有
$$P(\bar{x} - \mu_{1-\frac{\alpha}{2}}s < X < \bar{x} + \mu_{1-\frac{\alpha}{2}}s) = 1 - \alpha$$

故随机变量的 $100(1-\alpha)\%$ 范围为
$$(\bar{x} - \mu_{1-\frac{\alpha}{2}}s, \ \bar{x} + \mu_{1-\frac{\alpha}{2}}s) \tag{10-29}$$

或
$$\bar{x} \pm \mu_{1-\frac{\alpha}{2}}s \tag{10-30}$$

由上式知，正常值范围是由样本值近似地确定，样本分布越接近总体分布，所得结果越精确. 因此，样本容量 n 相对要大一些（一般要求 $n > 100$）.

例 10.12 假定例 10.11 中 20 岁女学生的身高近似服从正态分布，试估计该校 20 岁女学生身高的 95% 的正常值范围.

解 由已知得 $\alpha = 0.05$，$\bar{x} = 162.5$，$s = 4.9$，查附表 4 得 $\mu_{1-\frac{\alpha}{2}} = 1.96$

由式（10-30）得所求 95% 的正常值范围为
$$\bar{x} \pm 1.96s = 162.5 \pm 1.96 \times 4.9 = 162.5 \pm 9.6$$

即（152.90，172.10）.

这里我们既计算了正常值范围的下限，又计算了它的上限，这时称为**双侧估计**. 有时会遇到只需确定正常值范围的下限或者上限的情况，这时称为**单侧估计**. 例如人的体温通常只以过高为异常，肺活量通常以过低为异常. 单侧正常值范围的下限或上限的确定方法与双侧情形类似. 由于
$$\frac{X - \mu}{\sigma} \sim N(0, \ 1)$$

于是，对于给定的 α 值，查标准正态分布函数值表（附表 3）可得 μ_α 使得
$$P(\frac{X - \mu}{\sigma} > -\mu_\alpha) = 1 - \alpha \quad \text{或} \quad P(\frac{X - \mu}{\sigma} < \mu_\alpha) = 1 - \alpha$$

即
$$P(X > \mu - \mu_\alpha\sigma) = 1 - \alpha \quad \text{或} \quad P(X < \mu + \mu_\alpha\sigma) = 1 - \alpha$$

因为 μ，σ^2 未知，用 $\bar{x}$ 和 s^2 分别作为 μ 和 σ^2 的估计值，于是近似地有
$$P(X > \bar{x} - \mu_\alpha s) = 1 - \alpha \quad \text{或} \quad P(X < \bar{x} + \mu_\alpha s) = 1 - \alpha \tag{10-31}$$

故单侧 $100(1-\alpha)\%$ 正常值范围的下限和上限分别是
$$\bar{x} \pm \mu_\alpha s \tag{10-32}$$

当 $\alpha = 0.05$ 时，$1 - \alpha = 0.95$，查附表 1 得 $\mu_\alpha = 1.645$，当 $\alpha = 0.01$ 时，$1 - \alpha = 0.99$，查附表 1 得 $\mu_\alpha = 2.326$. 故常用的单侧 95% 和 99% 正常值范围的上限和下限分别是
$$\bar{x} \pm 1.645s, \quad \bar{x} \pm 2.326s.$$

正态分布法不仅适用于正态分布或近似正态分布的资料，也适用于通过一定变换能转换为正态分布的资料. 例如对于服从对数正态分布的资料，可先用正态分布法求出指标的对数

值的正常值范围, 再取反对数便得所求正常值范围.

例 10.13 假定正常成人血铅含量服从对数正态分布. 现随机抽测某市 180 名正常成人血铅含量 (μg/100 g), 算得其血铅含量的对数均值为 1.15, 对数标准差为 0.27, 求该市成人血铅的 95% 正常值范围.

解 血铅含量通常以过高为异常, 只需确定单侧正常范围的上限.

先求血铅对数值的单侧 95% 正常值范围的上限, 将已知数据代入 $\bar{x} + 1.645\,s$ 中得

$$1.15 + 1.645 \times 0.27 = 1.594\,2$$

再求其反对数 $\lg^{-1} 1.594\,2 = 39$, 即得该市正常成人血铅正常范围 95% 上限是 $39\,\mu g/100\,g$.

4. 正态总体方差的区间估计

在实际问题中, 还常常需要对方差进行区间估计. 在这里, 我们仍然限于总体是正态分布的情况.

设 x_1, x_2, $\cdots$, x_n 为来自正态总体 $N(\mu, \sigma^2)$ 的样本值. 我们知道 $s^2 = \dfrac{1}{n-1}\sum\limits_{i=1}^{n}(x_i - \bar{x})^2$ 是总体方差的一致无偏估计量. 为了作总体方差的区间估计, 考虑统计量 $\dfrac{(n-1)s^2}{\sigma^2}$, 由定理 10.4 结论 (2) 知

$$\frac{(n-1)s^2}{\sigma^2} \sim \chi^2(n-1)$$

对于给定的 α 值, 根据自由度 $n-1$ 的值, 查 χ^2 分布的上侧分位数表 (附表 6) 得 $\chi^2_{\frac{\alpha}{2}}$ 和 $\chi^2_{1-\frac{\alpha}{2}}$, 使得

$$P[\chi^2_{\frac{\alpha}{2}} < \frac{(n-1)s^2}{\sigma^2} < \chi^2_{1-\frac{\alpha}{2}}] = 1 - \alpha \quad \text{即} \quad P[\frac{(n-1)s^2}{\chi^2_{1-\frac{\alpha}{2}}} < \sigma^2 < \frac{(n-1)s^2}{\chi^2_{\frac{\alpha}{2}}}] = 1 - \alpha$$

故置信度为 $1-\alpha$ 的总体方差 σ^2 的置信区间为

$$\left(\frac{(n-1)s^2}{\chi^2_{1-\frac{\alpha}{2}}}, \ \frac{(n-1)s^2}{\chi^2_{\frac{\alpha}{2}}}\right) \quad \text{或} \quad \left(\frac{\sum\limits_{i=1}^{n}(x_i - \bar{x})^2}{\chi^2_{1-\frac{\alpha}{2}}}, \ \frac{\sum\limits_{i=1}^{n}(x_i - \bar{x})^2}{\chi^2_{\frac{\alpha}{2}}}\right) \quad (10\text{--}33)$$

例 10.14 从自动机床加工的同类零件中, 抽取 16 件, 测得长度 (单位: mm) 分别为 12.15, 12.12, 12.01, 12.28, 12.09, 12.16, 12.03, 12.01, 12.06, 12.13, 12.07, 12.11, 12.08, 12.01, 12.03, 12.06. 试求:

(1) 方差、标准差的估计值;

(2) 方差、标准差的置信区间 ($\alpha = 0.10$).

解

(1) $\bar{x} = \dfrac{1}{16}(12.15 + 12.12 + \cdots + 12.06) = 12.08$

方差的估计值为

$$s^2 = \frac{1}{15}\Big[(12.15 - 12.08)^2 + (12.12 - 12.08)^2 + \cdots + (12.06 - 12.08)^2\Big] = 0.005\,1$$

标准差的估计值为

$$s = \sqrt{0.005\,1} = 0.071$$

（2）由已知 $\alpha = 0.10$，自由度 $n-1=15$，查附表 6 得

$$\chi^2_{\frac{\alpha}{2}} = \chi^2_{0.05} = \chi^2_{1-0.95} = 7.261$$

$$\chi^2_{1-\frac{\alpha}{2}} = \chi^2_{1-0.05} = 24.996$$

由式（10–32）得总体方差 σ^2 的 90% 置信区间为

$$\left(\frac{15 \times 0.005\,1}{24.996},\ \frac{15 \times 0.005\,1}{7.261}\right)$$

即（0.003 1，0.010 5）.

故标准差 σ 的置信区间为 $(\sqrt{0.003\,1},\ \sqrt{0.010\,5})$.

第三节　假设检验

在许多实际问题中常常对未知的或不完全知道的统计总体，先作出某种假设，进而说明总体的某种性质，这种假设称为**统计假设**. 利用样本观测值，通过一定的检验程序，检验这个假设是否合理，从而决定接受或拒绝假设，这种检验称为**假设检验**（hypothesis testing）.

一、假设检验的基本思想

1. 运用概率性质的反证法

为了检验一个假设是否成立先假定这个假设是成立的，然后看由此会产生什么结果，如果导致了一个不合理现象的出现，就说原假设是不成立的，因而要拒绝原假设；如果没有不合理现象出现，则不能拒绝假设，此时称原假设是相容的. 这种基本思想方法称为概率性质的反证法，它与纯数学的反证法是不同的.

2. 小概率事件的实际不可能原理

概率很小的事件，在一次试验中几乎是不会发生的. 如果根据假设条件计算出某事件发生的概率很小，而在一次试验中，该事件竟然发生了，则可以认为所作的假设不正确，从而拒绝所作的假设，这就是**小概率事件实际不可能原理**，简称**小概率原理**.

3. 显著性水平和临界值

根据上述原理建立起来的检验方法称为**显著性检验**. 我们可以给定一个临界概率 α，把概率不超过 α 的事件当作"小概率事件"，通常规定 $\alpha = 0.05$ 或 0.01，α 值称为**显著性水平**（significan level）.

当显著性水平 α 确定后，选定一个适当的统计量，计算出统计量在某一范围内的概率为 α，如果根据样本值计算出统计量的值落在上述范围内，则拒绝假设 H_0，此范围称为**拒绝域**. 若计算出的统计量的值不落在此范围内，则不能拒绝假设 H_0，此时称上述范围为**接受域**. 拒绝域的端点称为**临界值**.

例如，统计量 $U = \dfrac{\bar{x} - \mu}{\sigma/\sqrt{n}} \sim N(0,\ 1)$ 取定 α 值后，有

$$P(|U| \geqslant \mu_{\frac{\alpha}{2}}) = \alpha$$

此时，$\mu_{\frac{\alpha}{2}}$ 为临界值，区间 $|U| \geqslant \mu_{\frac{\alpha}{2}}$ 或 $(-\infty, -\mu_{\frac{\alpha}{2}}) \bigcup (\mu_{\frac{\alpha}{2}}, +\infty)$ 为拒绝域，区间 $|U| < \mu_{\frac{\alpha}{2}}$ 或 $(-\mu_{\frac{\alpha}{2}}, \mu_{\frac{\alpha}{2}})$ 为接受域，当 $\alpha = 0.05$ 时，$\mu_{\frac{\alpha}{2}} = 1.96$；当 $\alpha = 0.01$ 时，$\mu_{\frac{\alpha}{2}} = 2.58$. 对具体一次抽样，计算出统计量 $U = \dfrac{\bar{x} - \mu}{\sigma / \sqrt{n}}$ 的观测值 μ，看 μ 是落入区间 $|U| \geqslant \mu_{\frac{\alpha}{2}}$ 内还是 $|U| < \mu_{\frac{\alpha}{2}}$ 内，从而作出拒绝还是接受假设 H_0 的判定.

例如，一次具体抽样数据，$n = 16$，$\bar{x} = 0.509$，$\sigma = 0.015$. 假设 H_0：$\mu = 0.5$.

计算统计量 U 的观测值 $u = \dfrac{\bar{x} - \mu}{\sigma / \sqrt{n}} = \dfrac{0.509 - 0.5}{0.015 / \sqrt{16}} = 2.4$. 取 $\alpha = 0.05$，$\mu_{\frac{\alpha}{2}} = 1.96$. 因为 $|u| = 2.4 > \mu_{\frac{\alpha}{2}}$，所以在显著性 0.05 水平上拒绝 H_0：$\mu = 0.5$.

4. 假设检验的步骤

（1）建立统计假设 H_0；

（2）构造一个合适的统计量 U 和从样本观测值计算出统计量 U 的观测值 u；

（3）规定一个显著水平 α（一般取 0.05 或 0.01），求出在 H_0 成立的条件下能使 $P(|U| \geqslant \mu_0) = \alpha$ 成立的值 μ_0；

（4）比较观测值 u 和 μ_0，如果 $|u| \geqslant \mu_0$，则拒绝假设 H_0；如果 $|u| < \mu_0$，则接受假设 H_0.

5. 两种类型的错误

用上述假设检验方法作出的判断有可能发生下面两类错误.

（1）假设 H_0 是正确的，却错误地拒绝了它，即拒绝了一个正确的假设，称为**第一类错误**. 由于假设 H_0 正确时，也可能出现小概率事件，从而拒绝正确假设. 所以显著性水平 α 多大，犯这种错误的概率有多大，即犯第一类错误的概率为 α.

（2）假设 H_0 是错误的，却错误地接受了它，即接受了一个不正确的假设，称为**第二类错误**. 犯第二类错误的概率记为 β，β 一般不易计算. 我们希望作出的检验能使犯这两类错误的概率都尽可能地小，但当样本容量 n 一定时，α 愈小 β 就愈大，β 愈小 α 就愈大，α 与 β 不能同时减少. 实际做法是，先选定 α，再通过增大样本容量使 β 尽可能减少；有时也可通过确定 α 值来控制 β. 若要求重点减少 α，一般取 $\alpha = 0.01$，若要求重点减少 β，一般取 α 大一些，如取 $\alpha = 0.05$，这时 β 值总比取 $\alpha = 0.01$ 时小些.

二、一个正态总体的假设检验

1. 已知方差 σ^2，检验假设 H_0：$\mu = \mu_0$

设 x_1，x_2，$\cdots$，x_n 是来自正态总体 $N(\mu, \sigma^2)$ 的样本值，其中总体方差 σ^2 已知，检验总体均数是否等于已知定值 μ_0. 此法通常称为 u 检验（u-test），其步骤为：

（1）提出检验假设 H_0：$\mu = \mu_0$；

（2）选用统计量

$$U = \dfrac{\bar{x} - \mu}{\sigma / \sqrt{n}} \sim N(0, 1)$$

（3）对于给定的显著性水平 α，查附表 4 得 $\mu_{\frac{\alpha}{2}}$，使得

$$P(|U| > \mu_{\frac{\alpha}{2}}) = \alpha$$

（4）计算统计量 U 的观测值 u；

（5）作出判断：若 $|u| \geq \mu_{\frac{\alpha}{2}}$，拒绝 H_0；若 $|u| < \mu_{\frac{\alpha}{2}}$，接受 H_0．

例 10.15 已知总体的分布为 $N(\mu, 1.15^2)$，其中 μ 未知，今有样本容量为 9 的样本观察值分别为：99.3，98.7，100.5，101.2，98.3，99.7，99.5，102.1，100.5. 作假设 H_0：$\mu = 100$，检验此假设真否．（$\alpha = 0.05$）

解 已知 $\sigma = 1.15$，$n = 9$．

检验假设 $H_0 : \mu = 100$．

检验的统计量

$$U = \frac{\bar{x} - 100}{1.15 / \sqrt{9}}$$

对于 $\alpha = 0.05$，查附表 4 得 $\mu_{\frac{\alpha}{2}} = 1.96$ 使得

$$P(|U| \geq 1.96) = 0.05$$

$$\bar{x} = \frac{1}{9}(99.3 + 98.7 + \cdots + 100.5) = 99.98$$

代入统计量 U 得其观测值 $u = \frac{99.98 - 100}{1.15 / \sqrt{9}} = -0.052$．

因为 $|u| = 0.052 \leq 1.96 = \mu_{\frac{\alpha}{2}}$，所以不能拒绝假设 H_0．

对于正态分布总体，不论样本大小，均可用 u 检验. 对于来自非正态总体的样本，只有在大样本的情况下才用 u 检验.

2. 未知方差 σ^2，检验假设 $H_0 : \mu = \mu_0$

未知正态总体方差 σ^2，如何检验正态总体的均值 μ 呢？一个自然的想法是用样本方差代替总体方差，选用统计量

$$T = \frac{\bar{x} - \mu}{s / \sqrt{n}} \sim t(n-1)$$

这种利用 t 分布统计量的检验方法称为 t 检验，其步骤为：

（1）提出检验假设 H_0：$\mu = \mu_0$

（2）选用统计量

$$T = \frac{\bar{x} - \mu}{s / \sqrt{n}} \sim t(n-1)$$

（3）对给定的显著性水平 α，查附表 5 得 $t_{1-\frac{\alpha}{2}}$ 使得

$$P(|T| > t_{1-\frac{\alpha}{2}}) = \alpha$$

（4）由给定的样本值计算 T 的值 t；

（5）作出判断：若 $|t| \geq t_{1-\frac{\alpha}{2}}$，否定 H_0；$|t| < t_{1-\frac{\alpha}{2}}$，接受 H_0。

例 10.16 在一批中药丸剂中随机抽取 25 粒检查，称得平均丸重为 18.7 mg，标准差为 2.6 mg，试问这与预定的规定每粒重 20 mg 相比较，差异是否显著？

解 检验假设为 $H_0: \mu = 20$

已知 $\overline{x} = 18.7$，$s = 2.6$，$n = 25$，所以 $df = 24$

取 $\alpha = 0.05$，查附表 5 得 $t_{1-\frac{0.05}{2}} = 2.064$

$$t = \frac{18.7 - 20}{2.6/\sqrt{25}} = -2.33$$

因为 $|t| > t_{1-\frac{0.05}{2}}$，故拒绝 H_0。即可以认为该批中药丸剂重量与规定的标准有显著性差异。

由于在大样本情况下，t 分布近似于标准正态分布，即 n 足够大时 $t_{1-\frac{\alpha}{2}} = \mu_{\frac{\alpha}{2}}$，此时对于 σ 未知的正态总体的均数假设检验，也可用 u 检验。

例 10.17 已知某矿区健康男性成人的血液中黏蛋白含量均数为 1.80 mg%，现测得该矿区 60 名男性工人的血液中黏蛋白含量的均数为 1.83 mg%，标准差为 0.098 mg%，试问能否认为该矿区男性工人的血液黏蛋白含量与该地区健康男子有极显著的差异？（$\alpha = 0.01$）

解 已知 $\mu_0 = 1.80$，$\overline{x} = 18.3$，$s = 0.098$，$n = 60$。

检验假设 $H_0: \mu = \mu_0 = 1.80$

因为 $n = 60$，故可看做大样本，可用 u 检验。

由题意 $\alpha = 0.01$，查附表 4 得 $\mu_{\frac{\alpha}{2}} = 2.58$。

计算统计量

$$u = \frac{\overline{x} - \mu_0}{s/\sqrt{n}} = \frac{1.83 - 1.80}{0.098/\sqrt{60}} = 2.37$$

由于 $|u| < \mu_{\frac{\alpha}{2}}$，故不能拒绝 H_0。即不能认为这个矿区男性工人的血液黏蛋白含量与该地区健康男性成人有极显著差异。

3. 未知总体期望 μ，检验假设 $H_0: \sigma = \sigma_0$

当 H_0 成立时，统计量

$$\chi^2 = \frac{(n-1)s^2}{\sigma^2} \sim \chi^2(n-1)$$

这种利用统计量 χ^2 服从自由度为 $n-1$ 的 χ^2 分布的检验方法称为 χ^2 检验（χ^2-test），其步骤为：

（1）提出检验假设 $H_0: \sigma = \sigma_0$；

（2）选定统计量

$$\chi^2 = \frac{(n-1)s^2}{\sigma_0^2} \sim \chi^2(n-1)$$

（3）对于给定的显著性水平 α，查附表6得两个临界值 $\chi^2_{\frac{\alpha}{2}}$，$\chi^2_{1-\frac{\alpha}{2}}$ 使得

$$P\left[\chi^2_{\frac{\alpha}{2}} \leqslant \frac{(n-1)s^2}{\sigma_0^2} \leqslant \chi^2_{1-\frac{\alpha}{2}}\right] = 1-\alpha$$

即

$$P\left[\frac{(n-1)s^2}{\sigma_0^2} > \chi^2_{1-\frac{\alpha}{2}}\right] = \frac{\alpha}{2}, \quad P\left[\frac{(n-1)s^2}{\sigma_0^2} < \chi^2_{\frac{\alpha}{2}}\right] = \frac{\alpha}{2}$$

或

$$P\left[\frac{(n-1)s^2}{\sigma_0^2} > \chi^2_{1-\frac{\alpha}{2}}\right] = \frac{\alpha}{2}, \quad P\left[\frac{(n-1)s^2}{\sigma_0^2} > \chi^2_{\frac{\alpha}{2}}\right] = 1-\frac{\alpha}{2}$$

（4）由给定的样本值计算 χ^2 的值；

（5）作出判断：若 $\chi^2 < \chi^2_{\frac{\alpha}{2}}$ 或 $\chi^2 > \chi^2_{1-\frac{\alpha}{2}}$ 时，否定 H_0；若 $\chi^2_{\frac{\alpha}{2}} < \chi^2 < \chi^2_{1-\frac{\alpha}{2}}$ 时，接受 H_0.

例 10.18 某车间生产铜丝，今从中随机取 10 根，检验折断力，得数据 578，572，570，568，570，570，572，572，596，584. 问是否可以相信该车间的铜丝折断力的方差为 64？

解 μ 未知，已知 $n=10$, $df=10-1=9$

检验假设 $H_0: \sigma_0^2 = 64$

$$\bar{x} = \frac{1}{10}(578+572+\cdots+584) = 575.2$$

$$(n-1)s^2 = \sum_{i=1}^{n}(x_i - \bar{x})^2$$

$$= (578-575.2)^2 + (572-575.2)^2 + \cdots + (584-575.2)^2 = 681.6$$

$$\chi^2 = \frac{(n-1)s^2}{\sigma_0^2} = \frac{681.6}{64} = 10.65$$

取 $\alpha = 0.05$，查附表6得 $\chi^2_{\frac{\alpha}{2}} = 2.7$，$\chi^2_{1-\frac{\alpha}{2}} = 19.0$

因为

$$\chi^2_{\frac{\alpha}{2}} < \chi^2 < \chi^2_{1-\frac{\alpha}{2}}$$

所以接受 H_0，可以相信铜丝折断力方差为 64.

三、两个正态总体的假设检验

1. 未知 σ_1^2，σ_2^2，但 $\sigma_1^2 = \sigma_2^2 = \sigma^2$，检验假设 $H_0: \mu_1 = \mu_2$

设 x_1，x_2，$\cdots$，x_{n1} 是来自总体 $N(\mu_1, \sigma^2)$，y_1，y_2，$\cdots$，y_{n2} 来自总体 $N(\mu_1, \sigma^2)$，为两个相互独立的样本. 由式（10-15）知，统计量

$$T = \frac{\bar{x} - \bar{y} - (\mu_1 - \mu_2)}{\sqrt{\frac{(n_1-1)s_1^2 + (n_2-1)s_2^2}{(n_1-1)+(n_2-1)}\left(\frac{1}{n_1}+\frac{1}{n_2}\right)}} \sim t(n_1+n_2-2)$$

式中，$\dfrac{(n_1-1)s_1^2 + (n_2-1)s_2^2}{(n_1-1)+(n_2-1)}$ 是 s_1^2 与 s_2^2 分别以各自的自由度为权的加权平均数，通常称为合并方差，记为 s_0^2，即

$$s_0^2 = \frac{(n_1-1)s_1^2 + (n_2-1)s_2^2}{(n_1-1)+(n_2-1)}$$

类似 t 检验，用上述 $t(n_1+n_2-2)$ 分布统计量的检验方法称为**成组比较 t 检验**，其步骤为：

（1）提出假设 $H_0: \mu_1 = \mu_2$；

（2）选取统计量

$$T = \frac{\bar{x}-\bar{y}}{s_0\sqrt{\dfrac{1}{n_1}+\dfrac{1}{n_2}}} \sim t(n_1+n_2-2)$$

其中

$$s_0^2 = \frac{(n_1-1)s_1^2 + (n_2-1)s_2^2}{(n_1-1)+(n_2-1)}$$

（3）对给定的显著性水平 α，查附表 5 得 $t_{1-\frac{\alpha}{2}}$ 使得

$$P(|T| > t_{1-\frac{\alpha}{2}}) = \alpha$$

（4）由给定样本值，计算统计量 T 值 t；

（5）作出判断：若 $|t| \geqslant t_{1-\frac{\alpha}{2}}$，否定 H_0；$|t| < t_{1-\frac{\alpha}{2}}$，接受 H_0.

例 10.19　为研究正常成人男女血液红细胞的平均数的差别，检测某地正常成年男子 156 名，正常成人女子 74 名，得男性红细胞平均数为 465.13 万/mm^3，标准差为 54.80 万/mm^3；女性红细胞平均数为 422.16 万/mm^3，标准差为 44.20 万/mm^3. 问该地区正常成年人的红细胞均数是否与性别有关？

解　已知 $\bar{x} = 456.13, s_1 = 54.80, n_1 = 156$

$$\bar{y} = 422.16, s_2 = 44.20, n_2 = 74$$

检验假设 $H_0: \mu_1 = \mu_2$

自由度 $\mathrm{d}f = (n_1-1)+(n_2-1) = 228$，$\alpha = 0.01$，查附表 5 得 $\mu_{1-\frac{\alpha}{2}} = 2.58$

$$s_0^2 = \frac{(156-1) \times 422.16^2 + (74-1) \times 44.20^2}{156-1+74-1} = 2\,667.05$$

$$t = \frac{\bar{x}-\bar{y}}{s_0\sqrt{\dfrac{1}{n_1}+\dfrac{1}{n_2}}} = \frac{465.13-422.16}{\sqrt{2\,667.07(\dfrac{1}{156}+\dfrac{1}{74})}} = 5.89$$

因为 $|t| > t_{1-\frac{\alpha}{2}}$，故拒绝 H_0，即认为正常成年男、女红细胞均数有极显著差异，也就是说正常成年人的红细胞均数与性别有关.

上述统计量 T 计算比较烦琐，对大样本情况 $(n_i > 50)$，可认为 $n_1-1 \approx n_1, n_2-1 \approx n_2$. 此时统计量

$$T \approx \frac{\bar{x_1}-\bar{x_2}}{\sqrt{\dfrac{s_1^2}{n_1}+\dfrac{s_2^2}{n_2}}}$$

2. 已知 σ_1, σ_2，检验假设 $H_0: \mu_1 = \mu_2$

设 x_1, x_2, $\cdots$, x_{n_1} 是来自总体 $N(\mu_1, \sigma_1^2)$，y_1, y_2, $\cdots$, y_{n_2} 来自总体 $N(\mu_2, \sigma_2^2)$，为两个相互独立的样本.

因为
$$\bar{x} \sim N(\mu_1, \frac{\sigma_1^2}{n_1}), \quad \bar{y} \sim N(\mu_2, \frac{\sigma_2^2}{n_2})$$

所以
$$\bar{x} - \bar{y} \sim N(\mu_1 - \mu_2, \frac{\sigma_1^2}{n_1} + \frac{\sigma_2^2}{n_2})$$

标准化得统计量

$$U = \frac{\bar{x} - \bar{y} - (\mu_1 - \mu_2)}{\sqrt{\frac{\sigma_1^2}{n_1} + \frac{\sigma_2^2}{n_2}}} \sim N(0, 1)$$

以此统计量检验假设，其步骤为：

（1）提出假设 $H_0: \mu_1 = \mu_2$；

（2）选取统计量

$$U = \frac{\bar{x} - \bar{y}}{\sqrt{\frac{\sigma_1^2}{n_1} + \frac{\sigma_2^2}{n_2}}} \sim N(0, 1)$$

（3）对给定的显著性水平 α，查附表 4 得 $\mu_{\frac{\alpha}{2}}$，使得

$$P(|U| > \mu_{\frac{\alpha}{2}}) = \alpha$$

（4）由已知样本值，计算统计量 U 的观测值 u；

（5）作出判断：若 $|u| \geqslant \mu_{\frac{\alpha}{2}}$ 则拒绝 H_0；若 $|u| < \mu_{\frac{\alpha}{2}}$ 则接受 H_0.

例 10.20 用 A 和 B 两种饲料饲养小白鼠，一周后测其增重情况. 两类小白鼠各抽查 20 只，平均增重分别为 $\bar{x}_A = 19.6\,g$，$\bar{x}_B = 18.5\,g$，$\sigma_A = \sigma_B = 7.2\,g$，问在 $\alpha = 0.05$ 水平上，A 饲料饲养的小白鼠增重是否显著高于 B 饲料饲养的小白鼠？

解 $H_0: \mu_1 = \mu_2$，

$$u = \frac{\bar{x}_A - \bar{x}_B}{\sqrt{\frac{\sigma_A^2}{n} + \frac{\sigma_B^2}{b}}} = \frac{19.6 - 18.5}{\sqrt{\frac{7.2^2}{10}}} = 0.57$$

由题意 $\alpha = 0.05$，查附表 4 的 $\mu_{\frac{\alpha}{2}} = 1.96$.

因为 $|u| < \mu_{\frac{\alpha}{2}}$，故不能拒绝 H_0. 即不能认为用 A 饲料饲养的小白鼠增重显著高于 B 饲料饲养的小白鼠增重.

3. 未知 μ_1, μ_2，检验假设 $H_0: \sigma_1^2 = \sigma_2^2$

设 x_1, x_2, $\cdots$, x_{n_1} 是来自总体 $N(\mu_1, \sigma_1^2)$，y_1, y_2, $\cdots$, y_{n_2} 来自总体 $N(\mu_2, \sigma_2^2)$，且两个样本相互独立. 由定理 10.9 知，统计量

$$F = \frac{s_1^2/\sigma_1^2}{s_2^2/\sigma_2^2} \sim F(n_1 - 1, \ n_2 - 1)$$

这种利用 $F(n_1 - 1, \ n_2 - 1)$ 分布统计量的检验方法称为 F 检验（F –test）. 其步骤为：

（1）提出检验假设 H_0：$\sigma_1^2 = \sigma_2^2$；

（2）选取统计量

$$F = \frac{s_1^2}{s_2^2} \sim F(n_1 - 1, \ n_2 - 1) ;$$

（3）对给定的显著水平 α，查附表 7 的 $F_{\frac{\alpha}{2}}$，$F_{1-\frac{\alpha}{2}}$，使得

$$P(F < F_{\frac{\alpha}{2}}) = \frac{\alpha}{2}, \ P(F > F_{1-\frac{\alpha}{2}}) = \frac{\alpha}{2} ;$$

（4）由已知样本值，计算统计量 F．

（5）作出判断：若 $F < F_{\frac{\alpha}{2}}$ 或 $F > F_{1-\frac{\alpha}{2}}$ 则拒绝 H_0；若 $F_{\frac{\alpha}{2}} < F < F_{1-\frac{\alpha}{2}}$ 则接受 H_0．

注 由于 F 不对称，为方便起见，在作 F 检验时，总是取样本方差较大的作分子，较小的作分母，即 $s_1^2 \geqslant s_2^2$，这样 F 的值总是大于 1. 此时，只要 $F > F_{1-\frac{\alpha}{2}}$ 则拒绝 H_0；若 $F \leqslant F_{1-\frac{\alpha}{2}}$，则不能拒绝 H_0．

例 10.21 从一批电灯泡中取出 20 个，它们的平均使用时数为 1 832，样本标准差为 497；从另一批灯泡中取出 25 个，算得平均使用时数为 1 261，样本标准差为 501. 试问两批灯泡使用时数的总体方差是否相等？

解 假设检验 $H_0 : \sigma_1^2 = \sigma_2^2$

已知 $$s_2^2 = 497^2, s_1^2 = 501^2$$

$$F = \frac{s_1^2}{s_2^2} = \frac{501^2}{497^2} = 1.016$$

由 $\alpha = 0.10$，$\mathrm{d}f_1 = 25 - 1 = 24$，$\mathrm{d}f_2 = 20 - 1 = 19$，查附表 7 得 $F_{1-\frac{\alpha}{2}} = 2.11$. 因为 $F < F_{1-\frac{\alpha}{2}}$ 故不能拒绝 H_0．即不能认为两批灯泡使用时数的总体方差有显著性差异．

第四节 方差分析

在科学实验和生产实践中，任一事物总是受多种因素的影响，例如在药片生产中，受原料成分、原料剂量、湿度、压力、工艺和操作人员水平等因素的影响. 为保证高质量，就必须找出对产品质量有显著影响的那些因素. 方差分析就是利用试验数据分析各个因素对某一事物的影响是否显著. 上一节中，我们介绍了两个正态总体方差相等时，用 t 检验法检验均值是否有显著差异. 如果试验中出现三个或更多正态总体，怎样检验它们的均值差异呢？这就是方差分析所要讨论的问题.

一、单因素方差分析

假定在某项试验中，仅考察某一因素 A 对试验结果的影响，就该因素不同状态进行试验，称为**单因素试验**. 因素 A 所处的状态叫做**水平**.

假设因素 A 有 k 个水平 A_1，A_2，$\cdots$，A_k，在水平 A_i 下试验结果的总体服从正态分布 $X_k \sim N(\mu_i, \ \sigma^2)(i=1, \ 2, \ \cdots k)$，并设 X_1，X_2，$\cdots$，X_k，有相同的标准差 σ，记 x_{i1}，x_{i2}，$\cdots$，x_{in_i} 是从第 i 个总体 x_i 中抽取的容量为 n_i 的简单随机样本，见表 10–3.

表 10–3　单因素方差分析样本表

组别（水平）	A_1	A_2	$\cdots$	A_k
观	x_{11}	x_{21}	$\cdots$	x_{k1}
	x_{12}	x_{22}	$\cdots$	x_{k1}
测	$\vdots$	$\vdots$	$\cdots$	$\vdots$
值	x_{1n_1}	x_{2n_2}	$\cdots$	x_{kn_k}
组内和	$\sum\limits_{j=1}^{n_1} x_{1j}$	$\sum\limits_{j=1}^{n_2} x_{2j}$	$\cdots$	$\sum\limits_{j=1}^{n_k} x_{kj}$
组内均数	$\bar{x}_1$	$\bar{x}_2$	$\cdots$	$\bar{x}_k$

根据表中所示，用这 k 组观测值检验因素 A 的影响是否显著，即要求检验假设

$$H_0 : \mu_1 = \mu_2 = \cdots = \mu_k$$

假设试验总次数记为 n，即 $n = n_1 + n_2 + \cdots + n_k$，记总均数为 $\bar{x}$，即

$$\bar{x} = \frac{1}{n} \sum_{i=1}^{k} \sum_{j=1}^{n_i} x_{ij} = \frac{1}{n} \sum_{i=1}^{k} n_i \bar{x}_i$$

全体样本值 x_{ij} 对总平均值 $\bar{x}$ 的**离差平方和**为

$$S = \sum_{i=1}^{k} \sum_{j=1}^{n_i} (x_{ij} - \bar{x})^2$$

S 是全体样本值的 $n-1$ 倍，它表示全体数据总的波动程度，也称**总误差**. 一般来说，造成数据差异的原因有两种：一是由于试验条件不同带来的，这种差异称**条件误差**；一是由于存在偶然因素，这种差异称**随机误差**. 如果 H_0 真，则总误差表示仅由偶然因素所引起的误差（即随机误差）；如果 H_0 不真，则总误差除由偶然因素引起的差异外，还包含由试验条件不同即各水平 A_1，A_2，$\cdots$，A_k 的效应所引起的差异部分（即条件误差）. 于是将总误差中条件误差和随机误差分离开，然后进行比较，就可得到判断.

现对总离差平方和 S 进行分解

$$S = \sum_{i=1}^{k} \sum_{j=1}^{n_i} (x_{ij} - \bar{x})^2 = \sum_{i=1}^{k} \sum_{j=1}^{n_i} [(x_{ij} - \bar{x}_i) + (\bar{x}_i - \bar{x})]^2$$

$$= \sum_{i=1}^{k} \sum_{j=1}^{n_i} (x_{ij} - \bar{x}_i)^2 + 2 \sum_{i=1}^{k} \sum_{j=1}^{n_i} (\bar{x}_i - \bar{x})(x_{ij} - \bar{x}_i) + \sum_{i=1}^{k} \sum_{j=1}^{n_i} (\bar{x}_i - \bar{x})^2$$

而
$$\sum_{i=1}^{k}\sum_{j=1}^{n_i}(x_{ij}-\bar{x}_i)(\bar{x}_i-\bar{x})=\sum_{i=1}^{k}\left[\sum_{j=1}^{n_i}(x_{ij}-\bar{x}_i)\right](\bar{x}_i-\bar{x})=0$$

$$\sum_{i=1}^{k}\sum_{j=1}^{n_i}(x_i-\bar{x})^2=\sum_{i=1}^{k}n_i(x_i-\bar{x})^2$$

$$\sum_{i=1}^{k}\sum_{j=1}^{n_i}(x_{ij}-\bar{x}_i)^2=\sum_{i=1}^{k}(n_i-1)S_i^2$$

故
$$S=\sum_{i=1}^{k}(n_i-1)S_i^2+\sum_{i=1}^{k}n_i(\bar{x}_i-\bar{x})^2\triangleq S_E+S_A \tag{10-34}$$

其中
$$S_E=\sum_{i=1}^{k}\sum_{j=1}^{n_i}(x_{ij}-\bar{x}_i)^2=\sum_{i=1}^{k}(n_i-1)S_i^2$$

$$S_A=\sum_{i=1}^{k}n_i(\bar{x}_i-\bar{x})^2$$

这样，总误差 S 可分解为两部分 S_E 和 S_A，S_E 表达了各水平内部观测值之间的差异，称为**组内差平方和**；S_A 表达了各水平之间的差异，即由于 A 的不同水平效应所引起的差异，称为**组间差平方和**.

在假设前提下，全体数据视为一个总体正态分布的随机样本，每组数据为正态总体 x_i 的随机样本，由定理 10.4 结论（2）知

$$\frac{S}{\sigma^2}=\frac{1}{\sigma^2}\sum_{i=1}^{k}\sum_{j=1}^{n_i}(x_{ij}-\bar{x})^2\sim\chi^2(n-1)$$

$$\frac{(n_i-1)S_i^2}{\sigma^2}=\frac{1}{\sigma^2}\sum_{i=1}^{n_i}(x_{ij}-\bar{x}_i)^2\sim\chi^2(n_i-1)$$

由定理 10.3 推论 1，χ^2 分布的可加性知

$$\frac{S_E}{\sigma^2}=\frac{1}{\sigma^2}\sum_{i=1}^{n_i}(n_i-1)S_i^2\sim\chi^2(n-k)$$

因为
$$S=S_E+S_A$$

于是
$$\frac{S_A}{\sigma^2}=\frac{S}{\sigma^2}-\frac{S_E}{\sigma^2}$$

所以 $\dfrac{S_A}{\sigma^2}\sim\chi^2((n-1)-(n-k))$，即 $\dfrac{S_A}{\sigma^2}\sim\chi^2(k-1)$.

由 F 分布的定义知，统计量

$$F=\frac{\dfrac{S_A}{(k-1)\sigma^2}}{\dfrac{S_E}{(n-k)\sigma^2}}=\frac{\dfrac{S_A}{k-1}}{\dfrac{S_E}{n-k}}\sim F(k-1,\ n-k)$$

这里，分子称为组间均方，分母称为组内均方.

对于给定的显著水平 α，查附表 7 得 $F_{1-\alpha}$ 使得

$$P(F>F_{1-\alpha})=\alpha$$

计算统计量值 F，若 $F > F_{1-\alpha}$ 则拒绝 H_0，反之则接受 H_0.

一般取 $\alpha = 0.05$ 或 $\alpha = 0.01$. 当 $F \leqslant F_{1-0.05}$ 时，认为影响不显著；当 $F_{1-0.05} < F \leqslant F_{1-0.01}$ 时，认为影响显著；当 $F > F_{1-0.01}$ 时，认为影响特别显著.

为方便起见，常用**单因素方差分析**（one-way analysis of variance）表的形式，见表 10–4.

表 10–4 单因素方差分析表

变异来源	离均差平方和	自由度	均　　方	F 值
组间	S_A	$k-1$	$\overline{S}_A = \dfrac{S_A}{k-1}$	$F = \dfrac{\overline{S}_A}{\overline{S}_E}$
组内	S_E	$n-k$	$\overline{S}_E = \dfrac{S_E}{n-k}$	
总和	$S = S_A + S_E$	$n-1$	临界值 $F_{1-0.05}$	$F_{1-0.01}$

在实际应用中，常用下列计算公式

$$S_A = \sum_{i=1}^{k} n_i (\overline{x}_i - \overline{x})^2 = \sum_{i=1}^{k} \frac{1}{n_i}(\sum_{j=1}^{n_i} x_{ij})^2 - \frac{1}{n}(\sum_{i=1}^{k}\sum_{j=1}^{n_i} x_{ij})^2$$

$$S_E = \sum_{i=1}^{k}\sum_{j=1}^{n_i} x_{ij}^2 - \sum_{i=1}^{k} \frac{1}{n_i}(\sum_{j=1}^{n_i} x_{ij})^2$$

例 10.22 用四种不同工艺生产电灯泡，从各种工艺生产的电灯泡中分别抽取样品，并测得样品的寿命（h），见表 10–5.

表 10–5 例 10.22 的检测数据

工　艺	A_1	A_2	A_3	A_4
观 测 值	1 620	1 580	1 460	1 500
	1 670	1 600	1 540	1 550
	1 700	1 640	1 620	1 610
	1 750	1 720		1 680
	1 800			

检验这几种工艺生产的灯泡寿命是否有显著差异.

解 为了简化计算，所有数据都减去 1 600，得表 10–6.

$$S_A = \sum_{i=1}^{k} \frac{1}{n_i}(\sum_{j=1}^{n_i} x_{ij})^2 - \frac{1}{n}(\sum_{i=1}^{k}\sum_{j=1}^{n_i} x_{ij})^2$$

$$= (58\,320 + 4\,900 + 10\,800 + 900) - \frac{1}{16}(540 + 140 - 180 - 60)^2 = 62\,820$$

$$S_E = \sum_{i=1}^{k}\sum_{j=1}^{n_i} x_{ij}^2 - \sum_{i=1}^{k} \frac{1}{n_i}(\sum_{j=1}^{n_i} x_{ij})^2$$

$$= (77\,800 + 16\,400 + 23\,600 + 19\,000) - (58\,320 + 4\,900 + 10\,800 + 900) = 61\,880$$

表 10-6 表 10-5 的简化数据

水 平	A_1	A_2	A_3	A_4
简 化 值	20 70 100 150 200	−20 0 40 120	−140 −60 20	−100 −50 10 80
$\sum\limits_{j=1}^{n_i} x_{ij}$	540	140	−180	−60
$\dfrac{1}{n_i}(\sum\limits_{j=1}^{n_i} x_{ij})^2$	58 320	4 900	10 800	900
$\sum\limits_{j=1}^{n_i} x_{ij}^2$	77 800	16 400	23 600	19 000

$$\overline{S}_A = \frac{S_A}{k-1} = \frac{62\,820}{4-1} = 2\,094$$

$$\overline{S}_E = \frac{S_E}{n-k} = \frac{61\,880}{16-4} = 5\,156.667$$

$$F = \frac{\overline{S}_A}{\overline{S}_E} = \frac{2\,094}{5\,156.667} = 4.06$$

$$\mathrm{d}f_A = k-1 = 3, \quad \mathrm{d}f_E = n-k = 12, \quad \mathrm{d}f_S = n-1 = 15.$$

由附表 7 查得 $F_{1-0.05} = 3.49$，$F_{1-0.01} = 5.95$.

由此得方差分析表 10-7.

表 10-7 例 10.22 的方差分析表

方差来源	离均差平方和	自由度	均 方	F 值
组间	62 820	3	20 940	4.06
组内	61 880	12	5 157	
总和	124 700	15	临界值 $F_{1-0.05}=3.49$	$F_{1-0.01}=5.95$

因为 $F_{1-0.05} < F < F_{1-0.01}$，所以有显著差异.

第一种工艺 A_1 生产的灯泡寿命估计值为

$$\bar{x}_1 = (1\,620 + 1\,670 + 1\,700 + 1\,750 + 1\,800) \div 5 = 1\,708 \text{（h）}$$

较其他工艺生产的灯泡寿命估计值大，故应选用第一种工艺进行生产.

二、双因素方差分析

如果要同时考虑两个因素对所考察随机变量 x 是否有影响，就是**双因素方差分析**（two-way

analysis of variance）.

设有两个因素 A, B，因素 A 有 m 个水平 A_1, $A_2, \cdots$, A_m；因素 B 有 n 个水平 B_1, B_2, $\cdots$, B_n，搭配起来进行 $m \times n$ 次试验. 所得观测数据结构见表 10–8.

表 10–8　双因素方差分析样本表

A ＼ B	B_1　B_2　$\cdots$　B_n	$T_{j.} = \sum\limits_{j=1}^{n} x_{ij}$	$\bar{x}_{i.} = \dfrac{T_i}{n}$
A_1	x_{11}　x_{12}　$\cdots$　x_{1n}	$T_{1.}$	$\bar{x}_{1.}$
A_2	x_{21}　x_{22}　$\cdots$　x_{2n}	$T_{2.}$	$\bar{x}_{2.}$
$\vdots$	$\vdots$　$\vdots$　　$\vdots$	$\vdots$	$\vdots$
A_m	x_{m1}　x_{m2}　$\cdots$　x_{mn}	$T_{m.}$	$\bar{x}_{m.}$
$F_{.j} = \sum\limits_{i=1}^{m} x_{ij}$	$T_{.1}$　$T_{.2}$　$\cdots$　$T_{.n}$	$T = \sum\limits_{i=1}^{m} T_{i.}$	
$\bar{x}_{.j} = \dfrac{T_{.j}}{m}$	$\bar{x}_{.1}$　$\bar{x}_{.2}$　$\cdots$　$\bar{x}_{.n}$		$\bar{x} = \dfrac{T}{mn}$

表中 $x_{ij}(i = 1$, 2, $\cdots$, m; $j = 1$, 2, $\cdots$, $n)$ 都是相应的正态随机变量 X_{ij} 的观测值.

现假定这样的 $m \times n$ 个随机变量具有相同的方差 σ^2，要考察因素 A, B 的水平改变对指标有无影响，即考察所有 X_{ij} 是否服从同一正态分布. 由于已知方差相等，所以问题就是检验这 $m \times n$ 个数学期望是否相等.

为构造检验用的统计量，仿照单因素方差分析中的做法，对离差平方和进行分解. 即

$$S = \sum_{i=1}^{m}\sum_{j=1}^{n}(x_{ij} - \bar{x})^2 = \sum_{i=1}^{m}\sum_{j=1}^{n}[(\bar{x}_{i.} - \bar{x}) + (\bar{x}_{.j} - \bar{x}) + (x_{ij} - \bar{x}_{i.} - \bar{x}_{.j} + \bar{x})]^2$$

$$= \sum_{i=1}^{m}\sum_{j=1}^{n}(\bar{x}_{i.} - \bar{x})^2 + \sum_{i=1}^{m}\sum_{j=1}^{n}(\bar{x}_{.j} - \bar{x})^2 + \sum_{i=1}^{m}\sum_{j=1}^{n}(x_{ij} - \bar{x}_{i.} - \bar{x}_{.j} + \bar{x})^2 +$$

$$2\sum_{i=1}^{m}\sum_{j=1}^{n}(\bar{x}_{i.} - \bar{x})(\bar{x}_{.j} - \bar{x}) + 2\sum_{i=1}^{m}\sum_{j=1}^{n}(\bar{x}_{i.} - \bar{x})(x_{ij} - \bar{x}_{i.} - \bar{x}_{.j} + \bar{x}) +$$

$$2\sum_{i=1}^{m}\sum_{j=1}^{n}(\bar{x}_{.j} - \bar{x})(x_{ij} - \bar{x}_{i.} - \bar{x}_{.j} + \bar{x})$$

可以推出上式中最后三项都是零. 故有

$$S = n\sum_{i=1}^{m}(\bar{x}_{i.} - \bar{x})^2 + m\sum_{j=1}^{n}(\bar{x}_{.j} - \bar{x})^2 + \sum_{i=1}^{m}\sum_{j=1}^{n}(x_{ij} - \bar{x}_{i.} - \bar{x}_{.j} + \bar{x})^2 \triangleq S_A + S_B + S_E$$

其中 $S_A = n\sum\limits_{i=1}^{m}(\bar{x}_{i.} - \bar{x})^2$ 称为**因素 A 的离差平方和**，它反映了因素 A 的不同水平所引起的系统误差. $S_B = m\sum\limits_{j=1}^{n}(\bar{x}_{.j} - \bar{x})^2$ 称为**因素 B 的离差平方和**，它反映了因素 B 的不同水平引起的系统误差.

$S_E = \sum_{i=1}^{m} \sum_{j=1}^{n} (x_{ij} - \bar{x}_{i.} - \bar{x}_{.j} + \bar{x})^2$ 称为**误差平方和**，它表示除因素 A，B 的效应后，x_{ij} 的随机波动部分.

当 H_{01}：$\mu_{1.} = \mu_{2.} = \cdots = \mu_{m.}$ 为真时（即因素 A 无显著影响），$\dfrac{S_A}{\sigma^2}$ 和 $\dfrac{S_E}{\sigma^2}$ 服从自由度为 $m-1$ 和 $(mn-1)-(m-1)-(n-1)=(m-1)(n-1)$ 的 χ^2 分布，且相互独立；当 H_{02}：$\mu_{.1} = \mu_{.2} = \cdots = \mu_{.n}$ 为真时（即因素 B 无显著影响），$\dfrac{S_B}{\sigma^2}$ 和 $\dfrac{S_E}{\sigma^2}$ 服从自由度为 $n-1$ 和 $(m-1)(n-1)$ 的 χ^2 分布，且相互独立；当 H_{01} 和 H_{02} 都为真时，$\dfrac{S}{\sigma^2}$ 服从自由度为 $mn-1$ 的 χ^2 分布.

在假设"H_0：所有 x_{ij} 的数学期望 μ_{ij} 都相等"为真时，由 F 分布的定义知，统计量

$$F_A = \frac{\dfrac{S_A}{(m-1)\sigma^2}}{\dfrac{S_E}{(m-1)(n-1)\sigma^2}} = \frac{\dfrac{S_A}{(m-1)}}{\dfrac{S_E}{(m-1)(n-1)}} \sim F[(m-1),(m-1)(n-1)]$$

$$F_B = \frac{\dfrac{S_B}{(n-1)\sigma^2}}{\dfrac{S_E}{(m-1)(n-1)\sigma^2}} = \frac{\dfrac{S_B}{(n-1)}}{\dfrac{S_E}{(m-1)(n-1)}} \sim F[(n-1),(m-1)(n-1)]$$

于是，可利用 F_A，F_B 分别对 A，B 作用的显著性进行检验. 同样，为方便起见可列成下面的双因素方差分析表，见表 10–9.

表 10–9 双因素方差分析表

方差来源	离差平方和	自由度	均方	F 值	临界值
因素 A	S_A	$m-1$	$\bar{S}_A = \dfrac{S_A}{m-1}$	$F_A = \dfrac{\bar{S}_A}{\bar{S}_E}$	$F_{A\alpha}$
因素 B	S_B	$n-1$	$\bar{S}_B = \dfrac{S_B}{n-1}$	$F_B = \dfrac{\bar{S}_B}{\bar{S}_E}$	$F_{B\alpha}$
误差	S_E	$(m-1)(n-1)$	$\bar{S}_E = \dfrac{S_E}{(m-1)(n-1)}$		
总和	S	$mn-1$			

列出各离差平方和的简算公式如下

$$S = \sum_{i=1}^{m} \sum_{j=1}^{n} x_{ij}^2 - \frac{T^2}{mn}$$

$$S_A = \frac{1}{n} \sum_{i=1}^{m} T_{i.}^2 - \frac{T^2}{mn}$$

$$S_B = \frac{1}{m} \sum_{j=1}^{n} T_{.j}^2 - \frac{T^2}{mn}$$

$$S_E = S - S_A - S_B$$

其中 $T = \sum_{i=1}^{m}\sum_{j=1}^{n} x_{ij}$ ；$T_{i\cdot} = \sum_{j=1}^{n} x_{ij}$ ；$T_{\cdot j} = \sum_{i=1}^{m} x_{ij}$.

例 10.23　四个工人分别操作三台机器生产药片一天，日产量见表 10–10.

表 10–10　例 10.23 的日产量数据　　　　　百粒

工　人	机　器		
	B_1	B_2	B_3
A_1	50	63	52
A_2	47	54	42
A_3	47	57	41
A_4	53	58	48

检查工人和机器对药品产量是否有显著影响？

解　先将各数据减去 50，然后列表计算，见表 10–11.

表 10–11　表 10–10 的简化数据表

	B_1	B_1	B_1	$T_{i\cdot} = \sum_{j=1}^{n} x_{ij}$	$\bar{x}_{i\cdot} = \dfrac{T_i}{n}$
A_1	0	13	2	15	5
A_2	−3	4	−8	−7	−2.33
A_3	−3	7	−9	−5	−1.67
A_4	3	8	−2	9	3
$T_{\cdot j} = \sum_{i=1}^{m} x_{ij}$	−3	32	−17	$T = \sum_{i=1}^{m} T_{i\cdot} = 12$	
$\bar{x}_{\cdot j} = \dfrac{T_{\cdot j}}{m}$	−0.75	8	−4.25	$\bar{x} = \dfrac{T}{mn} = 1$	

$$S = \sum_{i=1}^{m}\sum_{j=1}^{n} x_{ij}^2 - \frac{T^2}{mn}$$

$$= 0^2 + 13^2 + 2^2 + (-3)^2 + 4^2 + (-8)^2 + (-3)^2 + 7^2 + (-9)^2 + 3^2 + 8^2 + (-2)^2 - \frac{12^2}{3\times4} = 466$$

$$S_A = \frac{1}{n}\sum_{i=1}^{m} T_{i\cdot}^2 - \frac{T^2}{mn} = \frac{1}{3}[15^2 + (-7)^2 + (-5)^2 + 9^2] - \frac{12^2}{4\times3} = 114.7$$

$$S_B = \frac{1}{m}\sum_{j=1}^{n} T_{\cdot j}^2 - \frac{T^2}{mn} = \frac{1}{4}[(-3)^2 + 32^2 + (-17)^2] - \frac{12^2}{4\times3} = 318.5$$

$$S_E = S - S_A - S_B = 466 - 114.7 - 318.5 = 32.8$$

由以上计算可得双因素方差分析表，见表 10–12.

表 10-12 例 10.23 的双因素方差分析

方差来源	离差平方和	自由度	均　方	F 值	临界值
因素 A	114.7	3	38.23	6.99	$F_{A0.05} = 4.76,\ F_{A0.01} = 9.78$
因素 B	318.5	2	159.25	29.11	$F_{B0.01} = 10.9$
误差	32.8	6	5.47		
总和	466	11			

而

$$F_A = \frac{S_A/(m-1)}{S_E/(m-1)(n-1)} = \frac{114.7/3}{32.8/6} = 6.99$$

$$F_B = \frac{S_B/(n-1)}{S_E/(m-1)(n-1)} = \frac{318.5/2}{32.8/6} = 29.11$$

因为 $F_A = 6.99 > F_{A0.05} = 4.76$，$F_B = 29.11 > F_{B0.01} = 10.9$，故工人操作对药片产量有显著差异，而机器对产量有特别显著的影响.

第五节　回归分析

在生产实践和科学实验中，找出变量之间的关系是非常重要的. 变量之间的关系可以分成两种类型：一类是**函数关系**；一类是变量之间具有某种不确定性. 例如人的身高与体重这两个变量，它们之间有关系，但不确定，这种关系称为**相关关系**. 根据样本观察资料，用统计方法寻求变量之间的相关关系，这种统计方法称为**回归分析**. 一元线性回归是最简单的一种.

一、线性回归方程

一元线性回归分析是考察一个随机变量 Y 与一个非随机普通变量 x 之间的线性关系.

对于普通变量 x 的一组不同的值 x_1，x_2，…，x_n，随机变量 Y 的相应观测值为 y_1，y_2，…，y_n，这样构成 n 对观察值：

$$(x_1,\ y_1),\ (x_2,\ y_2),\ \cdots,\ (x_n,\ y_n).$$

这 n 对数据在平面直角坐标系上标出，得到 n 个点，如图 10-4 所示. 这个图称为散点图，散点图可以帮助我们粗略了解什么形式的函数估计随机变量 Y 的数学期望更好些.

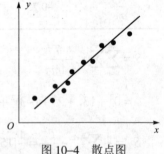

图 10-4　散点图

如果变量 x 和 Y 之间近似有线性关系时，就作一直线，使散点尽可能多地落在直线上或随机地落在直线的两侧. 此时用 $a + bx$ 来估计 Y 的数学期望是适宜的. 用线性函数来估计 Y 的数学期望的问题就是一元线性回归问题. 在一元线性回归中，有下式成立，即

$$E(Y) = a + bx$$

因为 Y 是随机变量，故有

$$Y = a + bx + \varepsilon \tag{10-35}$$

其中 ε 是随机误差，并假定 $\varepsilon \sim N(0, \ \sigma^2)$. 根据正态变量的性质，有

$$Y \sim N(a + bx, \ \sigma^2)$$

其中 a, b, σ^2 都是未知参数，称式（10-35）为**线性模型**，称 $\hat{y} = a + bx$ 为**经验公式**.

确定上式中 a, b 参数遵循以下法则：把观测点 (x_i, y_i) 标在直角坐标系下作成散点图，必存在着一条直线，使每个点 (x_i, y_i) 距这条直线在纵方向上的距离的平方和最小. 这就是所谓的**最小二乘法**（least square method）. 记偏差平方和为

$$Q = \sum_{i=1}^{n}(y_i - \hat{y}_i)^2 = \sum_{i=1}^{n}[y_i - (a + bx_i)]^2 \tag{10-36}$$

确定回归方程中未知参数 a, b，应使 Q 取得最小值，利用微分法解此最小值问题，先求 Q 关于 a, b 的偏导数，令它们等于零，然后解方程组：

$$\begin{cases} \dfrac{\partial Q}{\partial a} = -2\sum_{i=1}^{n}(y_i - a - bx_i) = 0 \\[3mm] \dfrac{\partial Q}{\partial b} = -2\sum_{i=1}^{n}(y_i - a - bx_i)x_i = 0 \end{cases}$$

解之，得 a, b 的估计值 $\hat{a}, \hat{b}$ 为

$$\hat{b} = \frac{\sum_{i=1}^{n}(x_i - \bar{x})(y_i - \bar{y})}{\sum_{i=1}^{n}(x_i - \bar{x})^2} \triangleq \frac{L_{xy}}{L_{xx}} \tag{10-37}$$

$$\hat{a} = \bar{y} - \hat{b}\bar{x} \tag{10-38}$$

式中，$L_{xy} = \sum_{i=1}^{n}(x_i - \bar{x})(y_i - \bar{y})$；$L_{xx} = \sum_{i=1}^{n}(x_i - \bar{x})^2$；$\hat{b}$ 称为回归系数. 由此确定的经验公式

$$\hat{y} = \hat{a} + \hat{b}\bar{x} \tag{10-39}$$

称为**回归方程**（regression equation）.

为了计算方便，给出下面公式

$$L_{xx} = \sum_{i=1}^{n}(x_i - \bar{x})^2 = \sum_{i=1}^{n}x_i^2 - \frac{1}{n}(\sum_{i=1}^{n}x_i)^2 \tag{10-40}$$

$$L_{yy} = \sum_{i=1}^{n}(y_i - \bar{y})^2 = \sum_{i=1}^{n}y_i^2 - \frac{1}{n}(\sum_{i=1}^{n}y_i)^2 \tag{10-41}$$

$$L_{xy} = \sum_{i=1}^{n}(x_i - \bar{x})(y_i - \bar{y}) = \sum_{i=1}^{n}x_iy_i - \frac{1}{n}(\sum_{i=1}^{n}x_i)(\sum_{i=1}^{n}y_i) \tag{10-42}$$

例 10.24 今有 12 名妇女的年龄 x 和收缩压 y 见表 10-13.

表 10-13 12 名妇女收缩压与年龄关系表

x/岁	59	42	72	36	63	47	55	49	38	42	68	60
y/kPa	19.60	16.67	21.28	15.73	19.86	17.07	19.93	19.93	15.33	18.67	20.19	20.59

试求 y 对 x 的回归方程.

解
$$\bar{x}=52.333\,3,\quad \bar{y}=18.687\,5$$

$$L_{xx}=\sum_{i=1}^{n}(x_i-\bar{x})^2=1\,550.666\,7$$

$$L_{xy}=\sum_{i=1}^{n}(x_i-\bar{x})(y_i-\bar{y})=232.22$$

由式（10–36）得

$$\hat{b}=\frac{L_{xy}}{L_{xx}}=\frac{232.22}{1\,550.666\,7}=0.149$$

$$\hat{a}=\bar{y}-\hat{b}\bar{x}=18.687\,5-0.149\times52.333\,3=10.889\,8$$

于是，回归方程为 $\hat{y}=10.889\,8+0.149x$.

二、相关性检验

求出回归直线方程后，是否 y 对 x 真有线性关系呢？这需检验 x 与 y 的线性相关的显著性. 为解决这个问题，需要考察 x 与 y 之间的相关系数.

对随机变量 X 和 Y 进行观测，得到 n 对数据 $(x_1,\ y_1)$, $(x_2,\ y_2)$, …, $(x_n,\ y_n)$. 称

$$r=\frac{L_{xy}}{\sqrt{L_{xx}L_{yy}}} \tag{10–43}$$

为样本**相关系数**（correlation coefficient）.

它能说明 X 和 Y 的相关性，事实上

$$Q=\sum_{i=1}^{n}[y_i-(\hat{a}+\hat{b}x_i)]^2=\sum_{i=1}^{n}[y_i-(\bar{y}-b\bar{x}+bx_i)]^2=\sum_{i=1}^{n}[(y_i-\bar{y})-b(x_i-\bar{x})]^2$$

$$=\sum_{i=1}^{n}(y_i-\bar{y})^2-2b\sum_{i=1}^{n}(y_i-\bar{y})(x_i-\bar{x})+b^2\sum_{i=1}^{n}(x_i-\bar{x})^2=L_{yy}-2bL_{xy}+b^2L_{xx}$$

$$=L_{yy}-2\frac{L_{xy}}{L_{xx}}\cdot L_{xy}+(\frac{L_{xy}}{L_{xx}})^2L_{xx}=L_{yy}-\frac{L_{xy}^2}{L_{xx}}=L_{yy}(1-\frac{L_{xy}^2}{L_{xx}L_{yy}})=L_{yy}(1-r^2).$$

从上式可以看出，当相关系数绝对值 $|r|$ 越接近 1 时，Q 越接近 0，x 和 y 的线性关系越显著；当 $|r|$ 越接近 0 时，x 和 y 的线性关系越不显著.

对于给定的样本容量 n，显著水平 $\alpha=0.05$, $\alpha=0.01$ 下，查自由度 $df=n-2$ 的相关系数检验表（见附表 10），得临界值 $r_{1-\frac{\alpha}{2}}$. 若 $|r|\geqslant r_{1-\frac{\alpha}{2}}$，则 x 与 y 的线性相关越显著；$|r|<r_{1-\frac{\alpha}{2}}$，则 x 与 y 的线性相关不显著.

例 10.25 测得 x 和 y 的数据见表 10–14.

表 10–14　例 10.25 的数据表

x	20	25	30	35	40	45	50	55	60	65
y	13.2	15.1	16.4	17.1	17.9	18.7	19.6	21.2	22.5	24.3

试求：（1）回归方程；

（2）相关系数；

（3）检验回归效果的显著性.

解

$$\bar{x} = \frac{1}{n}\sum_{i=1}^{n} x_i = 42.5 , \quad \bar{y} = \frac{1}{n}\sum_{i=1}^{n} y_i = 18.6$$

$$L_{xx} = \sum_{i=1}^{n}(x_i - \bar{x})^2 = 2\,062.5$$

$$L_{yy} = \sum_{i=1}^{n}(y_i - \bar{y})^2 = 104.6$$

$$L_{xy} = \sum_{i=1}^{n}(x_i - \bar{x})(y_i - \bar{y}) = 460$$

$$\hat{b} = \frac{L_{xy}}{L_{xx}} = \frac{460}{2\,062.5} = 0.223\,0$$

$$\hat{a} = \bar{y} - \hat{b}\bar{x} = 18.6 - 0.223\,0 \times 42.5 = 9.121$$

（1）所求回归方程为

$$\hat{y} = \hat{a} + \hat{b}x = 9.121 + 0.223\,0x$$

（2）相关系数

$$r = \frac{L_{xy}}{\sqrt{L_{xx}L_{yy}}} = \frac{460}{\sqrt{2\,062.5 \times 104.6}} = 0.991\,0$$

（3）$\mathrm{d}f = n - 2 = 10 - 2 = 8$，$\alpha = 0.05$，查相关系数检验表（见附表 10），得临界值 $r_\alpha = 0.632$. 因为 $|r| > r_\alpha$，故线性相关显著.

三、一元非线性回归（monadic nonlinear regression）

在实际问题中，y 和 x 的关系并非都是线性的，可能是很复杂的，但是对某些特殊的非线性关系，可以通过变量替换，把非线性回归转化为线性回归，然后用线性回归的方法来确定参数值.

常用的曲线方程的置换公式见表 10–15.

表 10–15　常用曲线方程的置换公式

曲 线 方 程	变 换 方 程	变换后线性方程
$\dfrac{1}{y} = a + \dfrac{b}{x}$	$y' = \dfrac{1}{y}, \ x' = \dfrac{1}{x}$	$y' = a + bx'$
$y = ax^b$	$y' = \ln y, \ x' = \ln x$	$y' = A + bx'$
$y = a + b\ln x$	$y' = y, \ x' = \ln x$	$y' = a + bx'$
$y = ab^x$	$y' = \ln y, \ x' = x$	$y' = A + Bx'$
$y = \dfrac{1}{a + be^{-x}}$	$y' = \dfrac{1}{y}, \ x' = e^{-x}$	$y' = a + bx'$

例 10.26　静脉推注某种药物后，其血药浓度 c 与时间 t 的关系可用 $c = c_0\,e^{-kt}$ 表示. 如果

给体重 20 g 的小白鼠注射此药物 0.32 mg，现测得一些时间的血药浓度如表 10–16 所示.

表 10–16　注射药物后小白鼠血药浓度随时间变化表

时间/min	20	40	60	80	100	120	140	160
血药浓度/(μg · mL^{-1})	32.75	16.50	9.20	5.00	2.82	1.37	0.76	0.53

试确定回归方程 $c = c(t)$.

解　通过散点图（图 10–4）或理论经验可知，这些点大致接近一条指数曲线. 所以令 $y = \lg c$，则 y 与 t 呈直线关系. 设线性回归方程为

$$y = a + bt$$

将上面所给数据列表计算，见表 10–17.

表 10–17　例 10.26 回归方程计算表

序号	t	c	t^2	$\lg c$	$c\lg c$	$(\lg c)^2$
1	20	32.75	400	1.515 2	30.304 2	2.295 9
2	40	16.50	1 600	1.217 5	48.699 4	1.482 3
3	60	9.20	3 600	0.963 8	57.827 3	0.928 9
4	80	5.00	6 400	0.699 0	55.917 6	0.488 6
5	100	2.82	10 000	0.450 2	45.024 9	0.202 7
6	120	1.37	14 400	0.136 7	16.406 5	0.018 7
7	140	0.76	19 600	−0.119 2	−16.636 1	0.014 2
8	160	0.53	25 600	−0.275 7	−44.115 9	0.076 0
Σ	720				193.377 9	5.507 3

由式（10–40）和式（10–42），得

$$L_{tt} = \sum_{i=1}^{n} t_i^2 - \frac{1}{n}\left(\sum_{i=1}^{n} t_i\right)^2 = 81\,600 - \frac{1}{8} \times (720)^2 = 16\,800$$

$$L_{ty} = \sum_{i=1}^{n} t_i \lg c_i - \frac{1}{n}\left(\sum_{i=1}^{n} t_i\right)\left(\sum_{i=1}^{n} \lg c_i\right) = 193.377\,9 - \frac{1}{8} \times 720 \times 4.587\,5 = -219.497\,1$$

所以

$$b = \frac{L_{ty}}{L_{tt}} = \frac{-219.497\,1}{16\,800} = -0.013\,07$$

$$a = \bar{y} - b\bar{t} = \frac{1}{8} \times 4.587\,5 - (-0.013\,07) \times \frac{1}{8} \times 720 = 1.749$$

于是回归方程为

$$\lg c = 1.749 - 0.013\,07\,t$$

即所求回归方程为

$$c = e^{1.749} e^{-0.013\,07\,t} = 56.10 e^{-0.013\,07\,t}.$$

习　题　十

1. 某医院测得 7 名矽肺病人治疗前血液中黏蛋白含量（单位：mg%）分别为 6.5，7.3，3.0，7.3，5.6，6.2，7.3，求样本的均值、方差、标准差.

2. 随机变量 X 的密度函数为

$$f(x) = (a+1)x^a \qquad (0 < x < 1)$$

x_1，x_2，…，x_n 是容量为 n 的样本. 试求参数 α 的矩估计和极大似然估计.

3. 试证明样本二阶中心矩不是总体方差 σ^2 的无偏估计量.

4. 在参数的区间估计中，α 值越大，置信区间是越宽还是越窄？为什么？

5. 随机地从一批钉子中抽取 16 枚，测得其长度分别为（单位：cm）

$$2.14，2.10，2.13，2.15，2.13，2.12，2.13，2.10$$
$$2.15，2.12，2.14，2.10，2.13，2.11，2.14，2.11$$

设钉长的分布为正态分布，分别对下列两种情况求出总体均值为 μ 的 90% 的置信区间.

（1）已知 $\sigma = 0.01$ （cm）；

（2）σ 未知.

6. 随机取某种药片 25 片进行检查，称得平均质量 0.5 g，标准差 0.08 g. 如果已知药片的重量近似服从正态分布，试求药片平均质量的 90% 的置信区间.

7. 对某市 744 名健康女性职工检查血红蛋白量，得样本均数为 122.39 g/L，样本标准差为 9.98 g/L. 试求该市健康女职工平均血红蛋白含量的 95% 的置信区间.

8. 已知灯泡使用时数服从正态分布，为估计灯泡使用时数的均值 μ 和标准差 σ，今测试 10 个灯泡，得 $\overline{x} = 1\,500$ h，$s = 20$ h，求 μ 及 σ 的置信区间（置信度为 0.90）.

9. 已知某炼铁厂的铁水中碳质量分数在正常情况下服从 $N(4.55，0.108^2)$，今测得 5 炉铁水中碳质量分数分别为 4.28，4.40，4.42，4.35，4.37，问如果均方差没有改变，总体均值有无变化？（$\alpha = 0.05$）

10. 正常人的脉搏平均为 72 次/分，现医生测得 10 例慢性四乙基铅中毒患者的脉搏（次/分）如下：

$$78，54，67，68，70，66，67，70，65，69$$

试问四乙基铅中毒患者和正常人的脉搏有无显著差异？（$\alpha = 0.05$）

11. 某医院用某中药治疗高血压，记录了 70 例高血压患者治疗前后舒张压的差数，算得样本均数为 -16.28，样本标准差为 10.58，试问该中药治疗高血压是否有效？（$\alpha = 0.05$）

12. 调查某地成年男子 45 人，测得平均收缩压为 139.5 mmHg[①]，标准差为 26.6 mmHg；同一年龄组的女子 61 人，平均收缩压为 143.7 mmHg，标准差为 29.9 mmHg，试问该年龄组男、女之间平均收缩压是否有显著性差异？

13. 对不同月份生产的两批样品用同一方法分析某成分的质量分数（%），所得结果如下：
二月份：93.18，91.36，91.60，91.91，92.79，92.80，91.03；
六月份：93.95，93.42，92.20，92.46，92.73，94.31，92.94，93.66，92.05.
试判断这两组数据的均数是否具有显著性差异.（$\alpha = 0.05$）

14. 为研究矽肺患者肺功能的变化情况，某医院对 I，II 期矽肺患者各 35 名测定其肺活量，得到 I 期患者的均数为 2 710 mL，标准差为 147 mL；II 期患者的均数为 2 830 mL，标准差为 118 mL，试问 I，II 期矽肺患者的肺活量是否有极显著性差异？

15. 用 4 种不同的分析方法测定同一种药物的某种成分的质量分数，测得数据见习题表 10–1.

---

① 1 mmHg = 133.322 Pa.

习题表 10-1 习题 15 数据表

方　法	A_1	A_2	A_3	A_4
质量分数	9.29	10.16	10.60	10.12
	9.44	10.08	10.43	9.96
	9.33	10.03	10.65	9.98
	9.56	10.11	10.48	10.11

试判断这 4 种方法的测量结果有无显著性差异.

16. 有 A_1, A_2, A_3 三种新药治疗某种疾病，将 15 名该病患者随机分为三组，每组患者服用一种药物，经一段治疗后测得某种生化指标见习题表 10-2.

习题表 10-2 习题 16 数据表

		某种生化指标				和	均　值
A_1	4.1	3.9	4.1	3.5		15.6	3.90
A_2	2.5	2.4	3.0	1.5	2.2	11.6	2.32
A_3	2.6	2.2	2.5	1.2	1.2	2.2	11.9	1.98

试判断这三种药物疗效有无显著性差异.

17. 为考察等温室温和培养基温度对细菌生产的影响，对室温、培养基温度各取三个水平.
等温室温 (A)：$A_1=12$ ℃，$A_2=25$ ℃，$A_3=38$ ℃；
培养基温度 (B)：$B_1=40$ ℃，$B_2=65$ ℃，$B_3=90$ ℃.
试验后测得细菌的平均生产率值见习题表 10-3，表中数据是原数据减去 66 后的值.

习题表 10-3 习题 17 数据表

	B_1	B_2	B_3
A_1	-2	0	2
A_2	0	2	1
A_3	-1	1	2

试问室温和培养基温度对细菌生产率有无显著影响？

18. 用双波长薄层扫描仪检测紫草中紫草素的含量，其浓度 c 与测得积分值 h 的数据见习题表 10-4.

习题表 10-4 习题 18 数据表

c	5	10	15	20	25	30
h	15.2	31.7	46.7	58.9	76.9	82.8

试求：（1）回归方程；
（2）相关系数；
（3）检验回归效果的显著性.

附 表

1. 简明不定积分表

（一）含有 $a+bx$ 的积分

1. $\displaystyle\int (a+bx)^n\,\mathrm{d}x = \begin{cases} \dfrac{(a+bx)^{n+1}}{b(n+1)}+C, & \text{当 } n\neq -1 \\[3mm] \dfrac{1}{b}\ln|a+bx|+C, & \text{当 } n=-1 \end{cases}$

2. $\displaystyle\int \frac{x\,\mathrm{d}x}{a+bx} = \frac{1}{b^2}\left[a+bx-a\ln|a+bx|\right]+C$

3. $\displaystyle\int \frac{x^2\,\mathrm{d}x}{a+bx} = \frac{1}{b^3}\left[\frac{1}{2}(a+bx)^2-2a(a+bx)+a^2\ln|a+bx|\right]+C$

4. $\displaystyle\int \frac{\mathrm{d}x}{x(a+bx)} = \frac{1}{a}\ln\left|\frac{x}{a+bx}\right|+C$

5. $\displaystyle\int \frac{\mathrm{d}x}{x^2(a+bx)} = -\frac{1}{ax}+\frac{b}{a^2}\ln\left|\frac{a+bx}{x}\right|+C$

6. $\displaystyle\int \frac{x\,\mathrm{d}x}{(a+bx)^2} = \frac{1}{b^2}\left[\ln|a+bx|+\frac{a}{a+bx}\right]+C$

7. $\displaystyle\int \frac{x^2\,\mathrm{d}x}{(a+bx)^2} = \frac{1}{b^3}\left[a+bx-2a\ln|a+bx|-\frac{a^2}{a+bx}\right]+C$

8. $\displaystyle\int \frac{\mathrm{d}x}{x(a+bx)^2} = \frac{1}{a(a+bx)}-\frac{1}{a^2}\ln\left|\frac{a+bx}{x}\right|+C$

（二）含有 $\sqrt{a+bx}$ 的积分

9. $\displaystyle\int \sqrt{a+bx}\,\mathrm{d}x = \frac{2}{3b}\sqrt{(a+bx)^3}+C$

10. $\displaystyle\int x\sqrt{a+bx}\,\mathrm{d}x = -\frac{2(2a-3bx)\sqrt{(a+bx)^3}}{15b^2}+C$

11. $\displaystyle\int x^2\sqrt{a+bx}\,\mathrm{d}x = \frac{2(8a^2-12abx+15b^2x^2)\sqrt{(a+bx)^3}}{105b^3}+C$

12. $\displaystyle\int \frac{x\,\mathrm{d}x}{\sqrt{a+bx}} = -\frac{2(2a-bx)}{3b^2}\sqrt{a+bx}+C$

13. $\displaystyle\int \frac{x^2\,\mathrm{d}x}{\sqrt{a+bx}} = \frac{2(8a^2-4abx+3b^2x^2)}{15b^3}\sqrt{a+bx}+C$

14. $\displaystyle\int\frac{\mathrm{d}x}{x\sqrt{a+bx}}=\begin{cases}\dfrac{1}{\sqrt{a}}\ln\dfrac{\left|\sqrt{a+bx}-\sqrt{a}\right|}{\sqrt{a+bx}+\sqrt{a}}+C & (a>0)\\[3mm]\dfrac{2}{\sqrt{-a}}\arctan\sqrt{\dfrac{a+bx}{-a}}+C & (a<0)\end{cases}$

15. $\displaystyle\int\frac{\mathrm{d}x}{x^2\sqrt{a+bx}}=-\frac{\sqrt{a+bx}}{ax}-\frac{b}{2a}\int\frac{\mathrm{d}x}{x\sqrt{a+bx}}$

16. $\displaystyle\int\frac{\sqrt{a+bx}\,\mathrm{d}x}{x}=2\sqrt{a+bx}+a\int\frac{\mathrm{d}x}{x\sqrt{a+bx}}$

（三）含有 $a^2\pm x^2$ 的积分

17. $\displaystyle\int\frac{\mathrm{d}x}{(a^2+x^2)^n}=\begin{cases}\dfrac{1}{a}\arctan\dfrac{x}{a}+C, & \text{当 }n=1\\[3mm]\dfrac{x}{2(n-1)a^2(a^2+x^2)^{n-1}}+\dfrac{2n-3}{2(n-1)a^2}\displaystyle\int\frac{\mathrm{d}x}{(a^2+x^2)^{n-1}}, & \text{当 }n>1\end{cases}$

18. $\displaystyle\int\frac{x\mathrm{d}x}{(a^2+x^2)^n}=\begin{cases}\dfrac{1}{2}\ln\left|a^2+x^2\right|+C, & \text{当 }n=1\\[3mm]-\dfrac{1}{2(n-1)(a^2+x^2)^{n-1}}+C, & \text{当 }n>1\end{cases}$

19. $\displaystyle\int\frac{\mathrm{d}x}{a^2-x^2}=\frac{1}{2a}\ln\left|\frac{a+x}{a-x}\right|+C$

（四）含有 $a\pm bx^2$ 的积分

20. $\displaystyle\int\frac{\mathrm{d}x}{a+bx^2}=\frac{1}{\sqrt{ab}}\arctan\sqrt{\frac{b}{a}}x+C\quad(a>0,b>0)$

21. $\displaystyle\int\frac{\mathrm{d}x}{a-bx^2}=\frac{1}{2\sqrt{ab}}\ln\left|\frac{\sqrt{a}+\sqrt{b}x}{\sqrt{a}-\sqrt{b}x}\right|+C$

22. $\displaystyle\int\frac{x\mathrm{d}x}{a+bx^2}=\frac{1}{2b}\ln\left|a+bx^2\right|+C$

23. $\displaystyle\int\frac{x^2\mathrm{d}x}{a+bx^2}=\frac{x}{b}-\frac{a}{b}\int\frac{\mathrm{d}x}{a+bx^2}$

24. $\displaystyle\int\frac{\mathrm{d}x}{x(a+bx^2)}=\frac{1}{2a}\ln\left|\frac{x^2}{a+bx^2}\right|+C$

25. $\displaystyle\int\frac{\mathrm{d}x}{x^2(a+bx^2)}=\frac{1}{ax}-\frac{b}{a}\int\frac{\mathrm{d}x}{a+bx^2}$

26. $\displaystyle\int\frac{\mathrm{d}x}{(a+bx^2)^2}=\frac{x}{2a(a+bx^2)}+\frac{1}{2a}\int\frac{\mathrm{d}x}{a+bx^2}$

（五）含有 $\sqrt{x^2 \pm a^2}$ 的积分

27. $\displaystyle\int \sqrt{x^2 \pm a^2}\, \mathrm{d}x = \frac{x}{2}\sqrt{x^2 \pm a^2} \pm \frac{a^2}{2}\ln\left|x + \sqrt{x^2 \pm a^2}\right| + C$

28. $\displaystyle\int x\sqrt{x^2 \pm a^2}\, \mathrm{d}x = \frac{1}{3}(x^2 \pm a^2)^{\frac{3}{2}} + C$

29. $\displaystyle\int x^2\sqrt{x^2 \pm a^2}\, \mathrm{d}x = \frac{x}{8}(2x^2 \pm a^2)\sqrt{x^2 \pm a^2} - \frac{a^4}{8}\ln\left|x + \sqrt{x^2 \pm a^2}\right| + C$

30. $\displaystyle\int \frac{x\,\mathrm{d}x}{\sqrt{x^2 \pm a^2}} = \sqrt{x^2 \pm a^2} + C$

31. $\displaystyle\int \frac{x^2\,\mathrm{d}x}{\sqrt{x^2 \pm a^2}} = \frac{x}{2}\sqrt{x^2 \pm a^2} \mp \frac{a^2}{2}\ln\left|x + \sqrt{x^2 \pm a^2}\right| + C$

32. $\displaystyle\int (x^2 \pm a^2)^{\frac{3}{2}}\, \mathrm{d}x = \frac{x}{8}(2x^2 \pm 5a^2)\sqrt{x^2 \pm a^2} + \frac{3a^4}{8}\ln\left|x + \sqrt{x^2 \pm a^2}\right| + C$

33. $\displaystyle\int \frac{\mathrm{d}x}{(x^2 \pm a^2)^{\frac{3}{2}}} = \pm \frac{x}{a^2\sqrt{x^2 \pm a^2}} + C$

34. $\displaystyle\int \frac{x\,\mathrm{d}x}{(x^2 \pm a^2)^{\frac{3}{2}}} = \frac{1}{\sqrt{x^2 \pm a^2}} + C$

35. $\displaystyle\int \frac{x^2\,\mathrm{d}x}{(x^2 \pm a^2)^{\frac{3}{2}}} = -\frac{x}{\sqrt{x^2 \pm a^2}} + \ln\left|x + \sqrt{x^2 \pm a^2}\right| + C$

36. $\displaystyle\int \frac{\mathrm{d}x}{x^2\sqrt{x^2 \pm a^2}} = \mp \frac{\sqrt{x^2 \pm a^2}}{a^2 x} + C$

37. $\displaystyle\int \frac{\mathrm{d}x}{x^3\sqrt{x^2 + a^2}} = -\frac{\sqrt{x^2 + a^2}}{2a^2 x^2} + \frac{1}{2a^2}\ln\left|\frac{a + \sqrt{x^2 + a^2}}{x}\right| + C$

38. $\displaystyle\int \frac{\mathrm{d}x}{x^3\sqrt{x^2 - a^2}} = \frac{\sqrt{x^2 - a^2}}{2a^2 x^2} + \frac{1}{2a^3}\arccos\frac{a}{x} + C$

39. $\displaystyle\int \frac{\sqrt{x^2 + a^2}}{x}\, \mathrm{d}x = \sqrt{x^2 + a^2} - a\ln\left|\frac{a + \sqrt{x^2 + a^2}}{x}\right| + C$

40. $\displaystyle\int \frac{\sqrt{x^2 - a^2}}{x}\, \mathrm{d}x = \sqrt{x^2 - a^2} - a\arccos\frac{a}{x} + C$

41. $\displaystyle\int \frac{\sqrt{x^2 \pm a^2}}{x^2}\, \mathrm{d}x = -\frac{\sqrt{x^2 \pm a^2}}{x} + \ln\left|x + \sqrt{x^2 \pm a^2}\right| + C$

42. $\displaystyle\int \frac{\mathrm{d}x}{x\sqrt{x^2 + a^2}} = \frac{1}{a}\ln\left|\frac{x}{a + \sqrt{x^2 + a^2}}\right| + C$

43. $\displaystyle\int\frac{dx}{x\sqrt{x^2-a^2}}=\frac{1}{a}\arccos\frac{a}{x}+C$

（六）含有 $\sqrt{a^2-x^2}$ 的积分

44. $\displaystyle\int\frac{dx}{\sqrt{a^2-x^2}}=\arcsin\frac{x}{a}+C$

45. $\displaystyle\int\frac{dx}{\sqrt{(a^2-x^2)^3}}=\frac{x}{a^2\sqrt{a^2-x^2}}+C$

46. $\displaystyle\int\frac{xdx}{\sqrt{a^2-x^2}}=-\sqrt{a^2-x^2}+C$

47. $\displaystyle\int\frac{xdx}{\sqrt{(a^2-x^2)^3}}=\frac{1}{\sqrt{a^2-x^2}}+C$

48. $\displaystyle\int\frac{x^2dx}{\sqrt{a^2-x^2}}=-\frac{x}{2}\sqrt{a^2-x^2}+\frac{a^2}{2}\arcsin\frac{x}{a}+C$

49. $\displaystyle\int\sqrt{a^2-x^2}dx=\frac{x}{2}\sqrt{a^2-x^2}+\frac{a^2}{2}\arcsin\frac{x}{a}+C$

50. $\displaystyle\int\sqrt{(a^2-x^2)^3}dx=\frac{x}{8}(5a^2-2x^2)\sqrt{a^2-x^2}+\frac{3a^4}{8}\arcsin\frac{x}{a}+C$

51. $\displaystyle\int x\sqrt{(a^2-x^2)}dx=-\frac{\sqrt{(a^2-x^2)^3}}{3}+C$

52. $\displaystyle\int x\sqrt{(a^2-x^2)^3}dx=-\frac{\sqrt{(a^2-x^2)^5}}{5}+C$

53. $\displaystyle\int x^2\sqrt{a^2-x^2}dx=\frac{x}{8}(2x^2-a^2)\sqrt{a^2-x^2}+\frac{a^4}{8}\arcsin\frac{x}{a}+C$

54. $\displaystyle\int\frac{x^2dx}{\sqrt{(a^2-x^2)^3}}=\frac{x}{\sqrt{a^2-x^2}}-\arcsin\frac{x}{a}+C$

55. $\displaystyle\int\frac{dx}{x\sqrt{a^2-x^2}}=\frac{1}{a}\ln\left|\frac{x}{a+\sqrt{a^2-x^2}}\right|+C$

56. $\displaystyle\int\frac{dx}{x^2\sqrt{a^2-x^2}}=-\frac{\sqrt{a^2-x^2}}{a^2x}+C$

57. $\displaystyle\int\frac{\sqrt{a^2-x^2}}{x}dx=\sqrt{a^2-x^2}-a\ln\left|\frac{a+\sqrt{a^2-x^2}}{x}\right|+C$

58. $\displaystyle\int\frac{\sqrt{a^2-x^2}}{x^2}dx=-\frac{\sqrt{a^2-x^2}}{x}-\arcsin\frac{x}{a}+C$

（七）含有 $a+bx \pm cx^2(c>0)$ 的积分

59. $\displaystyle\int \frac{\mathrm{d}x}{a+bx-cx^2} = \frac{1}{\sqrt{b^2+4ac}} \ln \left| \frac{\sqrt{b^2+4ac}+2cx-b}{\sqrt{b^2+4ac}-2cx+b} \right| + C$

60. $\displaystyle\int \frac{\mathrm{d}x}{a+bx+cx^2} = \begin{cases} \dfrac{2}{\sqrt{4ac-b^2}} \arctan \dfrac{2cx+b}{\sqrt{4ac-b^2}} + C & (b^2 < 4ac) \\[4mm] \dfrac{1}{\sqrt{b^2-4ac}} \ln \left| \dfrac{2cx+b-\sqrt{b^2-4ac}}{2cx+b+\sqrt{b^2-4ac}} \right| + C & (b^2 > 4ac) \end{cases}$

（八）含有 $\sqrt{a+bx \pm cx^2}(c>0)$ 的积分

61. $\displaystyle\int \frac{\mathrm{d}x}{\sqrt{a+bx+cx^2}} = \frac{1}{\sqrt{c}} \ln \left| 2cx+b+2\sqrt{c}\sqrt{a+bx+cx^2} \right| + C$

62. $\displaystyle\int \sqrt{a+bx+cx^2}\,\mathrm{d}x = \frac{2cx+b}{4c}\sqrt{a+bx+cx^2} -$

$\displaystyle\qquad\qquad \frac{b^2-4ac}{8\sqrt{c^3}} \ln \left| 2cx+b+2\sqrt{c}\sqrt{a+bx+cx^2} \right| + C$

63. $\displaystyle\int \frac{x\,\mathrm{d}x}{\sqrt{a+bx+cx^2}} = \frac{\sqrt{a+bx+cx^2}}{c} - \frac{b}{2\sqrt{c^3}} \ln \left| 2cx+b+2\sqrt{c}\sqrt{a+bx+cx^2} \right| + C$

64. $\displaystyle\int \frac{\mathrm{d}x}{\sqrt{a+bx-cx^2}} = \frac{1}{\sqrt{c}} \arcsin \frac{2cx-b}{\sqrt{b^2+4ac}} + C$

65. $\displaystyle\int \sqrt{a+bx-cx^2}\,\mathrm{d}x = \frac{2cx-b}{4c}\sqrt{a+bx-cx^2} + \frac{b^2+4ac}{8\sqrt{c^3}} \arcsin \frac{2cx-b}{\sqrt{b^2+4ac}} + C$

66. $\displaystyle\int \frac{x\,\mathrm{d}x}{\sqrt{a+bx-cx^2}} = -\frac{\sqrt{a+bx-cx^2}}{c} + \frac{b}{2\sqrt{c^3}} \arcsin \frac{2cx-b}{\sqrt{b^2+4ac}} + C$

（九）含有 $\sqrt{\dfrac{a \pm x}{b \pm x}}$ 的积分和含有 $\sqrt{(x-a)(b-x)}$ 的积分

67. $\displaystyle\int \sqrt{\frac{a+x}{b+x}}\,\mathrm{d}x = \sqrt{(a+x)(b+x)} + (a-b) \ln \left(\sqrt{a+x}+\sqrt{b+x} \right) + C$

68. $\displaystyle\int \sqrt{\frac{a-x}{b+x}}\,\mathrm{d}x = \sqrt{(a-x)(b+x)} + (a+b) \arcsin \sqrt{\frac{x+b}{a+b}} + C$

69. $\displaystyle\int \sqrt{\frac{a+x}{b-x}}\,\mathrm{d}x = -\sqrt{(a+x)(b-x)} - (a+b) \arcsin \sqrt{\frac{b-x}{a+b}} + C$

70. $\displaystyle\int \frac{\mathrm{d}x}{\sqrt{(x-a)(b-x)}} = 2 \arcsin \sqrt{\frac{x-a}{b-a}} + C$

（十）含有三角函数的积分

71. $\int \sec x \tan x \mathrm{d}x = \sec x + C$

72. $\int \csc x \cot x \mathrm{d}x = -\csc x + C$

73. $\int \sin^2 x \mathrm{d}x = \dfrac{x}{2} - \dfrac{1}{4}\sin 2x + C$

74. $\int \cos^2 x \mathrm{d}x = \dfrac{x}{2} + \dfrac{1}{4}\sin 2x + C$

75. $\int \sin^n x \mathrm{d}x = -\dfrac{\sin^{n-1} x \cos x}{n} + \dfrac{n-1}{n}\int \sin^{n-2} x \mathrm{d}x$

76. $\int \cos^n x \mathrm{d}x = \dfrac{\cos^{n-1} x \sin x}{n} + \dfrac{n-1}{n}\int \cos^{n-2} x \mathrm{d}x$

77. $\int \dfrac{\mathrm{d}x}{\sin^n x} = -\dfrac{1}{n-1}\dfrac{\cos x}{\sin^{n-1} x} + \dfrac{n-2}{n-1}\int \dfrac{\mathrm{d}x}{\sin^{n-2} x}$

78. $\int \dfrac{\mathrm{d}x}{\cos^n x} = \dfrac{1}{n-1}\dfrac{\sin x}{\cos^{n-1} x} + \dfrac{n-2}{n-1}\int \dfrac{\mathrm{d}x}{\cos^{n-2} x}$

79. $\int \cos^m x \sin^n x \mathrm{d}x = \begin{cases} \dfrac{\cos^{m-1} x \sin^{n+1} x}{m+n} + \dfrac{m-1}{m+n}\int \cos^{m-2} x \sin^n x \mathrm{d}x \\ -\dfrac{\sin^{n-1} x \cos^{m+1} x}{m+n} + \dfrac{n-1}{m+n}\int \cos^m x \sin^{n-2} x \mathrm{d}x \end{cases}$

80. $\int \sin mx \cos nx \mathrm{d}x = -\dfrac{\cos(m+n)x}{2(m+n)} - \dfrac{\cos(m-n)x}{2(m-n)} + C$

81. $\int \sin mx \sin nx \mathrm{d}x = -\dfrac{\sin(m+n)x}{2(m+n)} + \dfrac{\sin(m-n)x}{2(m-n)} + C$ $\Big\} m \neq n$

82. $\int \cos mx \cos nx \mathrm{d}x = \dfrac{\sin(m+n)x}{2(m+n)} + \dfrac{\sin(m-n)x}{2(m-n)} + C$

83. $\int \dfrac{\mathrm{d}x}{a+b\sin x} = \dfrac{2}{\sqrt{a^2-b^2}}\arctan\dfrac{a\tan\frac{x}{2}+b}{\sqrt{a^2-b^2}} + C \quad (a^2 > b^2)$

84. $\int \dfrac{\mathrm{d}x}{a+b\sin x} = \dfrac{1}{\sqrt{b^2-a^2}}\ln\left|\dfrac{a\tan\frac{x}{2}+b-\sqrt{b^2-a^2}}{a\tan\frac{x}{2}+b+\sqrt{b^2-a^2}}\right| + C \quad (a^2 < b^2)$

85. $\int \dfrac{\mathrm{d}x}{a+b\cos x} = \dfrac{2}{\sqrt{a^2-b^2}}\arctan(\sqrt{\dfrac{a-b}{a+b}}\tan\dfrac{x}{2}) + C \quad (a^2 > b^2)$

86. $\int \dfrac{\mathrm{d}x}{a+b\cos x} = -\dfrac{1}{\sqrt{b^2-a^2}}\ln\left|\dfrac{b+a\cos x+\sqrt{b^2-a^2}\cdot\sin x}{a+b\cos x}\right| + C \quad (a^2 < b^2)$

87. $\int \dfrac{\mathrm{d}x}{a^2\cos^2 x+b^2\sin^2 x} = \dfrac{1}{ab}\arctan(\dfrac{b\tan x}{a}) + C$

88. $\displaystyle\int \frac{\mathrm{d}x}{a^2\cos^2 x - b^2\sin^2 x} = \frac{1}{2ab}\ln\left|\frac{b\tan x + a}{b\tan x - a}\right| + C$

89. $\displaystyle\int x\sin ax\,\mathrm{d}x = \frac{1}{a^2}\sin ax - \frac{1}{a}x\cos ax + C$

90. $\displaystyle\int x^2\sin ax\,\mathrm{d}x = \frac{-1}{a}x^2\cos ax + \frac{2}{a^2}x\sin ax + \frac{2}{a^3}\cos ax + C$

91. $\displaystyle\int x\cos ax\,\mathrm{d}x = \frac{1}{a^2}\cos ax + \frac{1}{a}x\sin ax + C$

92. $\displaystyle\int x^2\cos ax\,\mathrm{d}x = \frac{1}{a}x^2\sin ax + \frac{2}{a^2}x\cos ax - \frac{2}{a^3}\sin ax + C$

（十一）含有反三角函数的积分

93. $\displaystyle\int \arcsin\frac{x}{a}\,\mathrm{d}x = x\arcsin\frac{x}{a} + \sqrt{a^2 - x^2} + C$

94. $\displaystyle\int x\arcsin\frac{x}{a}\,\mathrm{d}x = \left(\frac{x^2}{2} - \frac{a^2}{4}\right)\arcsin\frac{x}{a} + \frac{x}{4}\sqrt{a^2 - x^2} + C$

95. $\displaystyle\int x^2\arcsin\frac{x}{a}\,\mathrm{d}x = \frac{x^3}{3}\arcsin\frac{x}{a} + \frac{1}{9}(x^2 + 2a^2)\sqrt{a^2 - x^2} + C$

96. $\displaystyle\int \arccos\frac{x}{a}\,\mathrm{d}x = x\arccos\frac{x}{a} - \sqrt{a^2 - x^2} + C$

97. $\displaystyle\int x\arccos\frac{x}{a}\,\mathrm{d}x = \left(\frac{x^2}{2} - \frac{a^2}{4}\right)\arccos\frac{x}{a} - \frac{x}{4}\sqrt{a^2 - x^2} + C$

98. $\displaystyle\int x^2\arccos\frac{x}{a}\,\mathrm{d}x = \frac{x^3}{3}\arccos\frac{x}{a} - \frac{1}{9}(x^2 + 2a^2)\sqrt{a^2 - x^2} + C$

99. $\displaystyle\int \arctan\frac{x}{a}\,\mathrm{d}x = x\arctan\frac{x}{a} - \frac{a}{2}\ln(a^2 + x^2) + C$

100. $\displaystyle\int x\arctan\frac{x}{a}\,\mathrm{d}x = \frac{1}{2}(x^2 + a^2)\arctan\frac{x}{a} - \frac{ax}{2} + C$

101. $\displaystyle\int x^2\arctan\frac{x}{a}\,\mathrm{d}x = \frac{x^3}{3}\arctan\frac{x}{a} - \frac{ax^2}{6} + \frac{a^3}{6}\ln(a^2 + x^2) + C$

（十二）含有指数函数的积分

102. $\displaystyle\int \mathrm{e}^{ax}\sin bx\,\mathrm{d}x = \frac{\mathrm{e}^{ax}(a\sin bx - b\cos bx)}{a^2 + b^2} + C$

103. $\displaystyle\int \mathrm{e}^{ax}\cos bx\,\mathrm{d}x = \frac{\mathrm{e}^{ax}(b\sin bx + a\cos bx)}{a^2 + b^2} + C$

104. $\displaystyle\int x\mathrm{e}^{ax}\,\mathrm{d}x = \frac{\mathrm{e}^{ax}}{a^2}(ax - 1) + C$

105. $\displaystyle\int x^n\mathrm{e}^{ax}\,\mathrm{d}x = \frac{x^n\mathrm{e}^{ax}}{a} - \frac{n}{a}\int x^{n-1}\mathrm{e}^{ax}\,\mathrm{d}x$

106. $\int xa^{mx}\mathrm{d}x = \dfrac{xa^{mx}}{m\ln a} - \dfrac{a^{mx}}{(m\ln a)^2} + C$

107. $\int x^n a^{mx}\mathrm{d}x = \dfrac{a^{mx}x^n}{m\ln a} - \dfrac{n}{m\ln a}\int x^{n-1}a^{mx}\mathrm{d}x$

108. $\int e^{ax}\sin^n bx\mathrm{d}x = \dfrac{e^{ax}\sin^{n-1}bx}{a^2+b^2n^2}(a\sin bx - nb\cos bx) + \dfrac{n(n-1)b^2}{a^2+b^2n^2}\int e^{ax}\sin^{n-2}bx\mathrm{d}x$

109. $\int e^{ax}\cos^n bx\mathrm{d}x = \dfrac{e^{ax}\cos^{n-1}bx}{a^2+b^2n^2}(a\cos bx + nb\sin bx) + \dfrac{n(n-1)}{a^2+b^2n^2}b^2\int e^{ax}\cos^{n-2}bx\mathrm{d}x$

（十三）含有对数函数的积分

110. $\int \ln^n x\mathrm{d}x = x\ln^n x - n\int \ln^{n-1}x\mathrm{d}x$

111. $\int x^m\ln^n x\mathrm{d}x = \dfrac{x^{m+1}}{m+1}\ln^n x - \dfrac{n}{m+1}\int x^m\ln^{n-1}x\mathrm{d}x$

2. 拉氏变换简表

	$f(t)$	$F(s)$
1	1	$\dfrac{1}{s}$
2	e^{at}	$\dfrac{1}{s-a}$
3	$t^m\ (m>-1)$	$\dfrac{\Gamma(m+1)}{s^{m+1}}$
4	$t^m e^{at}\ (m>-1)$	$\dfrac{\Gamma(m+1)}{(s-a)^{m+1}}$
5	$\sin at$	$\dfrac{a}{s^2+a^2}$
6	$\cos at$	$\dfrac{s}{s^2+a^2}$
7	$\sinh at$	$\dfrac{a}{s^2-a^2}$
8	$\cosh at$	$\dfrac{s}{s^2-a^2}$
9	$t^m\sin at\ (m>-1)$	$\dfrac{\Gamma(m+1)}{2i(s^2+a^2)^{m+1}}\cdot[(s+ia)^{m+1}-(s-ia)^{m+1}]$
10	$t^m\cos at\ (m>-1)$	$\dfrac{\Gamma(m+1)}{2(s^2+a^2)^{m+1}}\cdot[(s+ia)^{m+1}+(s-ia)^{m+1}]$
11	$e^{-bt}\sin at$	$\dfrac{a}{(s+b)^2+a^2}$

	$f(t)$	$F(s)$
12	$\mathrm{e}^{-bt}\cos at$	$\dfrac{s+b}{(s+b)^2+a^2}$
13	$\mathrm{e}^{-bt}\sin(at+c)$	$\dfrac{(s+b)\sin c+a\cos c}{(s+b)^2+a^2}$
14	$\sin^2 t$	$\dfrac{1}{2}\left(\dfrac{1}{s}-\dfrac{s}{s^2+4}\right)$
15	$\cos^2 t$	$\dfrac{1}{2}\left(\dfrac{1}{s}+\dfrac{s}{s^2+4}\right)$
16	$\sin at\sin bt$	$\dfrac{2abs}{[s^2+(a+b)^2][s^2+(a-b)^2]}$
17	$\mathrm{e}^{at}-\mathrm{e}^{bt}$	$\dfrac{a-b}{(s-a)(s-b)}$
18	$a\mathrm{e}^{at}-b\mathrm{e}^{bt}$	$\dfrac{(a-b)s}{(s-a)(s-b)}$
19	$\dfrac{1}{a}\sin at-\dfrac{1}{b}\sin bt$	$\dfrac{b^2-a^2}{(s^2+a^2)(s^2+b^2)}$
20	$\cos at-\cos bt$	$\dfrac{(b^2-a^2)s}{(s^2+a^2)(s^2+b^2)}$
21	$\dfrac{1}{a^2}(1-\cos at)$	$\dfrac{1}{s(s^2+a^2)}$
22	$\dfrac{1}{a^3}(at-\sin at)$	$\dfrac{1}{s^2(s^2+a^2)}$
23	$\dfrac{1}{a^4}(\cos at-1)+\dfrac{1}{2a^2}t^2$	$\dfrac{1}{s^3(s^2+a^2)}$
24	$\dfrac{1}{a^4}(\cosh at-1)-\dfrac{1}{2a^2}t^2$	$\dfrac{1}{s^3(s^2-a^2)}$
25	$\dfrac{1}{2a^3}(\sin at-at\cos at)$	$\dfrac{1}{(s^2+a^2)^2}$
26	$\dfrac{t}{2a}\sin at$	$\dfrac{s}{(s^2+a^2)^2}$
27	$\dfrac{1}{2a}(\sin at+at\cos at)$	$\dfrac{s^2}{(s^2+a^2)^2}$
28	$\dfrac{1}{a^4}(1-\cos at)-\dfrac{1}{2a^3}t\sin at$	$\dfrac{1}{s(s^2+a^2)^2}$

	$f(t)$	$F(s)$
29	$(1-at)\mathrm{e}^{-at}$	$\dfrac{s}{(s+a)^2}$
30	$t(1-\dfrac{a}{2}t)\mathrm{e}^{-at}$	$\dfrac{s}{(s+a)^3}$
31	$\dfrac{1}{a}(1-\mathrm{e}^{-at})$	$\dfrac{1}{s(s+a)}$
32	$\dfrac{1}{ab}+\dfrac{1}{b-a}(\dfrac{\mathrm{e}^{-bt}}{b}-\dfrac{\mathrm{e}^{-at}}{a})$	$\dfrac{1}{s(s+a)(s+b)}$
33	$\dfrac{\mathrm{e}^{-at}}{(b-a)(c-a)}+\dfrac{\mathrm{e}^{-bt}}{(a-b)(c-b)}+\dfrac{\mathrm{e}^{-ct}}{(a-c)(b-c)}$	$\dfrac{1}{(s+a)(s+b)(s+c)}$
34	$\dfrac{a\mathrm{e}^{-at}}{(c-a)(a-b)}+\dfrac{b\mathrm{e}^{-bt}}{(a-b)(b-c)}+\dfrac{c\mathrm{e}^{-ct}}{(b-c)(c-a)}$	$\dfrac{s}{(s+a)(s+b)(s+c)}$
35	$\dfrac{a^2\mathrm{e}^{-at}}{(c-a)(b-a)}+\dfrac{b^2\mathrm{e}^{-bt}}{(a-b)(c-b)}+\dfrac{c^2\mathrm{e}^{-ct}}{(b-c)(a-c)}$	$\dfrac{s^2}{(s+a)(s+b)(s+c)}$
36	$\dfrac{\mathrm{e}^{-at}-\mathrm{e}^{-bt}-[1-(a-b)t]}{(a-b)^2}$	$\dfrac{1}{(s+a)(s+b)^2}$
37	$\dfrac{[a-b(a-b)t]\mathrm{e}^{-bt}-a\mathrm{e}^{-at}}{(a-b)^2}$	$\dfrac{s}{(s+a)(s+b)^2}$
38	$\mathrm{e}^{-at}-\mathrm{e}^{\frac{at}{2}}(\cos\dfrac{\sqrt{3}at}{2}-\sqrt{3}\sin\dfrac{\sqrt{3}at}{2})$	$\dfrac{3a^2}{s^3+a^3}$
39	$\sin at\cosh at-\cos at\sinh at$	$\dfrac{4a^3}{s^4+4a^4}$
40	$\dfrac{1}{2a^2}\sin at\sinh at$	$\dfrac{s}{s^4+4a^4}$
41	$\dfrac{1}{2a^3}(\sinh at-\sin at)$	$\dfrac{1}{s^4-a^4}$
42	$\dfrac{1}{2a^2}(\cosh at-\cos at)$	$\dfrac{s}{s^4-a^4}$
43	$\dfrac{1}{\sqrt{\pi t}}$	$\dfrac{1}{\sqrt{s}}$
44	$2\sqrt{\dfrac{t}{\pi}}$	$\dfrac{1}{s\sqrt{s}}$

3. 标准正态分布函数值表

$$\Phi(u) = \frac{1}{\sqrt{2\pi}} \int_{-\infty}^{u} e^{-\frac{x^2}{2}} dx \quad (u \geqslant 0)$$

u	0.00	0.01	0.02	0.03	0.04	0.05	0.06	0.07	0.08	0.09	u
0.0	0.500 0	0.504 0	0.508 0	0.512 0	0.516 0	0.519 9	0.523 9	0.527 9	0.531 9	0.535 9	0.0
0.1	0.539 8	0.543 8	0.547 8	0.551 7	0.555 7	0.559 6	0.563 6	0.567 5	0.571 4	0.575 3	0.1
0.2	0.579 3	0.583 2	0.587 1	0.591 0	0.594 8	0.598 7	0.602 6	0.606 4	0.610 3	0.614 1	0.2
0.3	0.617 9	0.621 7	0.625 5	0.629 3	0.633 1	0.636 8	0.640 6	0.644 3	0.648 0	0.651 7	0.3
0.4	0.655 4	0.659 1	0.662 8	0.666 4	0.670 0	0.673 6	0.677 2	0.680 8	0.684 4	0.687 9	0.4
0.5	0.691 5	0.695 0	0.698 5	0.701 9	0.705 4	0.708 8	0.712 3	0.715 7	0.719 0	0.722 4	0.5
0.6	0.725 7	0.729 1	0.732 4	0.735 7	0.738 9	0.742 2	0.745 4	0.748 6	0.751 7	0.754 9	0.6
0.7	0.758 0	0.761 1	0.764 2	0.767 3	0.770 3	0.773 4	0.776 4	0.779 4	0.782 3	0.785 2	0.7
0.8	0.788 1	0.791 0	0.793 9	0.796 7	0.799 5	0.802 3	0.805 1	0.807 8	0.810 6	0.813 3	0.8
0.9	0.815 9	0.818 6	0.821 2	0.823 8	0.826 4	0.828 9	0.831 5	0.834 0	0.836 5	0.838 9	0.9
1.0	0.841 3	0.843 8	0.846 1	0.848 5	0.850 8	0.853 1	0.855 4	0.857 7	0.859 9	0.862 1	1.0
1.1	0.864 3	0.866 5	0.868 6	0.870 8	0.872 9	0.874 9	0.877 0	0.879 0	0.881 0	0.883 0	1.1
1.2	0.884 9	0.886 9	0.888 8	0.890 7	0.892 5	0.894 4	0.896 2	0.898 0	0.899 7	0.901 47	1.2
1.3	0.903 20	0.904 90	0.906 58	0.908 24	0.909 88	0.911 49	0.913 09	0.914 66	0.916 21	0.917 74	1.3
1.4	0.919 24	0.920 73	0.922 20	0.923 64	0.925 07	0.926 47	0.927 85	0.929 22	0.930 56	0.931 89	1.4
1.5	0.933 19	0.934 48	0.935 74	0.936 99	0.938 22	0.939 43	0.940 62	0.941 79	0.942 95	0.944 08	1.5
1.6	0.945 20	0.946 30	0.947 38	0.948 45	0.949 50	0.950 53	0.951 54	0.952 54	0.953 52	0.954 49	1.6
1.7	0.955 43	0.956 37	0.957 28	0.958 18	0.959 07	0.959 94	0.960 80	0.961 64	0.962 46	0.963 27	1.7
1.8	0.964 07	0.964 85	0.965 62	0.966 38	0.967 12	0.967 84	0.968 56	0.969 26	0.969 95	0.970 62	1.8
1.9	0.971 28	0.971 93	0.972 57	0.973 20	0.973 81	0.974 41	0.975 00	0.975 58	0.976 15	0.976 70	1.9
2.0	0.977 25	0.977 78	0.978 31	0.978 82	0.979 32	0.979 82	0.980 30	0.980 77	0.981 24	0.981 69	2.0
2.1	0.982 14	0.982 57	0.983 00	0.983 41	0.983 82	0.984 22	0.984 61	0.985 00	0.985 37	0.985 74	2.1
2.2	0.986 10	0.986 45	0.986 79	0.987 13	0.987 45	0.987 78	0.988 09	0.988 40	0.988 70	0.988 99	2.2
2.3	0.989 28	0.989 56	0.989 83	$0.9^2$00 97	$0.9^2$03 58	$0.9^2$06 13	$0.9^2$08 63	$0.9^2$11 06	$0.9^2$13 44	$0.9^2$15 76	2.3
2.4	$0.9^2$18 02	$0.9^2$20 24	$0.9^2$22 40	$0.9^2$24 51	$0.9^2$26 56	$0.9^2$28 57	$0.9^2$30 53	$0.9^2$32 44	$0.9^2$34 31	$0.9^2$36 13	2.4
2.5	$0.9^2$37 90	$0.9^2$39 63	$0.9^2$41 32	$0.9^2$42 97	$0.9^2$44 57	$0.9^2$46 14	$0.9^2$47 66	$0.9^2$49 15	$0.9^2$50 60	$0.9^2$52 10	2.5
2.6	$0.9^2$53 39	$0.9^2$54 73	$0.9^2$56 04	$0.9^2$57 31	$0.9^2$58 55	$0.9^2$59 75	$0.9^2$60 93	$0.9^2$62 07	$0.9^2$63 19	$0.9^2$64 27	2.6
2.7	$0.9^2$65 33	$0.9^2$66 36	$0.9^2$67 36	$0.9^2$68 33	$0.9^2$69 28	$0.9^2$70 20	$0.9^2$71 10	$0.9^2$71 97	$0.9^2$72 82	$0.9^2$73 65	2.7
2.8	$0.9^2$74 45	$0.9^2$75 23	$0.9^2$75 99	$0.9^2$76 73	$0.9^2$77 44	$0.9^2$78 14	$0.9^2$78 82	$0.9^2$79 48	$0.9^2$80 12	$0.9^2$80 74	2.8
2.9	$0.9^2$81 34	$0.9^2$81 93	$0.9^2$82 50	$0.9^2$83 05	$0.9^2$83 59	$0.9^2$84 11	$0.9^2$84 62	$0.9^2$85 11	$0.9^2$85 59	$0.9^2$86 05	2.9
3.0	$0.9^2$86 50	$0.9^2$86 94	$0.9^2$87 36	$0.9^2$87 77	$0.9^2$88 17	$0.9^2$88 56	$0.9^2$88 93	$0.9^2$89 30	$0.9^2$89 65	$0.9^2$89 99	3.0
3.1	$0.9^3$03 24	$0.9^3$06 46	$0.9^3$09 57	$0.9^3$12 60	$0.9^3$15 53	$0.9^3$18 36	$0.9^3$21 12	$0.9^3$23 78	$0.9^3$26 36	$0.9^3$28 86	3.1
3.2	$0.9^3$31 29	$0.9^3$33 63	$0.9^3$35 90	$0.9^3$38 10	$0.9^3$40 24	$0.9^3$42 30	$0.9^3$44 29	$0.9^3$46 23	$0.9^3$48 10	$0.9^3$49 91	3.2
3.3	$0.9^3$51 66	$0.9^3$53 35	$0.9^3$54 99	$0.9^3$56 58	$0.9^3$58 11	$0.9^3$59 59	$0.9^3$61 03	$0.9^3$62 42	$0.9^3$63 756	$0.9^3$65 06	3.3
3.4	$0.9^3$66 31	$0.9^3$67 52	$0.9^3$68 69	$0.9^3$69 82	$0.9^3$70 91	$0.9^3$71 97	$0.9^3$72 99	$0.9^3$73 89	$0.9^3$74 93	$0.9^3$75 85	3.4
3.5	$0.9^3$76 74	$0.9^3$77 59	$0.9^3$78 42	$0.9^3$79 22	$0.9^3$79 99	$0.9^3$80 74	$0.9^3$81 46	$0.9^3$82 15	$0.9^3$82 82	$0.9^3$83 47	3.5
3.6	$0.9^3$84 09	$0.9^3$84 69	$0.9^3$85 27	$0.9^3$84 83	$0.9^3$86 37	$0.9^3$86 89	$0.9^3$87 39	$0.9^3$87 87	$0.9^3$88 34	$0.9^3$88 79	3.6
3.7	$0.9^3$89 22	$0.9^3$89 64	$0.9^4$00 39	$0.9^4$04 26	$0.9^4$07 99	$0.9^4$11 58	$0.9^4$15 04	$0.9^4$18 38	$0.9^4$21 59	$0.9^4$24 69	3.7

续表

u	0.00	0.01	0.02	0.03	0.04	0.05	0.06	0.07	0.08	0.09	u
3.8	$0.9^4$27 65	$0.9^4$30 52	$0.9^4$33 27	$0.9^4$35 93	$0.9^4$38 48	$0.9^4$40 94	$0.9^4$43 31	$0.9^4$45 58	$0.9^4$47 77	$0.9^4$49 88	3.8
3.9	$0.9^4$51 90	$0.9^4$53 85	$0.9^4$55 73	$0.9^4$57 53	$0.9^4$59 26	$0.9^4$60 92	$0.9^4$62 53	$0.9^4$64 06	$0.9^4$65 54	$0.9^4$66 96	3.9
4.0	$0.9^4$68 33	$0.9^4$69 64	$0.9^4$70 90	$0.9^4$72 11	$0.9^4$73 27	$0.9^4$74 39	$0.9^4$75 46	$0.9^4$76 49	$0.9^4$77 48	$0.9^4$78 43	4.0
4.1	$0.9^4$79 34	$0.9^4$80 22	$0.9^4$81 06	$0.9^4$81 86	$0.9^4$82 63	$0.9^4$83 38	$0.9^4$84 09	$0.9^4$84 77	$0.9^4$85 42	$0.9^4$86 05	4.1
4.2	$0.9^4$86 65	$0.9^4$87 23	$0.9^4$87 78	$0.9^4$88 32	$0.9^4$88 82	$0.9^4$89 31	$0.9^4$89 78	$0.9^5$02 26	$0.9^5$06 55	$0.9^5$10 66	4.2
4.3	$0.9^5$14 60	$0.9^5$18 37	$0.9^5$21 98	$0.9^5$25 45	$0.9^5$28 76	$0.9^5$31 93	$0.9^5$34 97	$0.9^5$37 88	$0.9^5$40 66	$0.9^5$43 32	4.3
4.4	$0.9^5$45 87	$0.9^5$48 31	$0.9^5$50 65	$0.9^5$52 88	$0.9^5$55 02	$0.9^5$57 06	$0.9^5$59 02	$0.9^5$60 89	$0.9^5$62 68	$0.9^5$64 39	4.4
4.5	$0.9^5$66 02	$0.9^5$67 59	$0.9^5$69 08	$0.9^5$70 51	$0.9^5$71 87	$0.9^5$73 18	$0.9^5$74 42	$0.9^5$75 61	$0.9^5$76 75	$0.9^5$77 84	4.5
4.6	$0.9^5$78 88	$0.9^5$79 87	$0.9^5$80 81	$0.9^5$81 72	$0.9^5$82 58	$0.9^5$83 40	$0.9^5$84 19	$0.9^5$84 94	$0.9^5$85 66	$0.9^5$86 34	4.6
4.7	$0.9^5$86 99	$0.9^5$87 61	$0.9^5$88 21	$0.9^5$88 77	$0.9^5$89 31	$0.9^5$89 83	$0.9^5$03 20	$0.9^5$07 89	$0.9^5$12 35	$0.9^5$16 61	4.7
4.8	$0.9^5$20 67	$0.9^5$24 53	$0.9^5$28 22	$0.9^5$31 73	$0.9^5$35 08	$0.9^5$38 27	$0.9^5$41 31	$0.9^5$44 20	$0.9^5$46 96	$0.9^5$49 58	4.8
4.9	$0.9^5$52 08	$0.9^5$54 46	$0.9^5$56 73	$0.9^5$58 89	$0.9^5$60 94	$0.9^5$62 89	$0.9^5$64 75	$0.9^5$66 52	$0.9^5$68 21	$0.9^5$69 81	4.9

4. 正态分布的双侧分位数（u_a）表

$$a = 1 - \frac{1}{\sqrt{2\pi}} \int_{-u_{1-\frac{\alpha}{2}}}^{u_{1-\frac{\alpha}{2}}} e^{-u^2/2} \mathrm{d}u$$

α	0.00	0.01	0.02	0.03	0.04	0.05	0.06	0.07	0.08	0.09	α
0.0	∞	2.575 825	2.326 348	2.170 090	2.053 749	1.959 964	1.880 794	1.811 911	1.750 686	1.695 395	0.0
0.1	1.644 854	1.598 193	1.554 774	1.514 102	1.475 791	1.439 531	1.405 072	1.372 204	1.340 755	1.310 579	0.1
0.2	1.281 552	1.253 565	1.226 528	1.200 359	1.174 987	1.150 349	1.126 391	1.103 063	1.080 319	1.058 122	0.2
0.3	1.036 433	1.015 222	0.994 458	0.974 114	0.954 165	0.934 589	0.915 365	0.896 473	0.877 896	0.856 917	0.3
0.4	0.841 621	0.823 894	0.806 421	0.789 192	0.772 193	0.755 415	0.738 847	0.722 479	0.706 303	0.690 309	0.4
0.5	0.674 490	0.658 838	0.643 345	0.628 006	0.612 813	0.587 760	0.582 841	0.568 051	0.553 385	0.538 836	0.5
0.6	0.524 401	0.510 073	0.495 850	0.481 727	0.467 699	0.453 762	0.439 913	0.426 148	0.412 463	0.598 855	0.6
0.7	0.385 320	0.371 856	0.358 459	0.345 125	0.331 853	0.318 639	0.305 481	0.292 375	0.279 319	0.266 311	0.7
0.8	0.253 347	0.240 426	0.227 545	0.214 702	0.201 893	0.189 113	0.176 374	0.163 658	0.150 969	0.138 304	0.8
0.9	0.125 661	0.113 039	0.100 434	0.087 784	0.075 270	0.062 707	0.050 154	0.037 608	0.025 069	0.012 533	0.9
a	0.001		0.000 1		0.000 01		0.000 001		0.000 000 1		0.000 000 01	a
$u_{1-\frac{\alpha}{2}}$	3.290 53		3.890 59		4.417 17		4.891 64		5.326 72		5.730 73	$u_{1-\frac{\alpha}{2}}$

5. t 分布的双侧分位数表

$$P\left(|t| > t_{1-a/2}\right) = a$$

α / df	0.9	0.8	0.7	0.6	0.5	0.4	0.3	0.2	0.1	0.05	0.02	0.01	0.001	α / df
1	0.158	0.325	0.510	0.727	1.000	1.376	1.963	3.078	6.314	12.706	31.821	63.657	636.619	1
2	0.142	0.289	0.445	0.617	0.816	1.061	1.386	1.886	2.920	4.303	6.965	9.925	31.598	2
3	0.137	0.277	0.424	0.584	0.765	0.978	1.250	1.638	2.353	3.182	4.541	5.841	12.924	3
4	0.134	0.271	0.414	0.569	0.741	0.941	1.190	1.533	2.132	2.776	3.747	4.604	8.610	4
5	0.132	0.267	0.408	0.550	0.727	0.920	1.156	1.476	2.015	2.571	3.365	4.032	6.859	5

α \ df	0.9	0.8	0.7	0.6	0.5	0.4	0.3	0.2	0.1	0.05	0.02	0.01	0.001	α \ df
6	0.131	0.265	0.404	0.553	0.718	0.906	1.134	1.440	1.943	2.447	3.143	3.707	5.959	6
7	0.130	0.263	0.402	0.549	0.711	0.896	1.119	1.415	1.895	2.365	2.998	3.499	5.405	7
8	0.130	0.262	0.399	0.546	0.706	0.889	1.108	1.397	1.860	2.306	2.896	3.355	5.041	8
9	0.129	0.261	0.398	0.543	0.703	0.883	1.100	1.383	1.833	2.262	2.821	3.250	4.781	9
10	0.129	0.260	0.397	0.542	0.700	0.879	1.093	1.372	1.812	2.228	2.764	3.169	4.587	10
11	0.129	0.260	0.396	0.540	0.697	0.876	1.088	1.363	1.796	2.201	2.718	3.106	4.437	11
12	0.128	0.259	0.395	0.539	0.695	0.873	1.083	1.356	1.782	2.179	2.681	3.055	4.318	12
13	0.128	0.259	0.394	0.538	0.694	0.870	1.079	1.350	1.771	2.160	2.650	3.012	4.221	13
14	0.128	0.258	0.393	0.537	0.692	0.868	1.076	1.345	1.761	2.145	2.624	2.977	4.140	14
15	0.128	0.258	0.393	0.536	0.691	0.866	1.074	1.341	1.753	2.131	2.602	2.947	4.073	15
16	0.128	0.258	0.392	0.535	0.690	0.865	1.071	1.337	1.746	2.120	2.583	2.921	4.015	16
17	0.128	0.257	0.392	0.534	0.689	0.863	1.069	1.333	1.740	2.110	2.567	2.898	3.965	17
18	0.127	0.257	0.392	0.534	0.688	0.862	1.067	1.330	1.734	2.101	2.552	2.878	3.922	18
19	0.127	0.257	0.391	0.533	0.688	0.861	1.066	1.328	1.729	2.093	2.539	2.861	3.883	19
20	0.127	0.257	0.391	0.533	0.687	0.860	1.064	1.325	1.725	2.086	2.528	2.845	3.850	20
21	0.127	0.257	0.391	0.532	0.686	0.859	1.063	1.323	1.721	2.080	2.518	2.831	3.819	21
22	0.127	0.256	0.390	0.532	0.686	0.858	0.106 1	1.321	1.717	2.074	2.508	2.819	3.792	22
23	0.127	0.256	0.390	0.532	0.685	0.858	1.060	1.319	1.714	2.069	2.500	2.807	3.767	23
24	0.127	0.256	0.390	0.531	0.685	0.857	1.059	1.318	1.711	2.064	2.492	2.797	3.745	24
25	0.127	0.256	0.390	0.531	0.684	0.856	1.058	1.316	1.708	2.060	2.485	2.787	3.725	25
26	0.127	0.256	0.390	0.531	0.684	0.856	1.058	1.315	1.706	2.056	2.479	2.779	3.707	26
27	0.127	0.256	0.389	0.531	0.684	0.855	1.057	1.314	1.703	2.052	2.473	2.771	3.690	27
28	0.127	0.256	0.389	0.530	0.683	0.855	1.056	1.313	1.701	2.048	2.467	2.763	3.674	28
29	0.127	0.256	0.389	0.530	0.683	0.854	1.055	1.311	1.699	2.045	2.462	2.756	3.659	29
30	0.127	0.256	0.389	0.530	0.683	0.854	1.055	1.310	1.697	2.042	2.457	2.750	3.646	30
40	0.126	0.255	0.388	0.529	0.681	0.851	1.050	1.303	1.684	2.021	2.423	2.704	3.551	40
60	0.126	0.254	0.387	0.527	0.679	0.848	1.046	1.296	1.671	2.000	2.390	2.660	3.450	60
120	0.126	0.254	0.386	0.526	0.677	0.845	1.041	1.289	1.658	1.980	2.358	2.617	3.373	120
∞	0.126	0.253	0.385	0.524	0.674	0.842	1.036	1.282	1.645	1.960	2.326	2.576	3.219	∞

6. χ^2 分布的上侧分位数表

$$P(x^2 > x_{1-a}^2) = a$$

α \ df	0.99	0.98	0.95	0.90	0.80	0.70	0.50	0.30	0.20	0.10	0.05	0.02	0.01	0.001	α \ df
1	0.0^3157	0.0^3628	0.0^2393	0.015 8	0.064 2	0.148	0.455	1.074	1.624	2.706	3.841	5.412	6.635	10.828	1
2	0.020 1	0.040 4	0.103	0.211	0.446	0.713	1.386	2.408	3.219	4.605	5.991	7.824	9.210	13.816	2
3	0.115	0.185	0.352	0.584	1.005	1.424	2.366	3.665	4.642	6.251	7.815	9.837	11.345	16.266	3
4	0.297	0.429	0.711	1.064	1.649	2.195	3.357	4.878	5.989	7.779	9.488	11.668	12.277	18.467	4
5	0.544	0.752	1.145	1.610	2.343	3.000	4.351	6.064	7.289	9.236	11.070	13.388	15.068	20.515	5
6	0.872	1.134	1.635	2.204	3.070	3.828	5.348	7.231	8.558	10.645	12.592	15.033	16.812	22.458	6
7	1.239	1.564	2.167	2.833	3.822	4.671	6.346	8.383	9.803	12.017	14.067	16.622	18.475	24.322	7
8	1.646	2.032	2.733	3.490	4.594	5.527	7.344	9.524	11.030	13.363	15.507	18.168	20.090	26.125	8
9	2.088	2.532	3.325	4.168	5.380	6.393	8.343	10.656	12.242	14.684	16.919	19.679	21.666	27.877	9
10	2.558	3.059	3.940	4.865	6.179	7.267	9.342	11.781	13.442	15.987	18.307	21.161	23.209	29.588	10

α / df	0.99	0.98	0.95	0.90	0.80	0.70	0.50	0.30	0.20	0.10	0.05	0.02	0.01	0.001	α / df
11	3.053	3.609	4.575	5.578	6.989	8.148	10.341	12.899	14.631	17.275	19.675	22.618	24.725	31.264	11
12	3.571	4.178	5.226	6.304	7.807	9.034	11.340	14.011	15.812	18.549	21.026	24.054	26.217	32.909	12
13	4.107	4.765	5.892	7.042	8.634	9.926	12.340	15.119	16.985	19.812	22.362	25.472	27.688	34.528	13
14	4.660	5.368	6.571	7.790	9.467	10.821	13.339	16.222	18.151	21.064	23.685	26.873	29.141	36.123	14
15	5.229	5.985	7.261	8.547	10.307	11.721	14.339	17.322	19.311	22.307	24.996	28.259	30.578	37.697	15
16	5.812	6.614	7.962	9.312	11.152	12.624	15.338	18.418	20.465	23.542	26.296	29.633	32.000	39.252	16
17	6.408	7.255	8.672	10.085	12.002	13.531	16.338	19.511	21.615	24.769	27.587	30.995	33.409	40.790	17
18	7.015	7.906	9.390	10.865	12.857	14.440	17.338	20.601	22.760	25.989	28.869	32.346	34.805	42.312	18
19	7.633	8.567	10.117	11.651	13.716	15.352	18.338	21.689	23.900	27.204	30.144	33.687	36.191	43.820	19
20	8.260	9.237	10.851	12.443	14.578	16.266	19.337	22.775	25.038	28.412	31.410	35.020	37.566	45.315	20
21	8.897	9.915	11.591	13.240	15.445	17.182	20.337	23.858	26.171	29.615	32.674	36.343	38.932	46.797	21
22	9.542	10.600	12.333	14.041	16.314	18.101	21.337	24.939	27.301	30.813	33.924	37.659	40.289	48.268	22
23	10.196	11.293	13.091	14.848	17.187	19.021	22.337	26.018	28.429	32.007	35.172	38.968	41.638	49.728	23
24	10.856	11.992	13.848	15.659	18.062	19.943	23.337	27.096	29.553	33.196	36.415	40.270	42.980	51.179	24
25	11.524	12.697	14.611	16.473	18.940	20.867	24.337	28.172	30.675	34.382	37.652	41.566	44.314	52.618	25
26	12.198	13.409	15.379	17.232	19.320	21.792	25.336	29.246	31.795	35.563	38.885	42.856	45.642	54.052	26
27	12.879	14.125	16.151	18.118	20.703	22.719	26.336	30.319	32.912	36.741	40.113	44.140	46.963	55.476	27
28	13.565	14.847	16.928	18.939 3	21.588	23.647	27.336	31.391	34.027	37.916	41.337	45.419	48.278	56.893	28
29	14.256	15.574	17.708	19.768	22.475	24.577	28.336	32.461	35.139	39.087	42.557	46.693	49.588	58.301	29
30	14.953	16.306	18.493	20.599	23.364	25.508	29.336	33.530	26.250	40.256	43.773	47.962	50.892	59.703	30

7. F 检验的临界值表

$$P(F > F_{1-a}) = a$$

$a=0.10$

df_1 / df_2	1	2	3	4	5	6	7	8	9	10	15	20	30	50	100	200	500	∞	df_1 / df_2
1	39.9	49.5	53.6	55.8	57.2	58.2	58.9	59.4	59.9	60.2	61.2	61.7	62.3	62.7	63.0	63.2	63.3	63.3	1
2	8.53	9.00	9.16	9.24	9.29	9.33	9.35	9.37	9.38	9.39	9.42	9.44	9.46	9.47	9.48	9.49	9.49	9.49	2
3	5.54	5.46	5.39	5.34	5.31	5.28	5.27	5.25	5.24	5.23	5.20	5.18	5.17	5.15	5.14	5.14	5.14	5.13	3
4	4.54	4.32	4.19	4.11	4.05	4.01	3.98	3.95	3.94	3.92	3.87	3.84	3.82	3.80	3.78	3.77	3.76	3.76	4
5	4.06	3.78	3.62	3.52	3.45	3.40	3.37	3.34	3.32	3.30	3.24	3.21	3.17	3.15	3.13	3.12	3.11	3.10	5
6	3.78	3.46	3.29	3.18	3.11	3.05	3.01	2.98	2.96	2.94	2.87	2.84	2.80	2.52	2.50	2.48	2.48	2.47	6
7	3.59	3.26	3.07	2.96	2.88	2.83	2.78	2.75	2.72	2.70	2.63	2.59	2.56	2.52	2.50	2.48	2.48	2.47	7
8	3.46	3.11	2.92	2.81	2.73	2.67	2.62	2.59	2.56	2.54	2.46	2.42	2.38	2.35	2.32	2.31	2.30	2.29	8
9	3.36	3.01	2.81	2.69	2.61	2.55	2.51	2.47	2.44	2.42	2.34	2.30	2.25	2.22	2.19	2.17	2.17	2.16	9
10	3.28	2.92	2.73	2.61	2.52	2.46	2.41	2.38	2.35	2.32	2.24	2.20	2.16	2.12	2.09	2.07	2.06	2.06	10
11	3.23	2.86	2.66	2.54	2.45	2.39	2.34	2.30	2.27	2.25	2.17	2.12	2.08	2.04	2.00	1.99	1.98	1.97	11
12	3.18	2.81	2.61	2.48	2.39	2.33	2.28	2.24	2.21	2.19	2.10	2.06	2.01	1.97	1.94	1.92	1.91	1.90	12
13	3.14	2.76	2.56	2.43	2.35	2.28	2.23	2.20	2.16	2.14	2.05	2.01	1.96	1.92	1.88	1.86	1.85	1.85	13
14	3.10	2.73	2.52	2.30	2.31	2.24	2.19	2.15	2.12	2.10	2.01	1.96	1.91	1.87	1.83	1.82	1.80	1.80	14
15	3.07	2.70	2.49	2.36	2.27	2.21	2.16	2.12	2.09	2.06	1.97	1.92	1.87	1.83	1.79	1.77	1.76	1.76	15
16	3.05	2.67	2.46	2.33	2.24	2.18	2.13	2.09	2.06	2.03	1.94	1.89	1.84	1.79	1.76	1.74	1.73	1.72	16
17	3.03	2.64	2.40	2.31	2.22	2.15	2.10	2.66	2.03	2.00	1.91	1.86	1.81	1.76	1.73	1.71	1.69	1.69	17
18	3.01	2.62	2.42	2.29	2.20	2.13	2.08	2.04	2.00	1.98	1.89	1.84	1.78	1.74	1.70	1.68	1.67	1.66	18

续表

$a=0.10$

df$_2$\df$_1$	1	2	3	4	5	6	7	8	9	10	15	20	30	50	100	200	500	∞	df$_1$\df$_2$
19	2.99	2.61	2.40	2.27	2.18	2.11	2.66	2.02	1.98	1.96	1.86	1.81	1.76	1.71	1.67	1.65	1.64	1.63	19
20	2.97	2.59	2.38	2.25	2.16	2.09	2.04	2.00	1.96	1.94	1.84	1.79	1.74	1.69	1.65	1.63	1.62	1.61	20
22	2.95	2.56	2.35	2.22	2.13	2.06	2.01	1.97	1.93	1.90	1.81	1.76	1.70	1.65	1.61	1.59	1.58	1.57	22
24	2.93	2.54	2.33	2.19	2.10	2.04	1.98	1.94	1.91	1.88	1.78	1.73	1.67	1.62	1.58	1.56	1.54	1.53	24
26	2.91	2.52	2.31	2.17	2.08	2.01	1.96	1.92	1.88	1.86	1.76	1.71	1.65	1.59	1.55	1.53	1.51	1.50	26
28	2.89	2.50	2.29	2.16	2.06	2.00	1.94	1.90	1.87	1.84	1.74	1.69	1.63	1.57	1.53	1.50	1.49	1.48	28
30	2.88	2.49	2.28	2.14	2.05	1.98	1.93	1.88	1.85	1.82	1.72	1.67	1.61	1.55	1.51	1.48	1.47	1.46	30
40	2.84	2.44	2.23	2.09	2.00	1.93	1.87	1.83	1.79	1.76	1.66	1.61	1.54	1.48	1.43	1.41	1.89	1.38	40
50	2.81	2.41	2.20	2.06	1.97	1.90	1.84	1.80	1.76	1.73	1.63	1.57	1.50	1.44	1.39	1.36	1.34	1.38	50
60	2.79	2.39	2.18	2.04	1.95	1.87	1.82	1.77	1.74	1.71	1.60	1.54	1.48	1.41	1.36	1.38	1.31	1.29	60
80	2.77	2.37	2.15	2.02	1.92	1.85	1.79	1.75	1.71	1.63	1.57	1.51	1.44	1.33	1.32	1.28	1.26	1.24	80
100	2.76	2.36	2.14	2.00	1.91	1.83	1.78	1.73	1.70	1.66	1.56	1.49	1.42	1.35	1.29	1.26	1.23	1.21	100
200	2.73	2.33	2.11	1.97	1.88	1.80	1.75	1.70	1.66	1.63	1.52	1.46	1.38	1.31	1.24	1.20	1.17	1.14	200
500	2.72	2.31	2.10	1.96	1.86	1.79	1.73	1.68	1.64	1.61	1.50	1.44	1.36	1.28	1.21	1.16	1.12	1.09	500
∞	2.71	2.30	2.03	1.94	1.85	1.77	1.72	1.67	1.63	1.60	1.49	1.42	1.34	1.26	1.18	1.13	1.08	1.00	∞

$a=0.05$

df$_2$\df$_1$	1	2	3	4	5	6	7	8	9	10	12	14	16	18	20	df$_1$\df$_2$
1	161	200	216	225	234	230	237	239	241	242	244	245	246	247	248	1
2	18.5	19.0	19.2	19.2	19.3	19.3	19.4	19.4	19.4	19.4	19.4	19.4	19.4	19.4	19.4	2
3	10.1	9.55	9.28	9.12	9.01	8.94	8.89	8.85	8.81	8.79	8.74	8.71	8.69	8.67	8.66	3
4	7.71	6.94	6.59	6.39	6.26	6.16	6.09	6.04	6.00	5.96	5.91	5.87	5.84	5.82	5.80	4
5	6.61	5.79	5.41	5.19	5.05	4.95	4.88	4.82	4.77	4.74	4.68	4.64	4.60	4.58	4.56	5
6	5.99	5.14	4.76	4.53	4.39	4.28	4.21	4.15	4.10	4.06	4.00	3.96	3.92	3.90	3.87	6
7	5.59	4.74	4.35	4.12	3.97	3.87	3.79	3.73	3.68	3.64	3.57	3.53	3.49	3.47	3.44	7
8	5.32	4.46	4.07	3.84	3.69	3.58	3.50	3.44	3.39	3.35	3.28	3.24	3.20	3.17	3.15	8
9	5.12	4.26	3.86	3.63	3.48	3.37	3.29	3.23	3.18	3.14	3.07	3.03	2.99	2.96	2.94	9
10	4.96	4.10	3.71	3.48	3.33	2.33	3.14	3.07	3.02	2.98	2.91	2.86	2.83	2.80	2.77	10
11	4.84	3.98	3.59	3.36	3.20	3.09	3.01	2.95	2.90	2.85	2.79	2.74	2.70	2.67	2.65	11
12	4.75	3.89	3.49	3.26	3.11	3.00	2.91	2.85	2.80	2.75	2.69	2.64	2.60	2.57	2.54	12
13	4.67	3.81	3.41	3.18	3.03	2.92	2.83	2.77	2.71	2.67	2.60	2.55	2.51	2.48	2.46	13
14	4.60	3.74	3.34	3.11	2.96	2.85	2.76	2.70	2.65	2.60	2.53	2.48	2.44	2.41	2.39	14
15	4.54	3.68	3.29	3.06	2.90	2.79	2.71	2.64	2.59	2.54	2.48	2.42	2.38	2.35	2.33	15
16	4.49	3.63	3.24	3.01	2.85	2.74	2.66	2.59	2.54	2.49	2.42	2.37	2.33	2.30	2.28	16
17	4.45	3.59	3.20	2.96	2.81	2.70	2.61	2.55	2.49	2.45	2.38	2.33	2.29	2.26	2.23	17
18	4.41	3.55	3.16	2.93	2.77	2.66	2.58	2.51	2.46	2.41	2.34	2.29	2.23	2.22	2.19	18
19	4.38	3.52	3.13	2.90	2.74	2.63	2.54	2.48	2.42	2.38	2.31	2.26	2.21	2.18	2.16	19
20	4.35	3.49	3.10	2.87	2.71	2.60	2.51	2.45	2.39	2.35	2.28	2.22	2.18	2.15	2.12	20
21	4.32	3.47	3.07	2.84	2.68	2.57	2.49	2.42	2.37	2.32	2.25	2.20	2.16	2.12	2.10	21
22	4.30	3.44	3.05	2.82	2.66	2.55	2.46	2.40	2.34	2.30	2.23	2.17	2.13	2.10	2.07	22
23	4.28	3.42	3.03	2.80	2.64	2.53	2.44	2.37	2.32	2.27	2.20	2.15	2.11	2.07	2.05	23
24	4.26	3.40	3.01	2.78	2.62	2.51	2.42	2.36	2.30	2.25	2.18	2.13	2.09	2.05	2.03	24
25	4.24	3.39	2.99	2.76	2.60	2.49	2.40	2.34	2.28	2.24	2.16	2.11	2.07	2.04	2.01	25
26	4.23	3.37	2.98	2.74	2.59	2.47	2.39	2.32	2.27	2.22	2.15	2.09	2.05	2.02	1.99	26
27	4.21	3.35	2.96	2.73	2.57	2.46	2.37	2.31	2.25	2.20	2.13	2.08	2.04	2.00	1.97	27

续表

$a=0.05$

df_1 / df_2	1	2	3	4	5	6	7	8	9	10	12	14	16	18	20	df_1 / df_2
28	4.20	3.34	2.95	2.71	2.56	2.45	2.36	2.29	2.24	2.19	2.12	2.06	2.02	1.99	1.96	28
29	4.18	3.33	2.93	2.70	2.55	2.43	2.35	2.28	2.22	2.18	2.10	2.05	2.01	1.97	1.94	29
30	4.17	3.32	2.92	2.69	2.53	2.42	2.33	2.27	2.21	2.16	2.09	2.04	1.99	1.96	1.93	30
32	4.15	3.29	2.90	2.67	2.51	2.40	2.31	2.23	2.19	2.14	2.07	2.01	1.97	1.94	1.94	32
34	4.13	3.28	2.88	2.65	2.49	2.38	2.29	2.23	2.17	2.12	2.05	1.99	1.95	1.92	1.89	34
36	4.11	3.26	2.87	2.63	2.48	2.36	2.28	2.21	2.15	2.11	2.03	1.98	1.93	1.90	1.87	36
38	4.10	3.24	2.85	2.62	2.46	2.35	2.26	2.19	2.14	2.09	2.02	1.96	1.92	1.88	1.85	38
40	4.08	3.23	2.84	2.61	2.45	2.34	2.25	2.18	2.12	2.08	2.00	1.95	1.90	1.87	1.84	40
42	4.07	3.22	2.83	2.59	2.44	2.32	2.24	2.17	2.11	2.06	1.99	1.93	1.89	1.86	1.83	42
44	4.06	3.21	2.82	2.58	2.43	2.31	2.23	2.16	2.10	2.05	1.98	1.923	1.88	1.84	181	44
46	4.05	3.20	2.81	2.57	2.42	2.30	2.22	2.15	2.09	2.04	1.97	1.91	1.87	1.83	1.80	46
48	4.04	3.18	2.79	2.56	2.40	2.29	2.20	2.13	2.07	2.03	1.95	1.89	1.85	1.81	1.78	48
50	4.03	3.18	2.79	2.56	2.40	2.29	2.20	2.13	2.07	2.03	1.95	1.89	1.85	1.81	1.78	50
60	4.00	3.15	2.76	2.53	2.37	2.25	2.17	2.10	2.04	1.99	1.92	1.86	1.82	1.78	1.75	60
80	3.96	3.11	2.72	2.49	2.33	2.21	2.13	2.06	2.00	1.95	1.88	1.82	1.77	1.73	1.70	80
100	3.94	3.09	2.70	2.46	2.31	2.19	2.10	2.03	1.97	1.93	1.85	1.79	1.75	1.71	1.68	100
125	3.92	3.07	2.68	2.44	2.29	2.17	2.08	2.01	1.96	1.91	1.83	1.77	1.72	1.69	1.65	125
150	3.90	3.06	2.66	2.43	2.27	2.16	2.07	2.00	1.94	1.89	1.82	1.76	1.71	1.67	1.64	150
200	3.80	3.04	2.65	2.42	2.26	2.14	2.06	1.98	1.93	1.88	1.80	1.74	1.69	1.66	1.62	200
300	3.87	3.03	2.63	2.40	2.23	2.13	2.04	1.97	1.91	1.86	1.78	1.72	1.68	1.64	1.61	300
500	3.86	3.01	2.62	2.39	2.23	2.12	2.03	1.96	1.90	1.85	1.77	1.71	1.66	1.62	1.59	500
1 000	3.85	3.00	2.61	2.38	2.22	2.11	2.02	1.95	1.89	1.84	1.76	1.70	1.65	1.61	1.58	1 000
∞	3.84	300	2.60	2.37	2.21	2.10	2.01	1.94	1.88	1.83	1.75	1.69	1.64	1.60	1.57	∞

续表

$a=0.05$

df_1 / df_2	22	24	26	28	30	35	40	45	50	60	80	100	200	500	∞	df_1 / df_2
1	249	249	249	250	250	251	251	251	252	252	252	253	254	254	254	1
2	19.5	19.5	19.5	19.5	19.5	19.5	19.5	19.5	19.5	19.5	19.5	19.5	19.5	19.5	19.5	2
3	8.65	8.64	8.63	8.62	8.62	8.60	8.59	8.59	8.58	8.57	8.56	8.55	8.54	8.53	8.53	3
4	5.79	5.77	5.76	5.75	5.75	5.73	5.72	5.71	5.70	5.69	5.67	5.66	5.65	5.64	5.63	4
5	4.54	4.53	4.52	4.50	4.50	4.48	4.46	4.45	4.44	4.43	4.41	4.41	4.39	4.37	4.37	5
6	3.86	3.84	3.83	3.82	3.81	3.79	3.77	3.76	3.75	3.74	3.72	3.71	3.69	3.68	3.67	6
7	3.43	3.41	3.40	3.39	3.38	3.36	3.34	3.33	3.32	3.30	3.29	3.27	3.25	3.24	3.23	7
8	3.13	3.12	3.10	3.09	3.08	3.06	3.04	3.03	3.02	3.01	2.99	2.97	2.95	2.94	2.93	8
9	2.92	2.90	2.89	2.87	2.86	2.84	2.83	2.81	2.80	2.79	2.77	2.76	2.73	2.72	2.71	9
10	2.75	2.74	2.72	2.71	2.70	2.68	2.66	2.65	2.64	2.62	2.60	2.59	2.56	2.55	2.54	10
11	2.63	2.61	2.59	2.58	2.57	2.55	2.53	2.52	2.51	2.49	2.47	2.46	2.43	2.42	2.40	11
12	2.52	2.51	2.49	2.48	2.47	2.44	2.43	2.41	2.40	2.38	2.36	2.35	2.32	2.31	2.30	12
13	2.44	2.42	2.41	2.39	2.38	2.36	2.34	2.33	2.31	2.30	2.27	2.26	2.23	2.22	2.21	13
14	2.37	2.35	2.33	2.32	2.31	2.28	2.27	2.25	2.24	2.22	2.20	2.19	2.16	2.14	2.13	14
15	2.31	2.29	2.27	2.26	2.25	2.22	2.20	2.19	2.18	2.16	2.14	2.12	2.10	2.08	2.07	15
16	2.25	2.24	2.22	2.21	2.19	2.17	2.15	2.14	2.12	2.11	2.08	2.07	2.04	2.02	2.01	16
17	2.21	2.19	2.17	2.16	2.15	2.12	2.10	2.09	2.08	2.06	2.03	2.02	1.99	1.97	1.90	17
18	2.17	2.15	2.13	2.12	2.11	2.08	2.06	2.05	2.04	2.02	1.99	1.98	1.95	1.93	1.92	18
19	2.13	2.11	2.10	2.08	2.07	2.05	2.03	2.01	2.00	1.98	1.96	1.94	1.91	1.89	1.88	19
20	2.10	2.08	2.07	2.05	2.04	2.01	1.99	1.98	1.97	1.95	1.92	1.91	1.88	1.86	1.84	20

$a=0.05$

df_2 \ df_1	22	24	26	28	30	35	40	45	50	60	80	100	200	500	∞	df_2
21	2.07	2.05	2.04	2.02	2.01	1.98	1.96	1.95	1.94	1.92	1.89	1.88	1.84	1.82	1.81	21
22	2.05	2.03	2.01	2.00	1.98	1.96	1.94	1.92	1.91	1.89	1.86	1.85	1.82	1.80	1.78	22
23	2.02	2.00	1.99	1.97	1.96	1.93	1.91	1.90	1.88	1.86	1.84	1.82	1.79	1.77	1.76	23
24	2.00	1.98	1.97	1.95	1.94	1.91	1.89	1.88	1.86	1.84	1.82	1.80	1.77	1.75	1.73	24
25	1.98	1.96	1.95	1.93	1.92	1.89	1.87	1.86	1.84	1.82	1.80	1.78	1.75	1.73	1.71	25
26	1.97	1.95	1.93	1.91	1.90	1.87	1.85	1.84	1.82	1.80	1.78	1.76	1.73	1.71	1.69	26
27	1.95	1.93	1.91	1.90	1.88	1.86	1.84	1.82	1.81	1.79	1.76	1.74	1.71	1.69	1.67	27
28	1.93	1.91	1.90	1.88	1.87	1.84	1.82	1.80	1.79	1.77	1.74	1.73	1.69	1.67	1.65	28
29	1.91	1.90	1.88	1.87	1.85	1.83	1.81	1.79	1.77	1.75	1.73	1.71	1.67	1.65	1.64	29
30	1.91	1.89	1.87	1.85	1.84	1.81	1.79	1.77	1.76	1.74	1.71	1.70	1.66	1.64	1.62	30
32	1.88	1.86	1.85	1.83	1.82	1.79	1.77	1.75	1.74	1.71	1.69	1.67	1.63	1.61	1.59	32
34	1.86	1.84	1.82	1.80	1.80	1.77	1.75	1.73	1.71	1.69	1.66	1.65	1.61	1.59	1.57	34
36	1.85	1.82	1.81	1.79	1.78	1.75	1.73	1.71	1.69	1.67	1.64	1.62	1.59	1.56	1.55	36
38	1.83	1.81	1.79	1.77	1.76	1.73	1.71	1.69	1.68	1.65	1.62	1.61	1.57	1.54	1.53	38
40	1.81	1.79	1.77	1.76	1.74	1.72	1.69	1.67	1.66	1.64	1.61	1.59	1.55	1.53	1.51	40
42	1.80	1.78	1.76	1.74	1.73	1.70	1.68	1.66	1.65	1.62	1.59	1.57	1.53	1.51	1.49	42
44	1.79	1.77	1.75	1.73	1.72	1.69	1.67	1.65	1.63	1.61	1.58	1.56	1.52	1.49	1.48	44
46	1.78	1.76	1.74	1.72	1.71	1.68	1.65	1.64	1.62	1.60	1.57	1.55	1.51	1.48	1.46	46
48	1.77	1.75	1.73	1.71	1.70	1.67	1.64	1.62	1.61	1.59	1.56	1.54	1.49	1.47	1.45	48
50	1.76	1.74	1.72	1.70	1.69	1.66	1.63	1.61	1.60	1.58	1.54	1.52	1.48	1.46	1.44	50
60	1.72	1.70	1.68	1.66	1.65	1.62	1.59	1.57	1.56	1.53	1.50	1.48	1.44	1.41	1.39	60
80	1.68	1.65	1.63	1.62	1.60	1.57	1.54	1.52	1.51	1.48	1.45	1.43	1.38	1.35	1.32	80
100	1.65	1.63	1.61	1.59	1.57	1.54	1.52	1.49	1.48	1.45	1.41	1.39	1.34	1.31	1.28	100
125	1.63	1.60	1.58	1.57	1.55	1.52	1.49	1.47	1.45	1.42	1.39	1.36	1.31	1.27	1.25	125
150	1.61	1.59	1.57	1.55	1.53	1.50	1.48	1.45	1.44	1.41	1.37	1.34	1.29	1.25	1.22	150
200	1.60	1.57	1.55	1.53	1.52	1.48	1.46	1.43	1.41	1.39	1.35	1.32	1.26	1.22	1.19	200
300	1.58	1.55	1.53	1.51	1.50	1.46	1.43	1.41	1.39	1.36	1.32	1.30	1.23	1.19	1.15	300
500	1.56	1.54	1.52	1.50	1.48	1.45	1.42	1.40	1.38	1.34	1.30	1.28	1.21	1.16	1.11	500
1 000	1.55	1.53	1.51	1.49	1.47	1.44	1.41	1.38	1.36	1.33	1.29	1.26	1.19	1.13	1.08	1 000
∞	1.54	1.52	1.50	1.48	1.46	1.42	1.39	1.37	1.35	1.32	1.27	1.24	1.17	1.11	1.00	∞

$a=0.01$

df_2 \ df_1	1	2	3	4	5	6	7	8	9	10	12	14	16	18	20	df_2
1	405	500	540	563	576	586	593	598	602	606	611	614	617	619	621	1
2	98.5	99.0	99.2	99.2	99.3	99.3	99.4	99.4	99.4	99.4	99.4	99.4	99.4	99.4	99.4	2
3	34.1	30.8	29.5	28.7	28.2	27.9	27.7	27.5	27.3	27.2	27.1	26.9	26.8	26.8	26.7	3
4	21.2	18.0	16.7	16.0	15.5	15.2	15.0	14.8	14.7	14.5	14.4	14.2	14.2	14.1	14.0	4
5	16.3	13.3	12.1	11.4	11.0	10.7	10.5	10.3	10.2	10.1	9.89	9.77	9.68	9.61	9.55	5
6	13.7	10.9	9.78	9.15	8.75	8.47	8.26	8.10	7.98	7.87	7.72	7.60	7.52	7.45	7.40	6
7	12.2	9.55	8.45	7.85	7.46	7.19	6.99	6.84	6.72	6.62	6.47	6.36	6.27	6.21	6.16	7
8	11.3	8.65	7.59	7.01	6.63	6.37	6.18	6.03	5.91	5.81	5.67	5.56	5.48	5.41	5.36	8
9	10.6	8.02	6.98	6.42	6.06	5.80	5.61	5.47	5.35	5.26	5.11	5.00	4.92	4.86	4.81	9
10	10.0	7.56	6.55	5.99	5.64	5.39	5.20	5.06	4.94	4.85	4.71	4.60	4.52	4.46	4.41	10
11	9.65	7.21	6.22	5.67	5.32	5.07	4.89	4.74	4.63	4.54	4.40	4.29	4.21	4.15	4.10	11
12	9.33	6.93	5.95	5.41	5.06	4.82	4.64	4.50	4.39	4.30	4.16	4.05	3.97	3.91	3.86	12
13	9.07	6.70	5.74	5.21	4.86	4.62	4.44	4.30	4.19	4.10	3.96	3.86	3.78	3.71	3.66	13

$a=0.01$

df_2 \ df_1	1	2	3	4	5	6	7	8	9	10	12	14	16	18	20	df_1 \ df_2
14	8.86	6.51	5.56	5.04	4.70	4.46	4.28	4.14	4.03	3.94	3.80	3.70	3.62	3.56	3.51	14
15	8.68	6.36	5.42	4.89	4.56	4.32	4.14	4.00	3.89	3.80	3.67	3.56	3.49	3.42	3.37	15
16	8.53	6.23	5.29	4.77	4.44	4.20	4.03	3.89	3.78	3.69	3.55	3.45	3.37	3.31	3.26	16
17	8.40	6.11	5.18	4.67	4.34	4.10	3.93	3.79	3.68	3.59	3.46	3.35	3.27	3.21	3.16	17
18	8.29	6.01	5.09	4.58	4.25	4.01	3.84	3.71	3.60	3.51	3.37	3.27	3.19	3.13	3.08	18
19	8.18	5.93	5.01	4.50	4.17	3.94	3.77	3.63	3.52	3.43	3.30	3.19	3.12	3.05	3.00	19
20	8.10	5.85	4.94	4.43	4.10	3.87	3.70	3.56	3.46	3.37	3.23	3.13	3.05	2.99	2.94	20
21	8.02	5.78	4.87	4.37	4.04	3.81	3.64	3.51	3.40	3.31	3.17	3.07	2.99	2.93	2.88	21
22	7.95	5.72	4.82	4.31	3.99	3.76	3.59	3.45	3.35	3.26	3.12	3.02	2.94	2.88	2.83	22
23	7.88	5.66	4.76	4.26	3.94	3.71	3.54	3.41	3.30	3.21	3.07	2.97	2.89	2.83	2.78	23
24	7.82	5.61	4.72	4.22	3.90	3.67	3.50	3.36	3.26	3.17	3.03	2.93	2.85	2.79	2.74	24
25	7.77	5.57	4.68	4.18	3.86	3.63	3.46	3.32	3.22	3.13	2.99	2.89	2.81	2.75	2.70	25
26	7.72	5.53	4.64	4.14	3.82	3.59	3.42	3.29	3.18	3.09	2.96	2.86	2.78	2.72	2.66	26
27	7.68	5.49	4.60	4.11	3.78	3.56	3.39	3.26	3.15	3.06	2.93	2.82	2.75	2.68	2.63	27
28	7.64	5.45	4.57	4.07	3.75	3.53	3.36	3.23	3.12	3.03	2.90	2.79	2.72	2.65	2.60	28
29	7.60	5.42	4.54	4.04	3.73	3.50	3.33	3.20	3.09	3.00	2.87	2.77	2.69	2.62	2.57	29
30	7.56	5.39	4.51	4.02	3.70	3.47	3.30	3.17	3.07	2.98	2.84	2.74	2.66	2.60	2.55	30
32	7.50	5.34	4.46	3.97	3.65	3.43	3.26	3.13	3.02	2.93	2.80	2.70	2.62	2.55	2.50	32
34	7.44	5.29	4.42	3.93	3.61	3.39	3.22	3.09	2.98	2.89	2.76	2.66	2.58	2.51	2.46	34
36	7.40	5.25	4.38	3.89	3.57	3.35	3.18	3.05	2.95	2.86	2.72	2.62	2.54	2.48	2.43	36
38	7.35	5.21	4.34	3.86	3.54	3.32	3.15	3.02	2.92	2.83	2.69	2.59	2.51	2.45	2.40	38
40	7.31	5.18	4.31	3.83	3.51	3.29	3.12	2.99	2.89	2.80	2.66	2.56	2.48	2.42	2.37	40
42	7.28	5.15	4.29	3.80	3.49	3.27	3.10	2.97	2.86	2.78	2.64	2.54	2.46	2.40	2.34	42
44	7.25	5.12	4.26	3.78	3.47	3.24	3.08	2.95	2.84	2.75	2.62	2.52	2.44	2.37	2.32	44
46	7.22	5.10	4.24	3.76	3.44	3.22	3.06	2.93	2.82	2.73	2.60	2.50	2.42	2.35	2.30	46
48	7.20	5.08	4.22	3.74	3.43	3.20	3.04	2.91	2.80	2.72	2.58	2.48	2.40	2.33	2.28	48
50	7.17	5.06	4.20	3.72	3.41	3.19	3.02	2.89	2.79	2.70	2.56	2.46	2.38	2.32	2.27	50
60	7.08	4.98	4.13	3.65	3.34	3.12	2.95	2.82	2.72	2.63	2.50	2.39	2.31	2.25	2.20	60
80	6.96	4.88	4.04	3.56	3.36	3.04	2.87	2.74	2.64	2.55	2.42	2.31	2.23	2.17	2.12	80
100	6.90	4.82	3.98	3.51	3.21	2.99	2.82	2.69	2.59	2.50	2.37	2.26	2.19	2.12	2.07	100
125	6.84	4.78	3.94	3.47	3.17	2.95	2.79	2.66	2.55	2.47	2.33	2.23	2.15	2.08	2.03	125
150	6.81	4.75	3.92	3.45	3.14	2.92	2.76	2.63	2.53	2.44	2.31	2.20	2.12	2.06	2.00	150
200	6.76	4.71	3.88	3.41	3.11	2.89	2.73	2.60	2.50	2.41	2.27	2.17	2.09	2.02	1.97	200
300	6.72	4.68	3.85	3.38	3.08	2.86	2.70	2.57	2.47	2.38	2.24	2.14	2.06	1.99	1.94	300
500	6.69	4.65	3.82	3.36	3.05	2.84	2.68	2.55	2.44	2.36	2.22	2.12	2.04	1.97	1.92	500
1 000	6.66	4.63	3.80	3.34	3.04	2.82	2.66	2.53	2.43	2.34	2.20	2.10	2.02	1.95	1.90	1 000
∞	6.63	4.61	3.78	3.32	3.02	2.80	2.64	2.51	2.41	2.32	2.18	2.08	2.00	1.93	1.88	∞

续表

$a=0.01$

df_2 \ df_1	22	24	26	28	30	35	40	45	50	60	80	100	200	500	∞	df_1 \ df_2
1	622	623	624	625	626	628	629	630	630	631	633	633	635	636	637	1
2	99.5	99.5	99.5	99.5	99.5	99.5	99.5	99.5	99.5	99.5	99.5	99.5	99.5	99.5	99.5	2
3	26.6	26.6	26.6	26.5	26.5	26.5	26.4	26.4	26.4	26.3	26.3	26.2	26.2	26.1	26.1	3
4	14.0	13.9	13.9	13.9	13.8	13.8	13.7	13.7	13.7	13.7	13.6	13.6	13.5	13.5	13.5	4
5	9.51	9.47	9.43	9.40	9.38	9.33	9.29	9.26	9.24	9.20	9.16	9.13	9.08	9.04	9.02	5
6	7.35	7.31	7.28	7.25	7.23	7.18	7.14	7.11	7.09	7.06	7.01	6.99	6.93	6.90	6.88	6
7	6.11	6.07	6.04	6.02	5.99	5.94	5.91	5.88	5.86	5.82	5.78	5.75	5.70	5.67	5.65	7
8	5.32	5.28	5.25	5.22	5.20	5.15	5.12	5.00	5.07	5.03	4.99	4.96	4.91	4.88	4.86	8
9	4.77	4.73	4.70	4.67	4.65	4.60	4.57	4.54	4.52	4.48	4.44	4.42	4.36	4.33	4.31	9
10	4.36	4.33	4.30	4.27	4.25	4.20	4.17	4.14	4.12	4.08	4.04	4.01	3.96	3.93	3.91	10
11	4.06	4.02	3.99	3.96	3.94	3.89	3.86	3.83	3.81	3.78	3.73	3.71	3.66	3.62	3.60	11
12	3.82	3.78	3.75	3.72	3.70	3.65	3.62	3.59	3.57	3.54	3.49	3.47	3.41	3.38	3.36	12
13	3.62	3.59	3.56	3.53	3.51	3.46	3.43	3.40	3.38	3.34	3.30	3.27	3.22	3.19	3.17	13
14	3.46	3.43	3.40	3.37	3.35	3.30	3.27	3.24	3.22	3.18	3.14	3.11	3.06	3.03	3.00	14
15	3.33	3.29	3.26	3.24	3.21	3.17	3.13	3.10	3.08	3.05	3.00	2.98	2.92	2.89	2.87	15
16	3.22	3.18	3.15	3.12	3.10	3.05	3.02	2.99	2.97	2.93	2.89	2.86	2.81	2.78	2.75	16
17	3.12	3.08	3.05	3.03	3.00	2.96	2.92	2.89	2.87	2.83	2.79	2.76	2.71	2.68	2.65	17
18	3.03	3.00	2.97	2.94	2.92	2.87	2.84	2.81	2.78	2.75	2.70	2.68	2.62	2.59	2.57	18
19	2.96	2.92	2.89	2.87	2.84	2.80	2.76	2.73	2.71	2.67	2.63	2.60	2.55	2.51	2.49	19
20	2.90	2.86	2.83	2.80	2.78	2.73	2.69	2.67	2.64	2.61	2.56	2.54	2.48	2.44	2.42	20
21	2.84	2.80	2.77	2.74	2.72	2.67	2.64	2.61	2.58	2.55	2.50	2.48	2.42	2.38	2.36	21
22	2.78	2.75	2.72	2.69	2.67	2.62	2.58	2.55	2.53	2.50	2.45	2.42	2.36	2.33	2.31	22
23	2.74	2.70	2.67	2.64	2.62	2.57	2.54	2.51	2.48	2.45	2.40	2.37	2.32	2.28	2.26	23
24	2.70	2.66	2.63	2.60	2.58	2.53	2.49	2.46	2.44	2.40	2.36	2.33	2.27	2.24	2.21	24
25	2.66	2.62	2.59	2.56	2.54	2.49	2.45	2.42	2.40	2.36	2.32	2.29	2.23	2.19	2.17	25
26	2.62	2.58	2.55	2.53	2.50	2.45	2.42	2.39	2.36	2.33	2.28	2.25	2.19	2.16	2.13	26
27	2.59	2.55	2.52	2.49	2.47	2.42	2.38	2.35	2.33	2.29	2.25	2.22	2.16	2.12	2.10	27
28	2.56	2.52	2.49	2.46	2.44	2.39	2.35	2.32	2.30	2.26	2.22	2.19	2.13	2.09	2.06	28
29	2.53	2.49	2.46	2.44	2.41	2.36	2.33	2.30	2.27	2.23	2.19	2.16	2.10	2.06	2.03	29
30	2.51	2.47	2.44	2.41	2.39	2.34	2.30	2.27	2.25	2.21	2.16	2.13	2.07	2.03	2.01	30
32	2.46	2.42	2.39	2.36	2.34	2.29	2.25	2.22	2.20	2.16	2.11	2.08	2.02	1.98	1.96	32
34	2.42	2.38	2.35	2.32	2.30	2.25	2.21	2.18	2.16	2.12	2.07	2.04	1.98	1.94	1.91	34
36	2.38	2.35	2.32	2.29	2.26	2.21	2.17	2.14	2.12	2.08	2.03	2.00	1.94	1.90	1.87	36
38	2.35	2.32	2.28	2.26	2.23	2.18	2.14	2.11	2.09	2.05	2.00	1.97	1.90	1.86	1.84	38
40	2.33	2.29	2.26	2.23	2.20	2.15	2.11	2.08	2.06	2.02	1.97	1.94	1.87	1.83	1.80	40
42	2.30	2.26	2.23	2.20	2.18	2.13	2.09	2.06	2.03	1.99	1.94	1.91	1.85	1.80	1.78	42
44	2.28	2.24	2.21	2.18	2.15	2.10	2.06	2.03	2.01	1.97	1.92	1.89	1.82	1.78	1.75	44
46	2.26	2.22	2.19	2.16	2.13	2.08	2.04	2.01	1.99	1.95	1.90	1.86	1.80	1.75	1.73	46
48	2.24	2.20	2.17	2.14	2.12	2.06	2.02	1.99	1.97	1.93	1.88	1.84	1.78	1.73	1.70	48
50	2.22	2.18	2.15	2.12	2.10	2.05	2.01	1.97	1.95	1.91	1.86	1.82	1.76	1.71	1.68	50
60	2.15	2.12	2.08	2.05	2.03	1.98	1.94	1.90	1.88	1.84	1.78	1.75	1.68	1.63	1.60	60
80	2.07	2.03	2.00	1.97	1.94	1.89	1.85	1.81	1.79	1.75	1.69	1.66	1.58	1.53	1.49	80
100	2.02	1.98	1.94	1.92	1.89	1.84	1.80	1.76	1.73	1.69	1.63	1.60	1.52	1.47	1.43	100
125	1.98	1.94	1.91	1.88	1.85	1.80	1.76	1.72	1.69	1.65	1.59	1.55	1.47	1.41	1.37	125
150	1.96	1.92	1.88	1.85	1.83	1.77	1.73	1.69	1.66	1.62	1.56	1.52	1.43	1.38	1.33	150

$a=0.01$

df_2 \ df_1	22	24	26	28	30	35	40	45	50	60	80	100	200	500	∞	df_1 / df_2
200	1.93	1.89	1.85	1.82	1.79	1.74	1.69	1.66	1.63	1.58	1.52	1.48	1.39	1.33	1.28	200
300	1.89	1.85	1.82	1.79	1.76	1.71	1.66	1.62	1.59	1.55	1.48	1.44	1.35	1.28	1.22	300
500	1.87	1.83	1.79	1.76	1.74	1.68	1.63	1.60	1.56	1.52	1.45	1.41	1.31	1.23	1.16	500
1 000	1.85	1.81	1.77	1.74	1.72	1.66	1.61	1.57	1.54	1.50	1.43	1.38	1.28	1.19	1.11	1 000
∞	1.83	1.79	1.76	1.72	1.70	1.64	1.59	1.55	1.52	1.47	1.40	1.36	1.25	1.15	1.00	∞

8. 秩和检验表

$$P(T_1 < T < T_2) = 1 - a$$

n_1	n_2	$a=0.025$ T_1	T_2	$a=0.05$ T_1	T_2	n_1	n_2	$a=0.025$ T_1	T_2	$a=0.05$ T_1	T_2
2	4			3	11	5	5	18	37	19	36
	5			3	13		6	19	41	20	40
	6	3	15	4	14		7	20	45	22	43
	7	3	17	4	16		8	21	49	23	47
	8	3	19	4	18		9	22	53	25	50
	9	3	21	4	20		10	24	56	26	54
	10	4	22	5	21	6	6	26	52	28	50
3	3			6	15		7	28	56	30	54
	4	6	18	7	17		8	29	61	32	58
	5	6	21	7	20		9	31	65	33	63
	6	7	23	8	22		10	33	69	35	67
	7	8	25	9	24	7	7	37	68	39	66
	8	8	28	9	27		8	39	73	41	71
	9	9	30	10	29		9	41	78	43	76
	10	9	33	11	31		10	43	83	46	80
4	4	11	25	12	24	8	8	49	87	52	84
	5	12	28	13	27		9	51	93	54	90
	6	12	32	14	30		10	54	98	57	95
	7	13	35	15	33	9	9	63	108	66	105
	8	14	38	16	36		10	66	114	69	111
	9	15	41	17	39	10	10	79	131	83	127
	10	16	44	18	42						

9. 游程总数检验表

$$P(R \leqslant R_a) \leqslant a$$

$a=0.05$

n_2 \ n_1	2	3	4	5	6	7	8	9	10	11	12	13	14	15	16	17	18	19	20
2											2	2	2	2	2	2	2	2	2
3					2	2	2	2	2	2	2	2	2	2	2	3	3	3	3
4				2	2	2	3	3	3	3	3	3	3	3	4	4	4	4	4
5			2	2	3	3	3	3	3	4	4	4	4	4	4	4	5	5	5
6		2	2	3	3	3	3	4	4	4	4	5	5	5	5	5	5	6	6

$a=0.05$

n_2 \ n_1	2	3	4	5	6	7	8	9	10	11	12	13	14	15	16	17	18	19	20
7		2	2	3	3	3	3	4	4	4	4	5	5	5	5	5	5	6	6
8		2	3	3	3	4	4	5	5	5	6	6	6	6	6	6	7	7	7
9		2	3	3	4	4	5	5	5	6	6	6	7	7	7	7	8	8	8
10		2	3	3	4	5	5	5	6	6	7	7	7	7	8	8	8	8	9
11		2	3	4	4	5	5	6	6	7	7	7	8	8	8	9	9	9	9
12	2	2	3	4	4	5	6	6	7	7	8	8	8	8	9	9	9	10	10
13	2	2	3	4	5	5	6	6	7	7	8	8	9	9	9	10	10	10	10
14	2	2	3	4	5	5	6	7	7	8	8	9	9	9	10	10	10	11	11
15	2	3	3	4	5	6	6	7	7	8	8	9	9	10	10	11	11	11	12
16	2	3	4	4	5	6	7	8	8		9	9	10	10	11	11	11		
17	2	3	4	4	5	6	7	7	8	8	9	10	10	11	11	11	12	12	12
18	2	3	4	5	5	6	7	8	8	9	9	10	10	11	11	12	12	12	13
19	2	3	4	5	6	6	7	8	8	9	10	10	11	11	12	12	13	13	13
20	2	3	4	5	6	6	7	8	9	9	10	10	11	12	12	13	13	13	14

10. 检验相关系数 $\rho=0$ 的临界值表

$$P(|r| > r_{1-a/2}) = a$$

f \ a	0.10	0.05	0.02	0.01	0.001	a \ f
1	0.987 69	0.996 92	0.999 507	0.999 877	0.999 998 8	1
2	0.900 00	0.950 00	0.980 00	0.990 00	0.999 00	2
3	0.805 4	0.878 3	0.934 33	0.958 73	0.991 16	3
4	0.729 3	0.811 4	0.882 2	0.917 20	0.974 06	4
5	0.669 4	0.754 5	0.832 9	0.874 5	0.950 74	5
6	0.621 5	0.706 7	0.788 7	0.834 3	0.924 93	6
7	0.582 2	0.666 4	0.749 8	0.797 7	0.898 2	7
8	0.540 4	0.631 9	0.725 5	0.764 6	0.872 1	8
9	0.521 4	0.602 1	0.685 1	0.734 8	0.847 1	9
10	0.497 3	0.576 0	0.658 1	0.707 9	0.823 3	10
11	0.476 2	0.552 9	0.633 9	0.683 5	0.801 0	11
12	0.457 5	0.532 4	0.612 0	0.661 4	0.780 0	12
13	0.440 9	0.513 9	0.592 3	0.641 1	0.760 3	13
14	0.425 9	0.497 3	0.574 2	0.622 6	0.742 0	14
15	0.412 4	0.482 1	0.557 7	0.605 5	0.724 6	15
16	0.400 0	0.468 3	0.542 5	0.589 7	0.708 4	16
17	0.388 7	0.455 5	0.528 5	0.575 1	0.693 2	17
18	0.378 3	0.443 8	0.515 5	0.561 4	0.678 7	18
19	0.368 7	0.432 9	0.503 4	0.548 7	0.665 2	19
20	0.359 8	0.422 7	0.492 1	0.536 8	0.652 4	20
25	0.323 3	0.380 9	0.445 1	0.486 9	0.597 4	25
30	0.296 0	0.349 4	0.409 3	0.448 7	0.554 1	30
35	0.274 6	0.324 6	0.381 0	0.418 2	0.518 9	35
40	0.257 3	0.304 4	0.357 8	0.393 2	0.489 6	40
45	0.242 8	0.287 5	0.338 4	0.372 1	0.464 8	45
50	0.230 6	0.273 2	0.321 8	0.354 1	0.443 3	50
60	0.210 8	0.250 0	0.294 8	0.324 8	0.407 8	60
70	0.195 4	0.231 9	0.273 7	0.301 7	0.379 9	70
80	0.182 9	0.217 2	0.256 5	0.283 0	0.356 8	80
90	0.172 6	0.205 0	0.242 2	0.267 3	0.337 5	90
100	0.163 8	0.194 6	0.230 1	0.254 0	0.321 1	100

11. 主要数学名词中英文对照表

序号	中文名词	英文名称
1	常量	constant
2	变量	variable
3	函数	function
4	自变量	independent variable
5	因变量	dependent variable
6	定义域	domain of definition
7	值域	range
8	分段函数	piecewise function
9	复合函数	compound function
10	中间变量	intermediate variable
11	基本初等函数	basic elementary function
12	初等函数	elementary function
13	极限	limit
14	左极限	left-hand limit
15	右极限	right-hand limit
16	无穷小量	infinitesimal
17	增量	increment
18	连续点	continuous point
19	连续函数	continuous function
20	连续曲线	continuous curve
21	间断点	discontinuous point
22	导数	derivative
23	斜率	slope
24	二阶导数	second derivative
25	三阶导数	third derivative
26	驻点	stationary point
27	极大值	local maximum
28	极小值	local minimum
29	凹曲线	concave curve
30	凸曲线	convex curve
31	拐点	inflection point
32	渐近线	asymptote
33	原函数	primitive function

序号	中文名词	英文名称
34	不定积分	indefinite integral
35	被积函数	integrand
36	被积式	integrand expression
37	积分变量	integral variable
38	积分常数	integral constant
39	积分法	integration
40	积分曲线簇	family of integral curves
41	换元积分法	integration by substitution
42	分部积分法	integration by parts
43	定积分	definite integral
44	积分的下限和上限	lower and upper limits of integration
45	积分区间	integral interval
46	积分和	integral sum
47	牛顿-莱布尼兹公式	Newton-Leibniz formula
48	梯形法公式	trapezoidal formula
49	抛物线公式	parabolic formula
50	辛卜森公式	Simpson formula
51	广义积分	improper integral
52	旋转体	volumes of revolution
53	空间直角坐标系	three-dimensional cartesian system
54	坐标原点	coordinate origin
55	坐标轴	coordinate axis
56	坐标平面	coordinate plane
57	卦限	octant
58	偏导数	partial derivative
59	高阶偏导数	higher partial derivative
60	全微分	total differential
61	全导数	total derivative
62	二重积分	double integral
63	累次积分	repeated integral
64	通解	general solution
65	初始条件	initial condition
66	特解	particular solution
67	初值问题	initial value problem
68	一阶线性微分方程	first order linear differential equation

序号	中文名词	英文名称
69	贝努利	Bernoulli
70	高阶微分方程	high order differential equation
71	二阶线性微分方程	second-order linear differential equation
72	二阶线性齐次方程	homogeneous second-order linear equation
73	二阶线性非齐次方程	no homogeneous second-order linear equation
74	叠加原理	principle of superposition
75	线性无关	linearly independent
76	线性相关	linearly dependent
77	特征方程	characteristic equation
78	特征根	characteristic root
79	行列式	determinant
80	n 阶行列式	n-order determinant
81	克莱姆法则	Grammar's rule
82	矩阵	matrix
83	秩	rank
84	逆矩阵	inverse matrix
85	消元法	method of elimination
86	一般线性方程组	general linear equations
87	系数矩阵	matrix of coefficients
88	增广矩阵	augmented Matrix
89	确定性现象	deterministic phenomenon
90	随机现象	random phenomenon
91	随机试验	random trial
92	随机事件	random event
93	概率	probability
94	条件概率	condition probability
95	二点分布	two-point distribution
96	二项分布	binomial distribution
97	泊松分布	Poisson distribution
98	均匀分布	uniform distribution
99	指数分布	exponential distribution
100	正态分布	normal distribution
101	标准正态分布	standard normal distribution
102	样本	sample

序号	中文名词	英文名称
103	样本容量	size of sample
104	统计量	statistic
105	χ^2 分布	χ^2-distribution
106	t 分布	t-distribution
107	F 分布	F-distribution
108	参数估计	parameter estimation
109	似然函数	likelihood function
110	置信区间	confidence interval
111	正常值范围	normal range
112	假设检验	hypothesis testing
113	显著性水平	significant level
114	u 检验	u-test
115	χ^2 检验	χ^2-test
116	F 检验	F-test
117	单因素方差分析	one-way analysis of variance
118	双因素方差分析	two-way analysis of variance
119	最小二乘法	least square method
120	回归方程	regression equation
121	样本相关系数	correlation coefficient
122	一元非线性回归	monadic nonlinear regression

习 题 答 案

习 题 一

1. $f(t) = 5t + \dfrac{2}{t^2}$，$f(t^2+1) = 5(t^2+1) + \dfrac{2}{(t^2+1)^2}$

2. $\varphi(\dfrac{\pi}{6}) = 1$，$\varphi(\dfrac{\pi}{3}) = \dfrac{\sqrt{3}}{2}$

3. $f(\dfrac{1}{2}) = 2\sqrt{\dfrac{1}{2}} = \sqrt{2}$，$f(\dfrac{1}{t}) = \begin{cases} 1 + \dfrac{1}{t} & (0 < t < 1) \\[2mm] \dfrac{2}{\sqrt{t}} & (t \geqslant 1) \end{cases}$

   定义域 $D = [0, +\infty)$，值域 $f(D) = [0, +\infty)$

4. $f(x)$ 的反函数为 $y = \ln\sqrt{\dfrac{1+x}{1-x}}$，其定义域为 $(-1, 1)$

5. $U(t) = \begin{cases} \dfrac{2E}{\tau}t & t \in [0, \dfrac{\tau}{2}] \\[2mm] -\dfrac{2E}{\tau}(t - \tau) & t \in (\dfrac{\tau}{2}, \tau] \\[2mm] 0 & t \in (\tau, +\infty) \end{cases}$

6. 3 岁小孩所用剂量：$y\big|_{x=3} = 0.125 \times 3 = 0.375\,\text{g}$

   10 岁患者所用剂量：$y\big|_{x=10} = 0.125 \times 10 = 1.25\,\text{g}$

   19 岁者所用剂量：$y\big|_{x=19} = 2\,\text{g}$

7. （1）$y = 5^u$，$u = v^4$，$v = x^2 + 1$

   （2）$y = \mathrm{e}^u$，$u = \arcsin v$，$v = 3x$

   （3）$y = \lg u$，$u = \tan v$，$v = x^2 + \arcsin x$

   （4）$y = \sin u$，$u = \tan v$，$v = x^2 + x - 1$

8. （1）0   （2）∞ （3）$\dfrac{1}{2}$ （4）$\dfrac{2}{7}$ （5）$\dfrac{1}{2}$

   （6）e^{-3} （7）$\dfrac{2}{\pi}$ （8）$-\dfrac{1}{2}$ （9）0   （10）$\dfrac{2}{\pi}$

   （11）e^2 （12）8   （13）1   （14）$\dfrac{1}{16}$ （15）$\dfrac{5}{3}$

9. $\lim\limits_{x \to 0^+} f(x) = \lim\limits_{x \to 0^+} x\sin\dfrac{1}{x} = 0$，$\lim\limits_{x \to 0^-} f(x) = \lim\limits_{x \to 0^-}(5 + x^2) = 5$

当 $x \to 0$ 时，$f(x)$ 的极限是不存在的.

10. $a = 2$，$b = e$.

11.（1）间断点 $x = 0, x = 1$；$x = 0$ 为无穷间断点；$x = 1$ 为跳跃间断点.

（2）$x = 1$ 是可去间断点；$x = 2$ 是无穷间断点.

（3）$x = 0$ 为跳跃间断点；$x = -1$ 为无穷间断点；$x = 1$ 为可去间断点.

12. $a = 0$，$b = \lim\limits_{x \to 1} e^x = e$

13. 略

习　题　二

1.（1）$\dfrac{1}{x}$　　　　　　　　　　（2）-1

2. 8 m/min

3. $2x + y + 1 = 0$，$x - 2y + 3 = 0$

4. $\sqrt{2}x - 2y + (1 - \dfrac{\pi}{4})\sqrt{2} = 0$；　　　$\sqrt{2}x + y - (\dfrac{\pi}{4} + \dfrac{1}{2})\sqrt{2} = 0$

5. $x = 0$，$x = \dfrac{2}{3}$；　　　　　　$x = -\dfrac{1}{6}\sqrt[3]{36}$

6. 可导，连续

7.（1）$6x + 2\cos x$　　　　　　　　（2）$2x \ln x + x + \dfrac{x^2 \cos x - 2x \sin x}{x^4}$

（3）$e^x \cos x - e^x \sin x$　　　　　（4）$\log_2 x \cdot \sec^2 x + \dfrac{1}{x \ln 2}\tan x$

（5）$\dfrac{\dfrac{1}{2}x^{-\frac{1}{2}} - (1 + x^{\frac{1}{2}})\ln a}{a^x}$　　　（6）$\dfrac{3}{\sqrt{1 - x^2}} + 2x\arctan x + 1$

（7）$24x^2(2x^3 + 5)^3$　　　　　　（8）$\dfrac{x + 2\ln x}{2x\sqrt{x + \ln^2 x}}$

（9）$2e^{2x} \cdot \sec 2x(1 + \tan 2x)$　　（10）$\dfrac{2x + 1}{(x^2 + x + 1)\ln 4}$

（11）$2^{\frac{\sin x}{\ln x}} \cdot \ln 2 \dfrac{\cos x \ln x - \dfrac{1}{x}\sin x}{\ln^2 x}$　（12）$\dfrac{e^x}{(e^x - 1)\ln 10}$

（13）$\dfrac{1}{2(1 + x)\sqrt{x}}e^{\arctan\sqrt{x}}$　　（14）$n\sin^{n-1} x(\cos x \cos nx - \sin x \sin nx)$

（15）$\dfrac{2}{x \ln x \ln(\ln x)}$　　　　　（16）$\dfrac{2x^2 + 6x - 1}{3(2 + x)(x^2 + 1)}$

8.（1）$\dfrac{9\pi - 54\sqrt{3}}{2\pi^3}$　　（2）1　　　（3）$\ln 2 + \dfrac{1}{2}$　　（4）-10

9. （1）$\dfrac{x+y}{x-y}$ （2）$-\csc 2(x^2+y)-2x$

（3）$-\sqrt{\dfrac{y}{x}}$ （4）$-\dfrac{y}{x(1+y)}$

（5）$\dfrac{1}{2}$ （6）$\dfrac{1}{2}$

10. （1）$\dfrac{x^{\sqrt{x}}(\ln x+2)}{\sqrt{x}}$ （2）$(\sin)^{x^2}(1+2x^2\ln\sin x+x^3\cot x)$

（3）$\dfrac{-x^2+2x+2}{2x(x+2)\sqrt{x(x-1)(x+2)}}$ （4）$(1+x^{-1})^{x+1}(\ln\dfrac{x+1}{x}-\dfrac{1}{x})$

11. （1）$4-\dfrac{1}{x^2}$ （2）$\dfrac{x}{\sqrt{(1-x^2)^3}}$ （3）$2e^x+xe^x$ （4）$2\sqrt{3}$

12. （1）$(\tan^2 x-1)\sec^2 x\mathrm{d}x$ （2）$e^{-x}[\sin(3-x)-\cos(3-x)]\mathrm{d}x$

（3）$e^x(\sin^2 x+\sin 2x)\mathrm{d}x$ （4）$\dfrac{e^x}{1+e^{2x}}\mathrm{d}x$

13. （1）1.006 7   （2）0.485   （3）2.745   （4）0.003

14. $2\pi Rh$

习 题 三

1. 略.

2. （1）1   （2）$-\dfrac{3}{5}$ （3）2

（4）0   （5）0   （6）0

（7）$e^{-\frac{1}{2}}$ （8）1   （9）1

3. （1）增区间$(-\infty,-2)$、$(1,+\infty)$；减区间$(-2,1)$；极大值21；极小值-6.

（2）增区间$(-\infty,-1)$、$(1,+\infty)$；减区间$(-1,0)$、$(0,1)$；极大值-2；极小值2.

（3）增区间$(-\infty,0)$；减区间$(0,+\infty)$；极大值$y=-1$.

（4）减区间$(-\infty,+\infty)$.

（5）增区间$(-\infty,0)$、$(1,+\infty)$；减区间$(0,1)$；极小值$y=2-4\ln 2$.

（6）增区间$(-\infty,0)$、$(2,+\infty)$；减区间$(0,2)$；极大值0；极小值$y=4e^{-2}$.

（7）增区间$(-\infty,-1)$、$(0,+\infty)$；减区间$(-1,0)$；极小值0.

（8）减区间$(-\infty,-1)$、$(-1,+\infty)$.

4. （1）最大值$f(-1)=3$，最小值$f(\dfrac{5}{4})=0$.

（2）最大值$f(0)=\dfrac{\pi}{4}$，最小值$f(1)=0$.

（3）最大值$f(4)=80$，最小值$f(-1)=-5$.

（4）最大值 $f(3)=11$，最小值 $f(-2)=-14$ 和 $f(2)=-14$.

5. 当边长 $a=5\,\mathrm{cm}$ 时，围成矩形面积最大.

6. 略

7. （1）函数 $y=5-2x-x^2$ 在 $(-\infty,+\infty)$ 为凸函数.

（2）凸区间 $(0,\ \mathrm{e}^{-\frac{3}{2}})$；凹区间 $(\mathrm{e}^{-\frac{3}{2}},\ +\infty)$；拐点 $(\mathrm{e}^{-\frac{3}{2}},\ -\frac{3}{2}\mathrm{e}^{-3})$.

（3）凸区间 $(-\infty,\ 0)$；凹区间 $(0,\ +\infty)$.

（4）凸区间 $(-\infty,\ 2)$；凹区间 $(2,\ +\infty)$；拐点 $(2,\ 2\mathrm{e}^{-2})$.

8. 略

习 题 四

1. （1）$\frac{1}{4}x^4-x^3-4x+C$ 　（2）$\frac{1}{\ln 2}2^x+\frac{1}{3}x^3+C$

（3）$\frac{2\sqrt{x}}{\sqrt{5g}}+C$ 　（4）$\frac{2}{5}x^{\frac{3}{2}}(x-5)+C$

（5）$\tan x-x+C$ 　（6）$\frac{1}{3}x^3-2x+5\ln|x|+\frac{3}{x}+C$

（7）$3\mathrm{e}^x+x+C$ 　（8）$\frac{x}{2}-\frac{1}{2}\sin x+C$

（9）$2\sqrt{x}+2x+\frac{2}{3}x^{\frac{3}{2}}+C$ 　（10）$-\frac{1}{x}+2\ln|x|+C$

（11）$\sin x-\cos x+C$ 　（12）$-\frac{1}{x}+\cos x+x\cos\frac{\pi}{3}+C$

（13）$\arcsin x+C$ 　（14）$-(\cot x+\tan x)+C$

（15）$\frac{1}{2}\tan x+\frac{1}{2}x+C$ 　（16）$-4\cot x+C$

2. （1）$\frac{1}{4}\sin 4x-3\cos\frac{x}{3}+C$ 　（2）$\frac{1}{4}(x^2-3x+2)^4+C$

（3）$\sqrt{x^2-2}+C$ 　（4）$-2\sin^{-\frac{1}{2}}x+C$

（5）$\frac{1}{\cos x}+C$ 　（6）$\tan x-\frac{1}{\cos x}+C$

（7）$2\ln|x|+\frac{1}{2}(\ln x)^2+C$ 　（8）$\ln|\ln(\ln x)|+C$

（9）$\ln|1+\ln x|+C$ 　（10）$-\frac{1}{b}\ln|a+b\cos x|+C$

（11）$\arctan(\ln x)+C$ 　（12）$-\frac{1}{ab}\arctan(\frac{b}{a}\cos x)+C$

（13）$e^{\sin x}+C$

（14）$e^{-\frac{1}{x}}+C$

（15）$-\dfrac{1}{2}\cot(x^2+1)+C$

（16）$\dfrac{1}{3}\arcsin\dfrac{3}{5}x+C$

（17）$\arcsin e^x+C$

（18）$-2\sqrt{1-x^2}-\arcsin x+C$

（19）$\dfrac{1}{2}\arcsin\dfrac{2}{3}x+\dfrac{1}{4}\sqrt{9-4x^2}+C$

（20）$-\dfrac{1}{2}\cos 2x+\dfrac{1}{6}\cos^3 2x+C$

（21）$-\dfrac{1}{24}\sin 12x+\dfrac{1}{4}\sin 2x+C$

（22）$-\dfrac{1}{10}\cos 5x+\dfrac{1}{2}\cos x+C$

（23）$\dfrac{3}{2}\sqrt[3]{(x+1)^2}-3\sqrt[3]{x+1}+3\ln\left|1+\sqrt[3]{x+1}\right|+C$

（24）$x-4\sqrt{1+x}+4\ln(\sqrt{1+x}+1)+C$

（25）$2\sqrt{e^x-\cos x}+C$

（26）$\dfrac{x^2}{13}\sqrt[6]{x}-\dfrac{x}{7}\sqrt[6]{x}+C$

（27）$\sqrt{x^2-9}-3\arccos\dfrac{3}{x}+C$

（28）$\dfrac{9}{2}\arcsin\dfrac{x}{3}-\dfrac{x}{2}\sqrt{9-x^2}+C$

（29）$\dfrac{1}{2}\ln\left|\sqrt{9+4x^2}+2x\right|+C$

（30）$\ln\left|e^x-1\right|+\ln\left|1-e^{-x}\right|+C$

（31）$\ln\left|x+1+\sqrt{x^2+2x+2}\right|+C$

（32）$\dfrac{1}{6}\ln\left|\dfrac{x-1}{x+5}\right|+C$

3.（1）$x\arccos x-\sqrt{1-x^2}+C$

（2）$-x\cos x+\sin x+C$

（3）$-xe^{-x}-e^{-x}+C$

（4）$\dfrac{1}{2}e^{2x}+4xe^x-4e^x+\dfrac{4}{3}x^3+C$

（5）$\dfrac{x^2}{2}\ln^2 x-\dfrac{x^2}{2}\ln x+\dfrac{1}{4}x^2+C$

（6）$2\sqrt{x}\ln x-4\sqrt{x}+C$

（7）$2\sqrt{x}e^{\sqrt{x}}-2e^{\sqrt{x}}+C$

（8）$x\tan x+\ln|\cos x|-\dfrac{1}{2}x^2+C$

（9）$\dfrac{2}{13}\cos 3x\,e^{2x}+\dfrac{3}{13}\sin 3x\,e^{2x}+C$

（10）$(x^2+x+1)\arctan x-x-\dfrac{1}{2}\ln(1+x^2)+C$

（11）$\dfrac{1}{2}x\sqrt{x^2-9}-\dfrac{9}{2}\ln\left|x+\sqrt{x^2-9}\right|+C$

（12）$x\ln(x+\sqrt{1+x^2})-\sqrt{1+x^2}+C$

4.（1）$\dfrac{1}{2}\ln\left|\dfrac{(x+2)^4}{(x+1)(x+3)^3}\right|+C$

（2）$\ln|x|-\dfrac{1}{x-1}-\ln|x-1|+C$

（3）$\dfrac{1}{4}\ln\dfrac{x^4}{(1+x)^2(1+x^2)}-\dfrac{1}{2}\arctan x+C$

（4）$\dfrac{2}{5}\ln|1+2x|-\dfrac{1}{5}\ln(1+x^2)+\dfrac{1}{5}\arctan x+C$

（5）　$\dfrac{1}{2\sqrt{3}}\arctan\dfrac{2x+1}{\sqrt{3}}+C$

（6）　$\dfrac{1}{\sqrt{2}}\arctan\dfrac{\tan\dfrac{x}{2}}{\sqrt{2}}+C$

（7）　$\dfrac{1}{4\cos x}+\dfrac{1}{4}\ln\left|\tan\dfrac{x}{2}\right|+\dfrac{1}{4}\tan x+C$

（8）　$\dfrac{\pi}{2}+\ln\left|\sec\dfrac{x}{2}\right|-\ln\left|1+\tan\dfrac{x}{2}\right|+C$

（9）　$\dfrac{1}{4\cos x}+\dfrac{1}{4}\ln\left|\tan\dfrac{x}{2}\right|+\dfrac{1}{4}\tan x+C$

（10）　$2\arctan\sqrt{\dfrac{x-a}{b-x}}+C$

（11）　$-2\sqrt{\dfrac{1+x}{x}}-\ln\left[x\left(\sqrt{\dfrac{1+x}{x}}-1\right)^2\right]+C$

（12）　$x-3\ln(1+e^{\frac{x}{6}})-\dfrac{3}{2}\ln(1+e^{\frac{x}{3}})-3\arctan(e^{\frac{x}{6}})+C$

5. 略.

习 题 五

1.（1）0　　　　　（2）$\dfrac{\pi}{2}R^2$　　　（3）$-\dfrac{3}{2}$　　　（4）0

2. 24

3. 略　　　　　　4. 略

5.（1）3　　　　　（2）$\dfrac{3}{2}$

6. $\dfrac{1}{x^2}\cos\dfrac{1}{x^2}+\dfrac{1}{2\sqrt{x}}\cos x$

7.（1）$9\dfrac{1}{3}$　　　　（2）$45\dfrac{1}{6}$　　　（3）$\dfrac{3}{2}\sqrt{2}$　　　（4）$4-2\arctan 2$

（5）0　　　　　（6）2　　　　　（7）$2\left(1-\dfrac{1}{e}\right)$　　　（8）$\dfrac{4}{3}$

（9）$6\dfrac{1}{3}$　　　　（10）$\dfrac{2}{3}$　　　　（11）$2\dfrac{1}{2}$　　　（12）$2-\dfrac{\pi}{2}$

（13）$\dfrac{\pi}{16}a^4$　　　（14）$2\ln 2-1$　　　（15）$4-2\ln 3$　　（16）2

（17）$1-\dfrac{\pi}{4}$　　　（18）$\dfrac{2}{7}$　　　　（19）-2　　　（20）$\dfrac{1}{4}(e^2+1)$

（21）$1-\dfrac{2}{e}$　　　（22）$\dfrac{2}{5}e^\pi+\dfrac{1}{5}$　　（23）$\dfrac{\pi}{4}-\dfrac{1}{2}\ln 2$　　（24）$4(\ln 4-1)$

8. 最小值 $I(0)=0$，最大值 $I(1)=\dfrac{5\pi}{3\sqrt{3}}$

9. 略

10.（1）$\dfrac{1}{3}$　　　　　（2）发散　　　　　（3）1　　　　　（4）发散

　　（5）$\dfrac{\pi}{4}+\dfrac{1}{2}\ln 2$　　　（6）π　　　　　（7）$\dfrac{\pi}{2}$　　　　　（8）$\dfrac{\pi}{3}$

　　（9）发散　　　　　（10）$\dfrac{\pi}{2}$

11.　1.089　　12.　$10\dfrac{2}{3}$　　13.　$10\dfrac{2}{3}$　　14.　$e+\dfrac{1}{e}-2$　　15.　$\dfrac{7}{6}$　　16.　$\dfrac{9}{4}$

17.（1）$\dfrac{3}{10}\pi$　　　　（2）$\dfrac{2}{15}\pi$　　　　（3）$\dfrac{1}{3}\pi h r^2$　　　（4）$160\pi^2$

18.　3.0(J)　　19.　$1-3e^{-2}$　　20.　$\dfrac{1}{2L}\pi AR^4$　　21.　2.29(μg/mL)　　22.　$\dfrac{FD}{Vk}$

习 题 六

1.　$\sqrt{11}$

2.　A 到坐标原点、x 轴、y 轴、z 轴的距离分别为 $5\sqrt{2},\sqrt{34},\sqrt{41},5$

3.　$(x-1)^2+(y+2)^2+(z-3)^2=14$

4.　略

5.（1）$\dfrac{\pi}{4}$　　　　（2）$-\dfrac{1}{4}$

6.　略

7.（1）$\dfrac{\partial z}{\partial x}=3x^2y-y^3$，$\dfrac{\partial z}{\partial y}=x^3-3xy^2$

　　（2）$\dfrac{\partial s}{\partial u}=\dfrac{1}{v}-\dfrac{v}{u^2}$，$\dfrac{\partial s}{\partial v}=\dfrac{1}{u}-\dfrac{u}{v^2}$

　　（3）$\dfrac{\partial z}{\partial x}=\dfrac{2}{y}\csc\dfrac{2x}{y}$，$\dfrac{\partial z}{\partial y}=-\dfrac{2x}{y^2}\csc\dfrac{2x}{y}$

　　（4）$\dfrac{\partial z}{\partial x}=\dfrac{1}{2x\sqrt{\ln(xy)}}$，$\dfrac{\partial z}{\partial y}=\dfrac{1}{2y\sqrt{\ln(xy)}}$

　　（5）$\dfrac{\partial z}{\partial x}=y[\cos(xy)-\sin(2xy)]$，$\dfrac{\partial z}{\partial y}=x[\cos(xy)-\sin(2xy)]$

　　（6）$\dfrac{\partial z}{\partial x}=y^2(1+xy)^{y-1}$，$\dfrac{\partial z}{\partial y}=(1+xy)^y[\ln(1+xy)+\dfrac{xy}{1+xy}]$

　　（7）$\dfrac{\partial u}{\partial x}=\dfrac{y}{z}x^{\frac{y}{z}-1}$，$\dfrac{\partial u}{\partial y}=\dfrac{1}{z}x^{\frac{y}{z}}\ln x$，$\dfrac{\partial u}{\partial z}=-\dfrac{y}{z^2}x^{\frac{y}{z}}\ln x$

　　（8）$\dfrac{\partial u}{\partial x}=\dfrac{z(x-y)^{z-1}}{1+(x-y)^{2z}}$，$\dfrac{\partial u}{\partial y}=-\dfrac{z(x-y)^{z-1}}{1+(x-y)^{2z}}$，

$$\frac{\partial u}{\partial z}=\frac{(x-y)^z\ln(x-y)}{1+(x-y)^{2z}}$$

8. $f_x'(x,1)=1$

9. $\dfrac{\partial P}{\partial V}=-\dfrac{RT}{V^2}$, $\dfrac{\partial V}{\partial T}=\dfrac{R}{P}$, $\dfrac{\partial T}{\partial P}=\dfrac{V}{R}$,

$$\frac{\partial P}{\partial V}\cdot\frac{\partial V}{\partial T}\cdot\frac{\partial T}{\partial P}=-\frac{RT}{V^2}\cdot\frac{R}{P}\cdot\frac{V}{R}=-\frac{RT}{PV}=-1$$

10. （1） $\dfrac{\partial^2 z}{\partial x^2}=12x^2-8y^2$, $\dfrac{\partial^2 z}{\partial x\partial y}=-16xy$, $\dfrac{\partial^2 z}{\partial y^2}=12y^2-8x^2$

（2） $\dfrac{\partial^2 z}{\partial x^2}=\dfrac{2xy}{(x^2+y^2)^2}$, $\dfrac{\partial^2 z}{\partial x\partial y}=\dfrac{y^2-x^2}{(x^2+y^2)^2}$, $\dfrac{\partial^2 z}{\partial y^2}=\dfrac{-2xy}{(x^2+y^2)^2}$

（3） $\dfrac{\partial^2 z}{\partial x^2}=\dfrac{y^2-x^2}{(x^2+y^2)^2}$, $\dfrac{\partial^2 z}{\partial x\partial y}=\dfrac{-2xy}{(x^2+y^2)^2}$, $\dfrac{\partial^2 z}{\partial y^2}=\dfrac{x^2-y^2}{(x^2+y^2)^2}$

（4） $\dfrac{\partial^2 z}{\partial x^2}=y^x(\ln y)^2$, $\dfrac{\partial^2 z}{\partial x\partial y}=y^{x-1}(x\ln y+1)$, $\dfrac{\partial^2 z}{\partial y^2}=x(x-1)y^{x-2}$

11. （1） $dz=(y+\dfrac{1}{y})dx+x(1-\dfrac{1}{y^2})dy$

（2） $dz=-\dfrac{1}{x}e^{\frac{y}{x}}(\dfrac{y}{x}dx-dy)$

（3） $dz=-\dfrac{x}{(x^2+y^2)^{\frac{3}{2}}}(ydx-xdy)$

（4） $dz=y^{z-1}x^{y^z-1}(ydx+zx\ln xdy+xy\ln x\ln ydz)$

12. $dz=\dfrac{1}{3}dx+\dfrac{2}{3}dy$

13. 2.95

14. $\dfrac{\partial z}{\partial x}=10x$, $\dfrac{\partial z}{\partial y}=10y$

15. $\dfrac{\partial z}{\partial u}=\dfrac{2u}{v^2}\ln(3u-2v)+\dfrac{3u^2}{v^2(3u-2v)}$, $\dfrac{\partial z}{\partial v}=\dfrac{-2u^2}{v^3}\ln(3u-2v)-\dfrac{2u^2}{v^2(3u-2v)}$

16. $\dfrac{\partial z}{\partial x}=e^{xy}[y\sin(x+y)+\cos(x+y)]$, $\dfrac{\partial z}{\partial y}=e^{xy}[x\sin(x+y)+\cos(x+y)]$

17. 略

18. （1） $\dfrac{dz}{dt}=e^t(\cos t-\sin t)+\cos t$

（2） $\dfrac{dz}{dt}=e^{\sin t-2t^3}(\cos t-6t^2)$

（3） $\dfrac{dz}{dt}=2\sin 2t+1$

19. （1）$\dfrac{\partial z}{\partial x} = \dfrac{y\mathrm{e}^{-xy}}{\mathrm{e}^z - 2}$，$\dfrac{\partial z}{\partial y} = \dfrac{x\mathrm{e}^{-xy}}{\mathrm{e}^z - 2}$

   （2）$\dfrac{\partial z}{\partial x} = \dfrac{1}{x + y + z - 1}$，$\dfrac{\partial z}{\partial y} = \dfrac{1}{x + y + z - 1}$

   （3）$\dfrac{\partial z}{\partial x} = y^2\mathrm{e}^{-x} - z$，$\dfrac{\partial z}{\partial y} = \dfrac{2xy - \cos y}{\mathrm{e}^x}$

20. 极小值 $f(1,\ 1) = -1$

21. 极大值 $f(0,\ 0) = 10$

22. 极小值 $f(1,\ 0) = -5$，极大值 $f(-3,\ 2) = 31$

23. 极小值 $f(\dfrac{-1+\sqrt{5}}{2},\ -1) = \dfrac{1}{2}\mathrm{e}^{-1+\sqrt{5}}(1 - \sqrt{5})$

24. $\dfrac{9}{8}$

25. $\dfrac{33}{140}$

26. （1）$I = \displaystyle\int_0^4 \mathrm{d}x \int_x^{2\sqrt{x}} f(x,\ y)\mathrm{d}y = \int_0^4 \mathrm{d}y \int_{\frac{y^2}{4}}^y f(x,\ y)\mathrm{d}x$

   （2）$I = \displaystyle\int_{\frac{1}{2}}^1 \mathrm{d}x \int_{\frac{1}{x}}^2 f(x,\ y)\mathrm{d}y + \int_1^2 \mathrm{d}x \int_x^2 f(x,\ y)\mathrm{d}y = \int_1^2 \mathrm{d}y \int_{\frac{1}{y}}^y f(x,\ y)\mathrm{d}x$

   （3）$I = \displaystyle\int_2^4 \mathrm{d}y \int_y^{y+2} f(x,\ y)\,\mathrm{d}x = \int_2^4 \mathrm{d}x \int_2^x f(x,\ y)\mathrm{d}y + \int_4^6 \mathrm{d}x \int_{x-2}^4 f(x,\ y)\mathrm{d}y$

27. （1）$\displaystyle\int_0^1 \mathrm{d}y \int_0^{1-y} f(x,\ y)\,\mathrm{d}x$

   （2）$\displaystyle\int_0^4 \mathrm{d}x \int_{\frac{x}{2}}^{\sqrt{x}} f(x,\ y)\,\mathrm{d}y$

   （3）$\displaystyle\int_{-1}^1 \mathrm{d}x \int_0^{\sqrt{1-x^2}} f(x,\ y)\,\mathrm{d}y$

   （4）$\displaystyle\int_0^1 \mathrm{d}y \int_{2-y}^{1+\sqrt{1-y^2}} f(x,\ y)\,\mathrm{d}x$

   （5）$\displaystyle\int_{-1}^0 \mathrm{d}y \int_{-2\sqrt{y+1}}^{2\sqrt{y+1}} f(x,\ y)\,\mathrm{d}x + \int_0^8 \mathrm{d}y \int_{-2\sqrt{y+1}}^{2-y} f(x,\ y)\,\mathrm{d}x$

   （6）$\displaystyle\int_0^1 \mathrm{d}y \int_{\mathrm{e}^y}^{\mathrm{e}} f(x,\ y)\,\mathrm{d}x$

   （7）$\displaystyle\int_0^1 \mathrm{d}y \int_{1-\sqrt{1-y^2}}^{2-y} f(x,\ y)\mathrm{d}x$

   （8）$\displaystyle\int_0^1 \mathrm{d}y \int_{\sqrt{y}}^{1+\sqrt{1-y^2}} f(x,\ y)\,\mathrm{d}x$

习 题 七

1.（1）一阶　　　　　（2）二阶　　　　　（3）三阶　　　　　（4）四阶

2.（1）是　　　　　　（2）是　　　　　　（3）是　　　　　　（4）否

　（5）否　　　　　　（6）是

3.（1）$y = e^{Cx}$　　　　　　　　　　（2）$\arcsin y = \arcsin x + C$

　（3）$\tan x \tan y = C$　　　　　　　（4）$e^{x+y} = C$

　（5）$\ln \dfrac{y^2}{x} + \dfrac{x}{y} = C$　　　　　　（6）$(e^x + 1)(e^y - 1) = C$

　（7）$y = x e^{Cx+1}$　　　　　　　　（8）$y^2 = x^2 \ln(Cx^2)$

4.（1）$y = \dfrac{\sin x + C}{x^2 - 1}$　　　　　　（2）$x = \dfrac{1}{4} y^3 + \dfrac{C}{y}$ 或 $xy = \dfrac{1}{4} y^4 + C$

　（3）$y = \dfrac{x + C}{\cos x}$　　　　　　　（4）$y = (x-2)^3 + C(x-2)$

　（5）$y = \dfrac{\pi - 1 - \cos x}{x}$　　　　　（6）$y = (-\dfrac{x^3}{2} e^{-x^2} + \dfrac{1}{2e}) e^{3\ln x + x^{-2}}$

　（7）$y = (x e^{4x} - \dfrac{1}{4} e^{4x} + C)^4 e^x$　　（8）$y = x(\dfrac{4}{3} x^3 + \dfrac{4}{3} x^3 \ln x - \dfrac{4}{9} x^3 + C)^{\frac{1}{4}}$

5.（1）$y = x e^x - 2 e^x + C_1 x + C_2$　　（2）$y = \cos x + \dfrac{1}{2} C_1 x^2 + C_2 x + C_3$

　（3）$y = -\dfrac{1}{4} x^2 - \dfrac{1}{2} x - (\dfrac{1}{2} + C_1) \ln(1 - x) + \dfrac{3}{4} + C_2$

　（4）$y = \dfrac{1}{2} C_1 x^2 + C_2$　　　　　（5）$y = C_2 e^{C_1 x}$

　（6）$y = C_2 e^{c_1 x}$　　　　　　　　（7）$y = \ln \sec x$

6.（1）$y = C_1 e^x + C_2 e^{-3x}$　　　　（2）$y = C_1 + C_2 e^{-2x}$

　（3）$y = C_1 \cos \sqrt{2} x + C_2 \sin \sqrt{2} x$　（4）$y = e^{-\frac{5}{6} x}(C_1 \cos \sqrt{\dfrac{11}{6}} x + C_2 \sin \sqrt{\dfrac{11}{6}} x)$

　（5）$y = C_1 \cos 5x + C_2 \sin 5x$　　（6）$y = e^{2x} \sin 3x$

7. $y = \dfrac{(n+1) e^{(n+1)kt}}{n + e^{(n+1)kt}}$

8. $M = C e^{kt}$

习 题 八

1.（1）$\sin \beta \cos \alpha - \sin \alpha \cos \beta$　　（2）20

　（3）$4abcdef$　　　　　　　　　　（4）0

（5）0 $\qquad$（6）$2(x+y)(-x^2+xy-y^2)$

2. $x_1=1$，$x_2=-3$

3. 略

4. （1）$x_1=\dfrac{D_1}{D}=1$，$x_2=\dfrac{D_2}{D}=2$，$x_3=\dfrac{D_3}{D}=3$，$x_4=\dfrac{D_4}{D}=-1$

（2）$x_1=\dfrac{1507}{665}$；$x_2=-\dfrac{1145}{665}$；$x_3=\dfrac{703}{665}$；$x_4=\dfrac{-395}{665}$；$x_4=\dfrac{212}{665}$

5. $\lambda=0,\lambda=2$或$\lambda=3$

6. （1）$AB\neq BA$

（2）$(A+B)^2\neq A^2+2AB+B^2$

（3）$(A+B)(A-B)\neq A^2-B^2$

7. $3AB-2A=\begin{pmatrix}-2 & 13 & 22\\ -2 & -17 & 20\\ 4 & 29 & -2\end{pmatrix}$ $\qquad$ $A^{\mathrm{T}}B=\begin{pmatrix}0 & 5 & 8\\ 0 & -5 & 6\\ 2 & 9 & 0\end{pmatrix}$

8. （1）$\begin{pmatrix}35\\ 6\\ 49\end{pmatrix}$ $\qquad$ （2）(10)

（3）$\begin{pmatrix}-2 & 4\\ -1 & 2\\ -3 & 6\end{pmatrix}$ $\qquad$ （4）$\begin{pmatrix}6 & -7 & 8\\ 20 & -5 & -6\end{pmatrix}$

（5）$a_{11}x_1^2+a_{22}x_2^2+a_{33}x_3^2+2a_{12}x_1x_2+2a_{13}x_1x_3+2a_{23}x_2x_3$

（6）$\begin{pmatrix}1 & 2 & 5 & 2\\ 0 & 1 & 2 & -4\\ 0 & 0 & -4 & 3\\ 0 & 0 & 0 & -9\end{pmatrix}$

9. （1）$A^{-1}=\begin{pmatrix}1 & 0 & 0 & 0\\ -\dfrac{1}{2} & \dfrac{1}{2} & 0 & 0\\ -\dfrac{1}{2} & -\dfrac{1}{6} & \dfrac{1}{3} & 0\\ \dfrac{1}{8} & -\dfrac{5}{24} & -\dfrac{1}{12} & \dfrac{1}{4}\end{pmatrix}$ $\qquad$ （2）$A^{-1}=\begin{pmatrix}1 & -2 & 0 & 0\\ -2 & 5 & 0 & 0\\ 0 & 0 & 2 & -3\\ 0 & 0 & -5 & 8\end{pmatrix}$

（3）$A^{-1}=\begin{pmatrix}\dfrac{8}{21} & -\dfrac{2}{21} & \dfrac{1}{21}\\ \dfrac{1}{6} & -\dfrac{1}{6} & \dfrac{1}{3}\\ -\dfrac{1}{7} & \dfrac{2}{7} & -\dfrac{1}{7}\end{pmatrix}$

10. （1）2　　　　　　　　（2）2　　　　（3）3

11. $\begin{pmatrix} -2 & 2 & 1 \\ -\dfrac{8}{3} & 5 & -\dfrac{2}{3} \end{pmatrix}$

12. （1）$\begin{cases} x_1 = 1 \\ x_2 = 0 \\ x_3 = 0 \end{cases}$　　　　　（2）$\begin{cases} x_1 = 5 \\ x_2 = 0 \\ x_3 = 3 \end{cases}$　　　　（3）$\begin{cases} x_1 = \dfrac{11}{6} \\ x_2 = -\dfrac{1}{6} \\ x_3 = \dfrac{2}{3} \end{cases}$

13. （1）$k \begin{pmatrix} \dfrac{4}{3} \\ -3 \\ \dfrac{4}{3} \\ 1 \end{pmatrix}$　　　　（2）$k_1 \begin{pmatrix} -2 \\ 1 \\ 0 \\ 0 \end{pmatrix} + k_2 \begin{pmatrix} 1 \\ 0 \\ 0 \\ 1 \end{pmatrix}$

14. （1）无解　　　　（2）$k \begin{pmatrix} -2 \\ 1 \\ 1 \end{pmatrix} + \begin{pmatrix} -1 \\ 2 \\ 0 \end{pmatrix}$

15. （1）$\lambda \neq 1, -2$ 时，方程组有唯一解

　　（2）$\lambda = -2$ 时，方程组无解

　　（3）$\lambda = 1$ 时，方程组有无穷多个解

16. $\lambda = 1$ 时，方程组解为 $\begin{pmatrix} x_1 \\ x_2 \\ x_3 \end{pmatrix} = k \begin{pmatrix} 1 \\ 1 \\ 1 \end{pmatrix} + \begin{pmatrix} 1 \\ 0 \\ 0 \end{pmatrix}$

　　$\lambda = -2$ 时，方程组解为 $\begin{pmatrix} x_1 \\ x_2 \\ x_3 \end{pmatrix} = k \begin{pmatrix} 1 \\ 1 \\ 1 \end{pmatrix} + \begin{pmatrix} 2 \\ 2 \\ 0 \end{pmatrix}$

17. $\begin{pmatrix} 1 & 1 & -2 & -4 \\ 0 & 1 & 0 & -1 \\ -1 & -1 & 3 & 6 \\ 2 & 1 & -6 & -10 \end{pmatrix}$　　　　18. $X = \begin{pmatrix} 10 & 2 \\ -15 & -3 \\ 12 & 4 \end{pmatrix}$

19. （1）特征值为 $\lambda_1 = 2, \lambda_2 = 3$

　　　当 $\lambda_1 = 2$ 时，特征向量是 $k_1 \begin{pmatrix} -1 \\ 1 \end{pmatrix} (k_1 \neq 0)$

　　　当 $\lambda_2 = 3$ 时，特征向量是 $k_2 \begin{pmatrix} -\dfrac{1}{2} \\ 1 \end{pmatrix} (k_2 \neq 0)$

（2）特征值为 $\lambda_1=0,\lambda_2=-1,\lambda_3=9$

当 $\lambda_1=0$ 时，特征向量是 $k_1\begin{pmatrix}-1\\-1\\1\end{pmatrix}$ $(k_1\neq 0)$

当 $\lambda_2=-1$ 时，特征向量是 $k_2\begin{pmatrix}-1\\1\\0\end{pmatrix}$ $(k_2\neq 0)$

当 $\lambda_3=9$ 时，特征向量是 $k_3\begin{pmatrix}\frac{1}{2}\\\frac{1}{2}\\1\end{pmatrix}$ $(k_3\neq 0)$

习 题 九

1.（1）$A\bar{B}C$：选出的是男医师、抽烟、1986 年医疗系毕业的

　　$A\bar{B}\bar{C}$：选出的是男医师、抽烟、不是 1986 年医疗系毕业的

　　$\bar{A}BC$：选出的是女医师、抽烟、1986 年医疗系毕业的

（2）当男医师都是不抽烟而且都是 1986 年医疗系毕业的时，$ABC=A$

（3）若 $\bar{A}=B$，能说明该院外科男医生都抽烟

2.（1）A_2-A_3　　　　　　（2）A_0-A_5 或 $\bar{A}_5$

3.（1）$A+B+C+D$ 或 $\overline{\bar{A}\bar{B}\bar{C}\bar{D}}$

（2）$AB\bar{C}\bar{D}+A\bar{B}C\bar{D}+A\bar{B}\bar{C}D+\bar{A}BC\bar{D}+\bar{A}B\bar{C}D+\bar{A}\bar{B}CD+\bar{A}BC\bar{D}$

（3）$AB+AC+AD+BC+BD+CD$

（4）$\overline{\bar{A}\bar{B}\bar{C}\bar{D}}$ 或 $\overline{A+B+C+D}$

（5）$\bar{A}\bar{B}\bar{C}\bar{D}+A\bar{B}\bar{C}\bar{D}+\bar{A}B\bar{C}\bar{D}+\bar{A}\bar{B}C\bar{D}+\bar{A}\bar{B}\bar{C}D$

4. 0.4　　　　　　　　　5. 0.21

6. $\dfrac{C_M^m C_{N-M}^{n-m}}{C_N^n}$

7. 0.02　8. 0.5　9. 0.93　10. $\dfrac{6}{7}$

11.（1）0.000 12　　（2）0.957 12　　（3）0.042 88

12. 0.92　　　　13. 0.353 6　　　　14. 0.5

15. 0.802 5　　　16. 0.409 6　　　　17. 5

18. 0.42　　　　19. 0.098 4

20.（1）0.006 738　　　　（2）0.615 961

21.（1）$k = 3$ （2）0.342

22.（1）0   （2）0.981 24   （3）0.535 9

（4）0.015 78   （5）0.95

23.（1）0.002 98   （2）0.401 3   （3）0.761 2

24. 0.682 8

25. $E(X) = 1.2$ $D(X) = 0.36$

26. $E(X) = 0$ $D(X) = 2$

习 题 十

1. 6.7，2.39，1.54

2.（1）$\hat{\alpha} = \dfrac{2\bar{x} - 1}{1 - \bar{x}}$ （2）$\hat{\alpha} = -1 - \dfrac{n}{\displaystyle\sum_{i=1}^{n} \ln x_i}$

3. 略

4. 略

5.（1）（2.121，2.129）   （2）（2.117 5，2.132 5）

6.（0.47，0.53）

7.（121.67，123.11）

8.（1 488.41，1 511.59），（15.38，34.68）

9. 总体均值有显著性差异

10. 四乙铅中毒者与正常人的脉搏有显著性差异

11. 有治疗功效

12. 差异不显著

13. 两个月份药品中其成分含量有显著差异

14. 差异极显著

15. 有显著性差异

16. 三种药物间疗效有极显著性差异

17. 室温对细菌生长无显著影响，培养基温度对细菌生长有显著影响

18.（1）$\hat{h} = 3.45 + 2.776c$

（2）$r = 0.994$

（3）线性关系极为显著

参 考 文 献

[1] 虞孝珍，郭怀兰. 医用高等数学 [M]. 北京：中国医药科技出版社，1995.

[2] 方积乾. 微积分初步与生物医学应用 [M]. 北京：北京医科大学中国协和医科大学联合出版社，1990.

[3] 同济大学应用数学系. 高等数学（上、下册）[M]. 北京：高等教育出版社，2004.

[4] 周怀梧. 医用高等数学 [M]. 杭州：浙江科学技术出版社，1988.

[5] 乐经良，祝国强. 医用高等数学 [M]. 北京：高等教育出版社，2004.